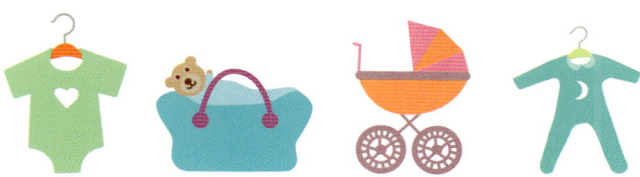

El embarazo
y tu bebé

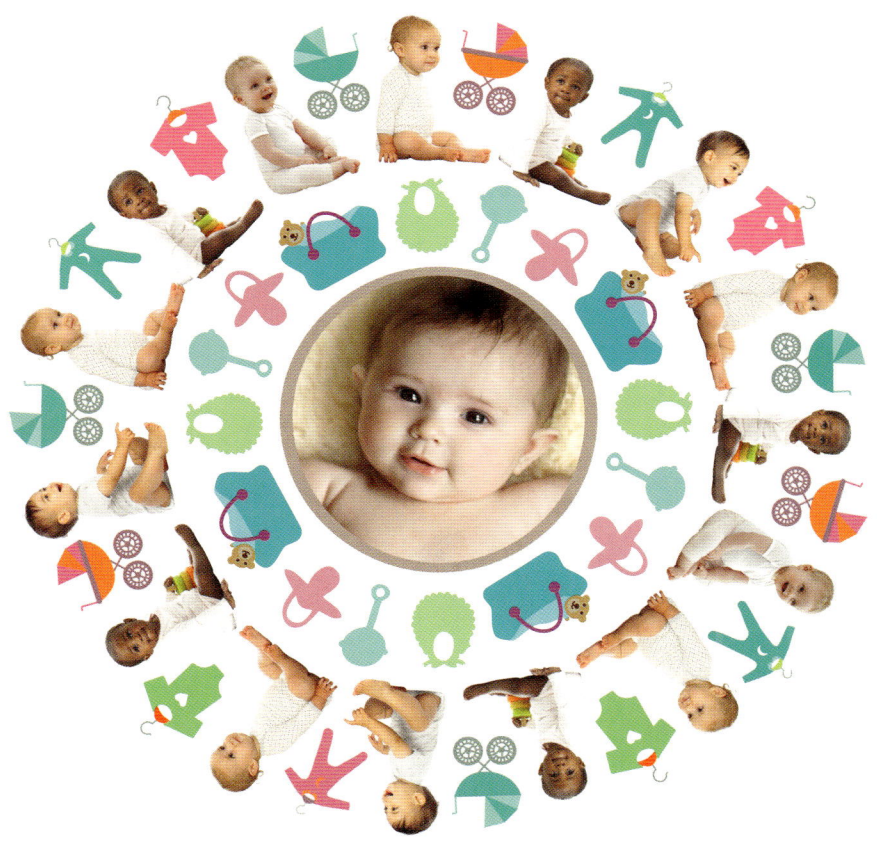

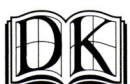

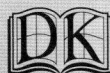

LONDRES, NUEVA YORK, MUNICH, MELBOURNE Y DELHI

Edición sénior Nikki Sims
Edición de arte sénior Jane Ewart
Edición de proyecto Becky Alexander, Claire Cross
y Joanna Edwards
Edición de arte de proyecto Stephen Bere, Hannah Moore
y Claire Patané
Asistente de diseño de cubierta Rosie Levine
Producción Sarah Isle
Coordinación de producción Seyhan Esen
Equipo técnico Sonia Charbonnier
Nuevas fotografías Ruth Jenkinson
Coordinación editorial Penny Smith
Coordinación de arte sénior Marianne Markham
Coordinación de publicaciones Mary Ling
Dirección artística Jane Bull
Asesoría Judith Barac y Dawn Woolacott.
Redacción Shaoni Bhattacharya, Claire Cross, Carol Dyce,
Kate Ling, Susannah Marriott, Karen Sullivan y Jo Wiltshire.

Publicado originalmente en Gran Bretaña en 2013
por Dorling Kindersley Ltd.
Penguin Group (UK)
80 Strand, London WC2R 0RL

Coordinación editorial: Lakshmi Asensio y Elsa Vicente
Producción editorial de la versión en español: deleatur, s.l.
Traducción: Montserrat Asensio

Distribuido en México por:
Comercializadora ORC
Av. Fuente de Tritones No. 24-6
Col. Lomas de Tecamachalco
Naucalpan de Juárez, Estado de México
CP. 53125

Impreso y encuadernado por South China Printing Co. Ltd. (China)

Descubre más en **www.dkespañol.com**

contenido

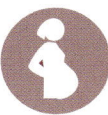

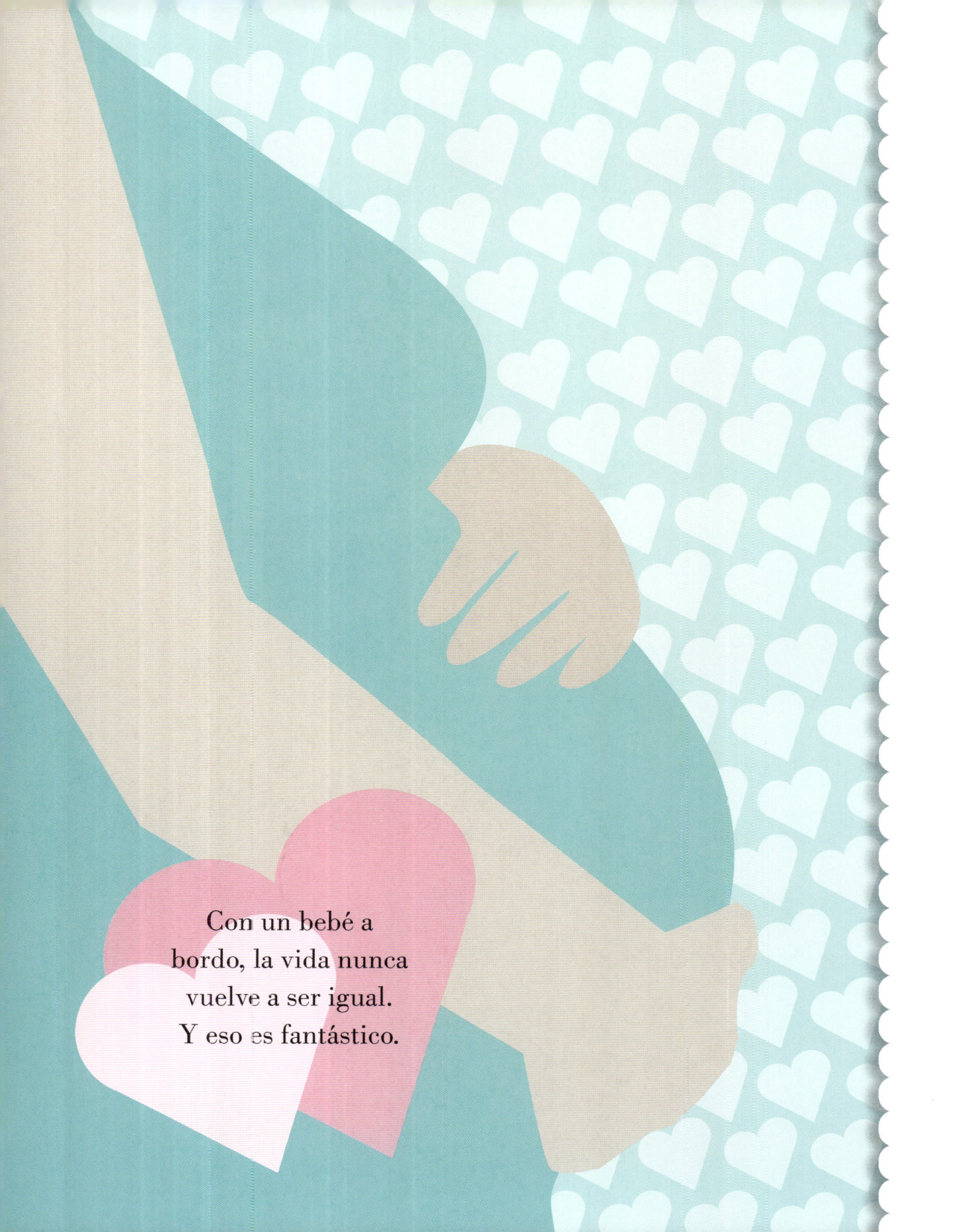

Con un bebé a
bordo, la vida nunca
vuelve a ser igual.
Y eso es fantástico.

El camino a la
maternidad

¡Enhorabuena! Estás embarazada y, lo que es más, ¡estás a punto de convertirte en madre! Has emprendido un camino en el que hallarás nuevas experiencias, capacidades, pensamientos, emociones y, sobre todo, amor. Prepárate para una aventura muy interesante.

Una de las ventajas de que el embarazo dure nueve largos meses es que tanto tú como tu pareja tendréis tiempo de haceros a la idea de que vuestras vidas están a punto de cambiar de forma irreversible. Podréis planificar el parto, comprar cosas para el bebé, hablar sobre el futuro y aprovechar al máximo el tiempo que os queda sin niños. Es el momento de leer y prepararse.

Tanto si es tu primer embarazo como si no, descubrirás que tienes mucho en que pensar; y las revisiones prenatales, la búsqueda del carrito ideal y la organización de la baja por maternidad puede llegar a eclipsar la increíble realidad de que en tu interior albergas una nueva vida.

El libro del embarazo y del bebé te ayudará a disfrutar del embarazo y de la maternidad al tiempo que te familiarizará con todo lo que necesitas saber, de manera que puedas entrar con seguridad en esta nueva e increíble etapa de tu vida. Así, por ejemplo, te tranquilizará saber que es normal pasar de la euforia al pánico en cuestión de segundos.

> Conocer lo que te espera durante los próximos nueve meses facilita un embarazo positivo y feliz.

Este es un libro que informa sin alarmar a las futuras madres (y padres) y que ofrece además un vislumbre sobre cómo viven el embarazo y el parto distintas culturas. Y, sobre todo, ayuda a los padres a disfrutar de esta emocionante etapa de la vida. «Bebé a bordo» te acompaña en un viaje cronológico a lo largo del embarazo y describe el maravilloso modo en que tu cuerpo se adapta y el asombroso desarrollo de tu bebé. Consulta temas como «¿Importa la edad?», «Vivir peligrosamente», «Un día en la vida de un bebé» o «¿Me saldrán estrías?». «Respira hondo» explora el parto desde una perspectiva psicológica y emocional, para que tanto tú como tu pareja estéis bien preparados para el gran día.

Cada página de este libro refuerza el mensaje nuclear: que estás a punto de ser madre, con todo lo que eso implica. Desde los antojos hasta cómo puede tu pareja acompañarte en el parto, te ofrece información e ideas que te ayudarán a disfrutar de tu embarazo a la espera de la llegada de tu bebé.

Tu bebé
tiene el tamaño de...

Acabas de entrar en una etapa vital extraordinaria, durante la cual tu cuerpo se transformará drásticamente. Desde el momento de la concepción, el bebé crece a una velocidad asombrosa, desde el tamaño de la cabeza de un alfiler hasta el de una sandía.

Empieza con el tamaño de la cabeza de un alfiler...

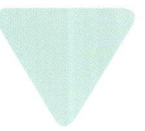
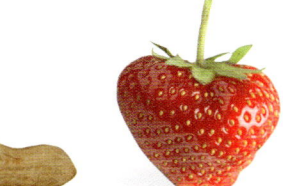
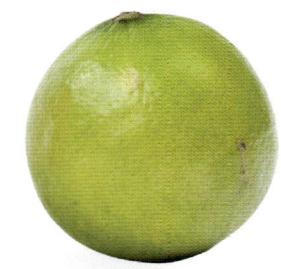
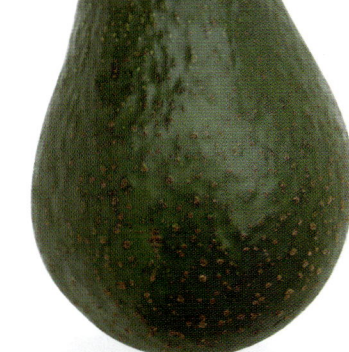

Semanas 1 a 6
En su primera media hora de vida, el bebé tiene el tamaño de la cabeza de un alfiler; a las tres semanas, es como un grano de arroz; y a las seis, será del tamaño de un cacahuete. Y el cuerpo, la nariz y los ojos ya empiezan a formarse.

Semana 8
El bebé ya tiene aspecto humano, aunque es translúcido y del tamaño de una fresa. Empiezan a formarse la lengua y algunos dientes, y el corazón ya ha empezado a latir.

Semana 12
Al final del primer trimestre, el bebé tiene el tamaño de una lima o una ciruela. Su esqueleto está casi completo, aunque es de cartílago, no de hueso, y puede doblar los dedos de los pies y abrir los de las manos.

Semana 16
Ya es del tamaño de un aguacate y se ha vuelto muy activo. Puede hacer movimientos complejos, como cerrar los puños, chuparse el pulgar, hacer muecas y agarrar el cordón umbilical. Empieza a oír sonidos.

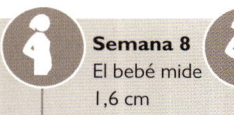 **Semana 8**
El bebé mide 1,6 cm

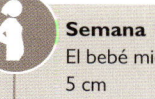 **Semana 12**
El bebé mide 5 cm

Semana 16
El bebé mide 12 cm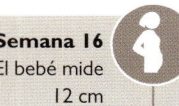

 **Semana 18**
El bebé mide 14 cm

Semana 20
El bebé mide 25 cm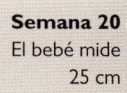

0 cm Longitud media de corona a nalgas

10 cm

20 cm Longitud media de corona a talones

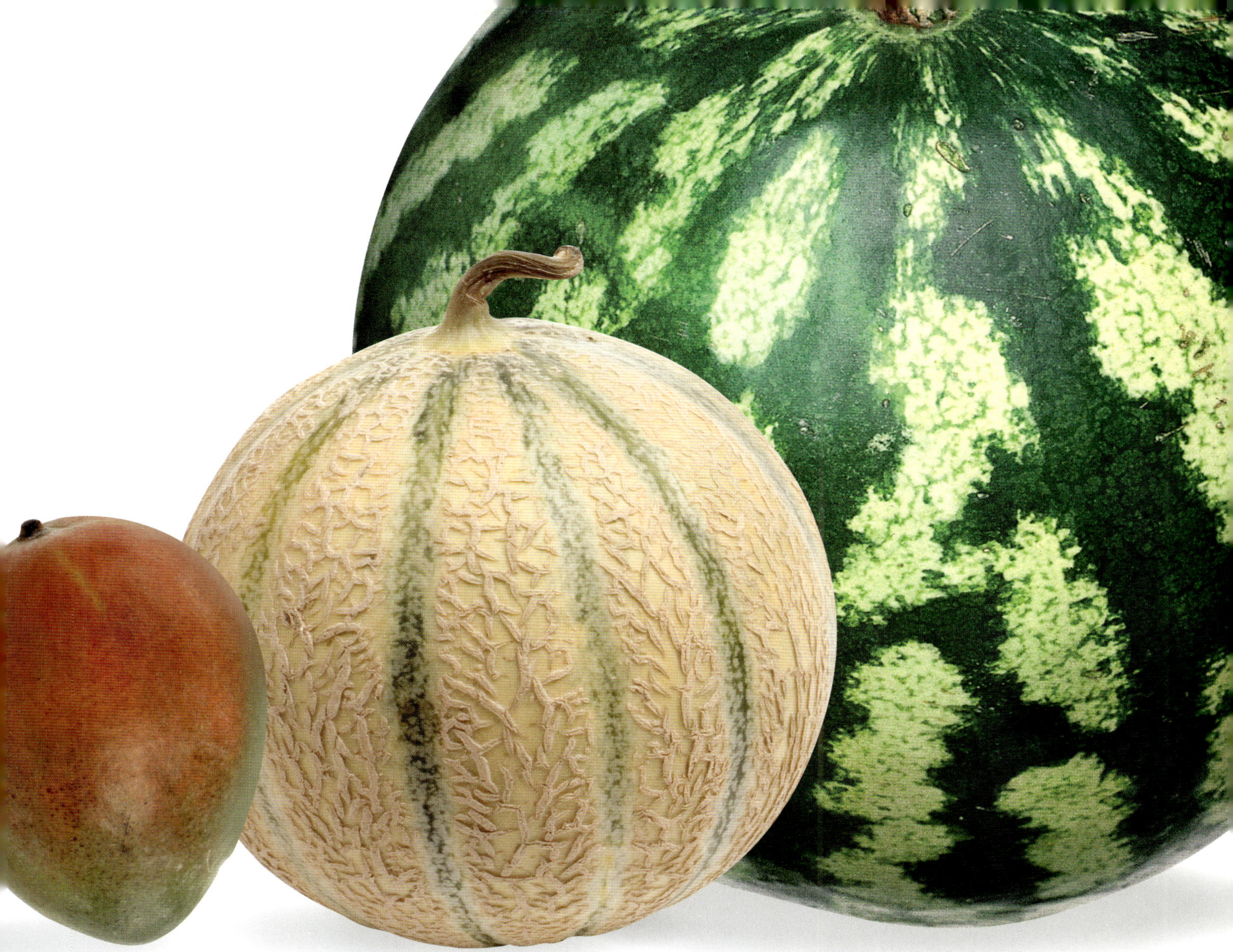

Semana 20

Ahora que el bebé tiene
el tamaño de un mango
grande, empezarás a notar
que aumenta su actividad. Las
piernas le han crecido bastante
y ya son más largas que los
brazos; empieza a parecerse
al bebé que conocerás.

Semana 24

Ya es del tamaño de un melón
cantalupo. Ha abierto los ojos
e ingiere grandes cantidades de
líquido amniótico, que luego
excreta por la placenta. Sus
pulmones realizan movimientos
respiratorios, pero aún no
han madurado.

Semana 30

Aunque ahora tiene menos
espacio para moverse, notarás
más los movimientos bruscos
de sus codos y rodillas. Es del
tamaño de una calabaza grande
y se pasa la mayor parte del
tiempo hecho un ovillo,
durmiendo y soñando.

Semanas 38 a 40

Durante las últimas
semanas de gestación, el
bebé crece rápidamente
hasta alcanzar el tamaño de
una sandía mediana. Puede
reconocer tu voz, y su cuerpo
se prepara para enfrentarse
al mundo exterior.

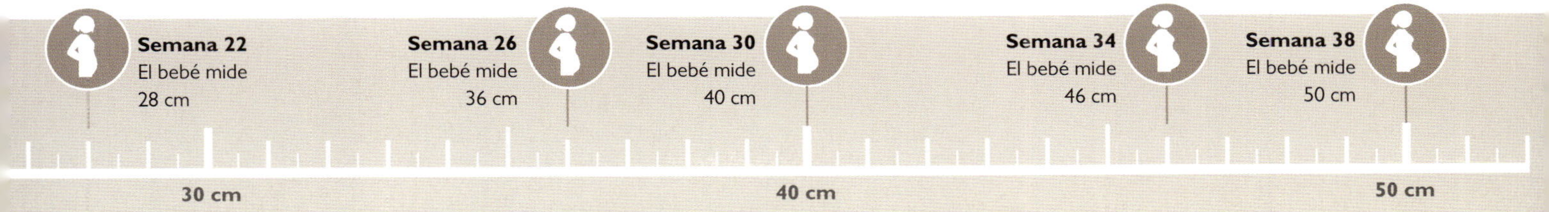

 Semana 22
El bebé mide
28 cm

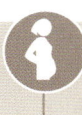 **Semana 26**
El bebé mide
36 cm

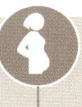 **Semana 30**
El bebé mide
40 cm

 **Semana 34**
El bebé mide
46 cm

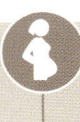 **Semana 38**
El bebé mide
50 cm

30 cm   40 cm   50 cm

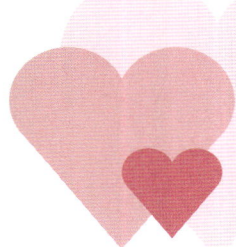

Con el bebé, *sois tres*

La llegada del bebé trae consigo una realidad extraordinaria: a partir de ahora, con cada una de tus acciones, estarás moldeando a tu hijo para convertirlo en un ser humano único. Es una gran responsabilidad.

Es posible que durante los primeros días del embarazo te preguntes quién te ha mandado meterte en semejante embrollo. ¿Cómo consiguen las parejas ver más allá del cansancio, del coste económico y de la responsabilidad, y llegar a la conclusión de que eso de tener un hijo ha sido una buena idea? La contundente respuesta de madres y padres es que las recompensas son infinitas y superan con mucho a los inconvenientes. Desde el orgullo que produce haber creado esa nueva vida hasta la emoción que se siente al oírle balbucear la primera palabra, un hijo aporta profundidad y propósito a la vida. Acabas de embarcarte en un viaje de descubrimiento durante el cual aprenderás a ser madre, sin por ello dejar de ser quien eres.

«Un pequeño milagro» presenta la vida con el recién nacido desde la primera vez que lo sostienes en brazos hasta el mejor modo de ayudarle a expulsar el aire o cómo darle su primer baño. Explora la experiencia de la maternidad en distintas partes del mundo (hay muchas maneras distintas de hacer bien las cosas) y aborda algunas de las preguntas que

> Cada familia hace las cosas a su manera. Puedes aprender mucho de los demás, pero casi todo depende de ti.

irán surgiendo: ¿Cómo puedo conseguir que duerma? ¿Puedo dejarle solo? ¿Cómo sé si le estimulo lo suficiente, o demasiado? ¡Qué preciosidad!» y «Pensar a lo grande» analizan cómo cambia la vida cuando el niño empieza a caminar y a hablar. Si necesitas consejo sobre cuestiones conductuales, recordatorios sobre cuestiones a tener en cuenta (como la posibilidad de contratar a una niñera) o ideas sobre qué darle de comer al pequeñín, estas secciones te darán muchas ideas.

Ser madre o padre consiste, en parte, en darse cuenta de que a medida que pasa el tiempo tu hijo cambia y, por muchas victorias que celebres (las rabietas controladas, el fin de las lágrimas a la hora de irse a la cama), aparecerán otros retos. Tu hijo aprende a ser persona al tiempo que tú aprendes a ser madre.

Y cuando ya empezabas a cogerle el tranquillo a esto de ser madre, se plantea la posibilidad de traer otro bebé a la familia. «La familia crece» revisa la importancia (o no) del orden de nacimiento, las relaciones entre hermanos y la vida con dos o más niños. No vaya a ser que bajes la guardia.

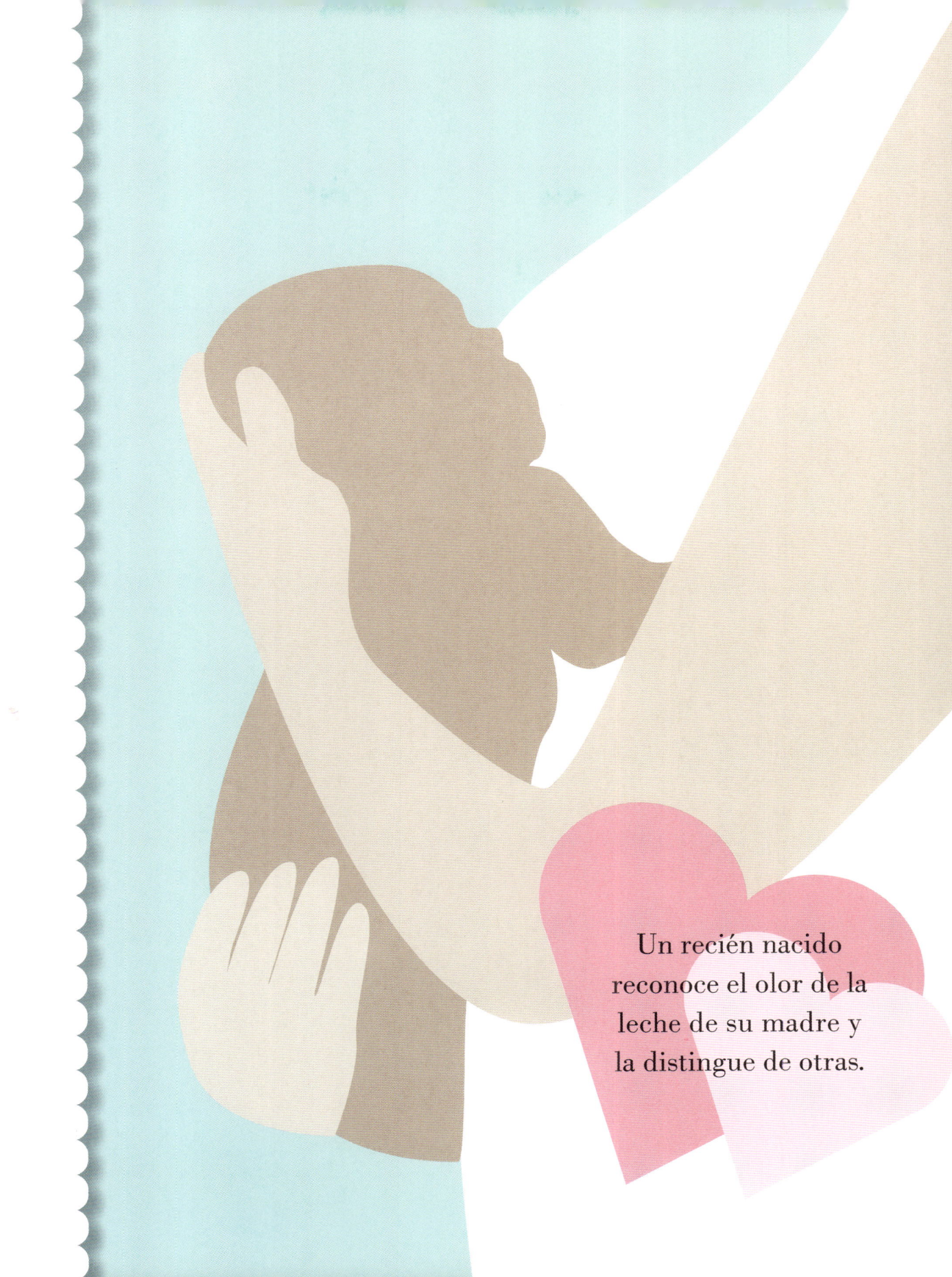

Un recién nacido
reconoce el olor de la
leche de su madre y
la distingue de otras.

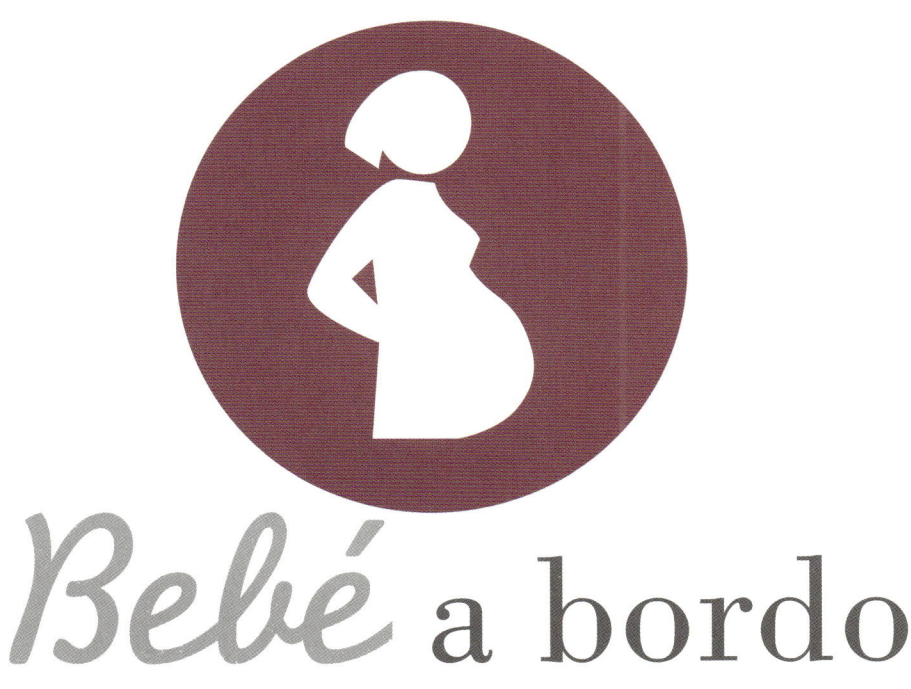

Bebé a bordo

El primer trimestre
Nuevos comienzos

Desde el emocionante momento en que ves el test de embarazo positivo y hasta la semana 13 de gestación, el primer trimestre es un periodo de cambios físicos y emocionales asombrosos. A partir de una única célula, el bebé crece y se convierte en una persona diminuta, con ojos, nariz, orejas, boca y extremidades, mientras tu cuerpo cambia para adaptarse a las necesidades del bebé y posibilitar su desarrollo. Prepárate para los altibajos emocionales y la fluctuación de los niveles de energía cuando las hormonas del embarazo entren en acción: durante las próx mas semanas es posible que sientas desde agotamiento y ansiedad hasta emoción y júbilo.

¡Enhorabuena! ¡Vas a ser madre!

Al final del primer mes, el bebé tiene el tamaño de un grano de arroz.

EL CORAZÓN DE TU BEBÉ empieza **a latir** a los 22 días de la fecundación, quizás antes de que sepas que estás embarazada.

Al principio del embarazo algunas mujeres sienten que les falta el aliento: es la disnea de la embarazada.

Hasta las ocho semanas, el bebé tiene una cola de aproximadamente un sexto de su longitud, que va retrocediendo hasta convertirse en el cóccix.

Un 20% de las mujeres sufren el llamado sangrado de implantación, cuando el óvulo fecundado se implanta en el útero.

Las ondas cerebrales del bebé se detectan ya a las seis semanas de la concepción.

¿TE APRIETAN LOS VAQUEROS? A las seis semanas, tu útero ha pasado de tener el tamaño de una ciruela a tener el de una naranja pequeña.

A las 10 semanas, casi todos los órganos del bebé ya están formados y algunos incluso funcionan.

A las 11 semanas, el bebé ya tiene 20 yemas dentales, y en los dedos de sus manos y pies empiezan a formarse uñitas blandas.

A las 13 semanas el bebé ya tiene sus propias huellas dactilares.

Aunque todas somos distintas, una mujer engorda entre 500 g y 2 kg durante el primer trimestre, y unos 500 g a la semana a partir de entonces.

El índice de embarazos gemelares puede llegar al 25% en algunos países africanos, como Nigeria. Por su parte, China tiene el índice de embarazos gemelares más bajo del mundo (uno de cada 300).

Espermatozoide conoce *óvulo*

El proceso de la fecundación, cuando el espermatozoide y el óvulo se encuentran y se unen, es una cadena de acontecimientos minuciosamente coreografiados y cruciales para el éxito de un embarazo viable.

¿Qué sucede en la mujer?

Al nacer, las niñas cuentan ya con todos sus óvulos (entre uno y dos millones). A partir de la pubertad y hasta la menopausia, el ciclo menstrual hace madurar cada mes uno o más óvulos en respuesta a la hormona foliculoestimulante y prepara el endometrio para un posible embarazo. A mitad de ciclo, un aumento de la hormona luteinizante activa la liberación del óvulo maduro, que entre 35 y 42 horas después sale del ovario y desciende por las trompas de Falopio, preparado para recibir al espermatozoide. Si no es fecundado, sobrevive unas 24 horas.

¿Qué sucede en el hombre?

Los hombres producen espermatozoides durante toda su vida a partir de la pubertad, a un ritmo de unos 1.500 por segundo, y liberan entre 180 y 400 millones de ellos en cada eyaculación (menos de 20 millones de espermatozoides por mililitro se considera poco). Producidos en los testículos bajo la influencia de la testosterona y la hormona foliculoestimulante, los espermatozoides sanos tienen una cabeza ovoide, un cuello y una larga cola o flagelo que les sirve para propulsarse por el tracto reproductivo femenino. Durante la eyaculación, los espermatozoides se mezclan con fluidos de las glándulas sexuales masculinas y forman el semen, que se deposita cerca del cérvix: entonces empieza la carrera para penetrar en el óvulo. Aquí se trata de la supervivencia del más fuerte, ya que cada etapa está sembrada de obstáculos y solo un espermatozoide logrará llegar hasta el final.

Con 200 micras de diámetro, los óvulos son las células femeninas más grandes. Por el contrario, los espermatozoides son las células masculinas más pequeñas: su cabeza mide unas 5 micras de longitud.

A la carrera

Justo después de la eyaculación, el semen se coagula para impedir que los espermatozoides vayan en la dirección equivocada: si lo hicieran, perecerían en el ácido entorno de la vagina. Entre 5 y 40 minutos después, vuelve a licuarse y los espermatozoides prosiguen su viaje por el canal cervical, a una velocidad de 2–3 milímetros por minuto. En el periodo fértil del ciclo menstrual, el moco cervical se hace más fino y diluido para facilitar que los espermatozoides atraviesen el cérvix. Pero es una carrera cuesta arriba y millones de espermatozoides se pierden por el camino. Solo unos 100.000 consiguen llegar al útero, y tan solo 200 o 300 de ellos alcanzan la trompa de Falopio correcta; de estos, la mayoría se pierde por el camino, y solo unos pocos llegan al final de la trompa, donde se halla el óvulo.

Destino final

Los espermatozoides que consiguen llegar a su objetivo rodean el óvulo y liberan unas enzimas que, juntas, desencadenan una reacción química que permeabiliza la superficie del óvulo. A pesar de que se trata de un trabajo en equipo, solo un espermatozoide consigue penetrar en el óvulo, tras lo cual se desencadena al instante otra reacción química que impide que entren otros espermatozoides.

Dos devienen uno

Los cromosomas del óvulo y del espermatozoide llevan sendos códigos genéticos que, al unirse, determinan el sexo del bebé. A partir de ese momento, el óvulo fecundado avanza poco a poco por la trompa de Falopio mientras se inicia un proceso de rápida fusión celular, de manera que lo que empieza siendo una única célula (cigoto) acaba formando una masa de unas cien células (blastocisto), que llega al útero unos seis días después de la fecundación. El blastocisto se implanta profundamente en el endometrio uterino, ahora más grueso; el interior de la masa celular se convertirá en el embrión, mientras que las células de la capa más externa formarán la placenta. ¡El embarazo acaba de empezar!

El primer día
de tu nueva vida

¡Enhorabuena, estás embarazada! Es muy posible que sientas una mezcla de alegría, emoción y alivio junto con cierta inquietud e incredulidad. El resultado positivo del test va a cambiar tu vida para siempre. ¿Estás preparada para lo que te espera?

Es normal que estés tan inquieta como emocionada, incluso aunque hayas buscado el embarazo. Habrá días en que te levantarás preocupada, pero luego, a medida que el día avance, te sentirás feliz y dispuesta a anunciar al mundo la buena nueva. Son emociones normales mientras asimilas la novedad y lo que significa para tu futuro.

Mirar adelante No es momento de rebobinar, repasar los últimos días y preocuparte por si has hecho algo que haya podido perjudicar al bebé. Lo que conviene ahora es que revises tu estilo de vida y, si es necesario, introduzcas cambios positivos para el futuro.

Celebrar este momento especial

Gracias en buena parte a los avances de la medicina y de la atención prenatal, jamás había sido tan seguro tener un bebé. Disfruta de tu embarazo; estás haciendo lo más mágico que se puede hacer: gestar una nueva vida.

Discreción Una de las dudas que te rondará durante las próximas semanas es cuándo y a quién revelar la noticia. Es muy posible que estés deseando compartirla, pero si no hace mucho que tuviste tu último periodo, es conveniente que esperes hasta la primera falta o hasta que tu médico te confirme el embarazo. Muchos padres esperan hasta la primera ecografía, entre las semanas 10 y 12. En cualquier caso, haced lo que creáis más conveniente.

Un viaje emocionante Estás a punto de dar tus primeros pasos en el viaje universal de la maternidad. Los próximos nueve meses pasarán en un abrir y cerrar de ojos, pero lo mejor empezará cuando por fin conozcas a tu bebé. Mientras tanto, adquiere seguridad en ti misma y en tu pareja investigando sobre lo que necesitáis saber y decidiendo cómo os gustaría que fueran las cosas. Una cosa es segura: ¡va a ser muy interesante!

A TENER EN CUENTA

¿Cómo te encuentras?

Es posible que tú y tu pareja estéis experimentando una montaña rusa emocional. Bienvenida al club si los siguientes sentimientos describen tu ánimo en un día cualquiera: felicidad, sorpresa, soledad, falta de instinto maternal, inquietud por el parto, incredulidad, «no estoy preparada». Estáis a punto de emprender una aventura increíble, por lo que daos tiempo para haceros a la idea de la vida familiar. Y disfrutad de vuestra actual libertad mientras podáis.

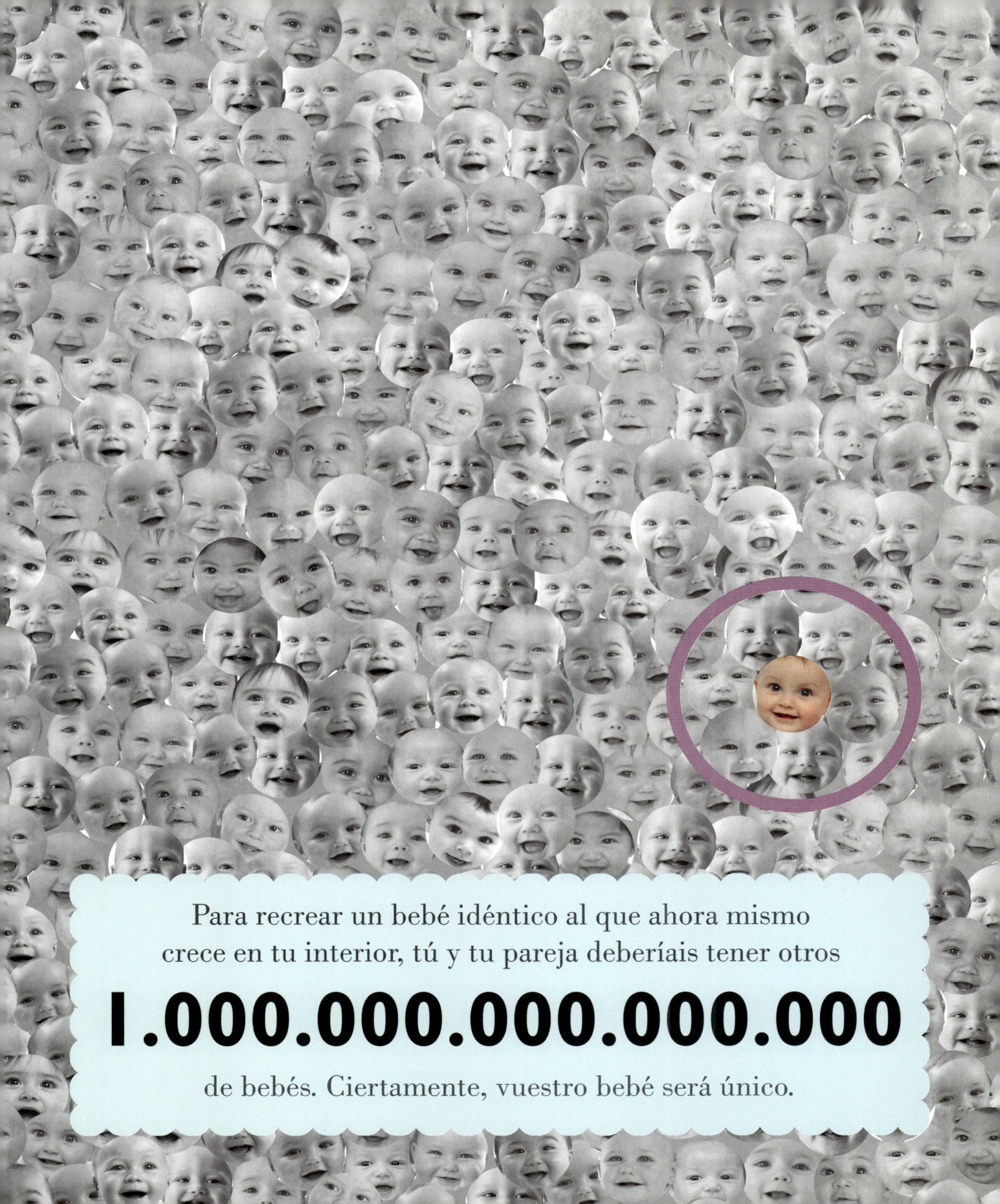

Para recrear un bebé idéntico al que ahora mismo crece en tu interior, tú y tu pareja deberíais tener otros

1.000.000.000.000.000

de bebés. Ciertamente, vuestro bebé será único.

Una nueva vida
comienza

Tu bebé comenzó como una única y minúscula célula llena de potencial.
Esta célula pasa por un increíble y complejo proceso de multiplicación
hasta convertirse en un bebé compuesto por billones de células.

El desarrollo del bebé es un proceso muy complejo, pero todo él procede de una única bola de células de tres capas. En la primera fase del desarrollo, durante la cual nos referimos al bebé como «embrión», estas células se diferencian y se especializan. Tras las primeras ocho semanas de desarrollo y durante el resto del embarazo, nos referimos a él con el nombre de «feto». Al final del primer trimestre ya tiene un rostro humano y parece una persona en miniatura, y tiene la mayoría de los sistemas corporales en su lugar. Durante el segundo trimestre crece rápidamente, y durante el tercero, su cuerpo se prepara para salir al mundo.

El desarrollo del bebé se data en relación con su «edad gestacional». Así pues, cuando los médicos o comadronas hablan de las semanas de embarazo, no cuentan desde el momento de la concepción, sino desde el primer día del último periodo. Por lo tanto, cuando estés oficialmente embarazada de 12 semanas, tu bebé llevará 10 semanas de desarrollo.

De una célula a más de…
1.000.000.000.000
…en solo nueve meses

Agosto

Lun	Mar	Mié	Jue	Vie	Sáb	Dom
29	30	31	1	2	3	4
5	6	7	8	9	10	11
12	13	14	15	16	17	18
19	20	21	22	23	24	25
26	27	28	29	30	31	

Viaje al útero

En 24 horas, el óvulo fecundado se habrá dividido en dos, y seguirá dividiéndose hasta llegar al útero como una bola de unas cien células (blastocisto), unos **seis días después**. La capa celular interna formará el embrión, mientras que la externa se hunde en el endometrio y se convertirá en la placenta; hasta entonces, el embrión se nutrirá de un saco vitelino.

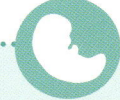

1 2 3

Sentando las bases

En la quinta semana, esa bola diminuta (ya el embrión) se divide en tres capas que darán origen a las distintas partes del cuerpo del bebé. El cerebro, la médula espinal, la piel, el sistema nervioso, los ojos, las orejas y los tejidos conjuntivos se desarrollan a partir de la capa externa. La capa intermedia dará lugar al corazón, los huesos, la musculatura y la mayor parte del sistema reproductor, y la capa interna, a pulmones, vejiga e intestinos.

A toda máquina

En la sexta semana, el cuerpo del bebé empieza a tomar forma. Mide 4 mm y tiene forma de C, con cabeza y cola. Ya late un corazón simple y brazos y piernas empiezan a brotar. Se forman los ojos y a ambos lados de la cabeza aparecen unos orificios, en donde se formarán las orejas. **En la octava semana** ya tiene el tamaño de una mora y la «cola» empieza a desaparecer; las extremidades se alargan y se perciben dedos en manos y pies.

Sistemas a punto

Entre las semanas 6 y 10, los órganos principales del cuerpo se forman a marchas forzadas y las células se dividen y se especializan sin cesar. El sistema cardiovascular es el primero en estar operativo y es clave para que el corazón bombee nutrientes a todo el cuerpo y sustente el crecimiento. Este sistema madura y se adapta a medida que el bebé se desarrolla.

Septiembre

Lun	Mar	Mié	Jue	Vie	Sáb	Dom
						1
2	3	4	5	6	7	8
9	10	11	12	13	14	15
16	17	18	19	20	21	22
23	24	25	26	27	28	29
30						

Octubre

Lun	Mar	Mié	Jue	Vie	Sáb	Dom
	1	2	3	4	5	6
7	8	9	10	11	12	13
14	15	16	17	18	19	20
21	22	23	24	25	26	27
28	29	30	31			

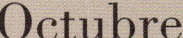

De embrión a feto

¡Enhorabuena! **Tras ocho frenéticas semanas** de división, especialización y remodelación aceleradas, el embrión se ha convertido en feto. Ya mide unos 3 centímetros, y ahora que su rostro comienza a tomar forma, tiene un aspecto más humano. Aún no tiene párpados, pero sí boca y lengua.

Y listo para crecer...

A las 12 semanas, el bebé está plenamente formado, aunque tiene el tamaño de una ciruela. Tiene reflejos y puede responder a ligeras presiones sobre tu abdomen. Puede chuparse el pulgar, tragar fluido amniótico y orinar. Ha superado las etapas más vulnerables de su desarrollo y, a partir de ahora, su cuerpo debe crecer y madurar hasta estar preparado para venir al mundo.

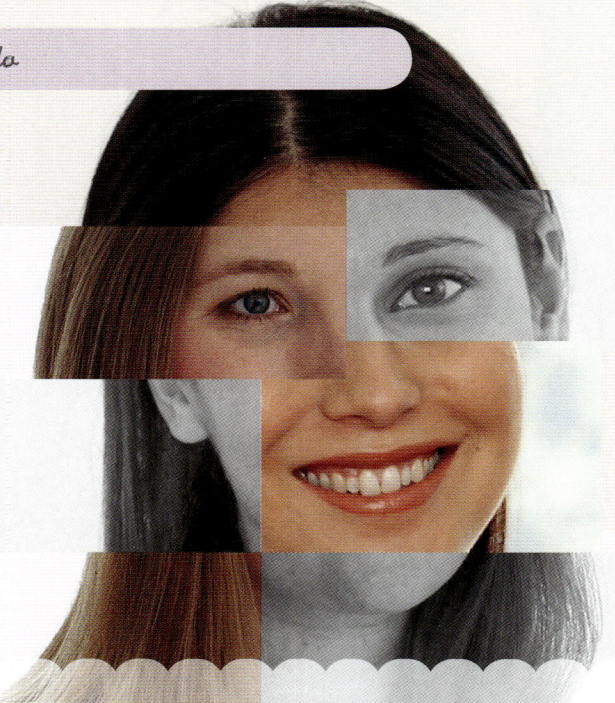

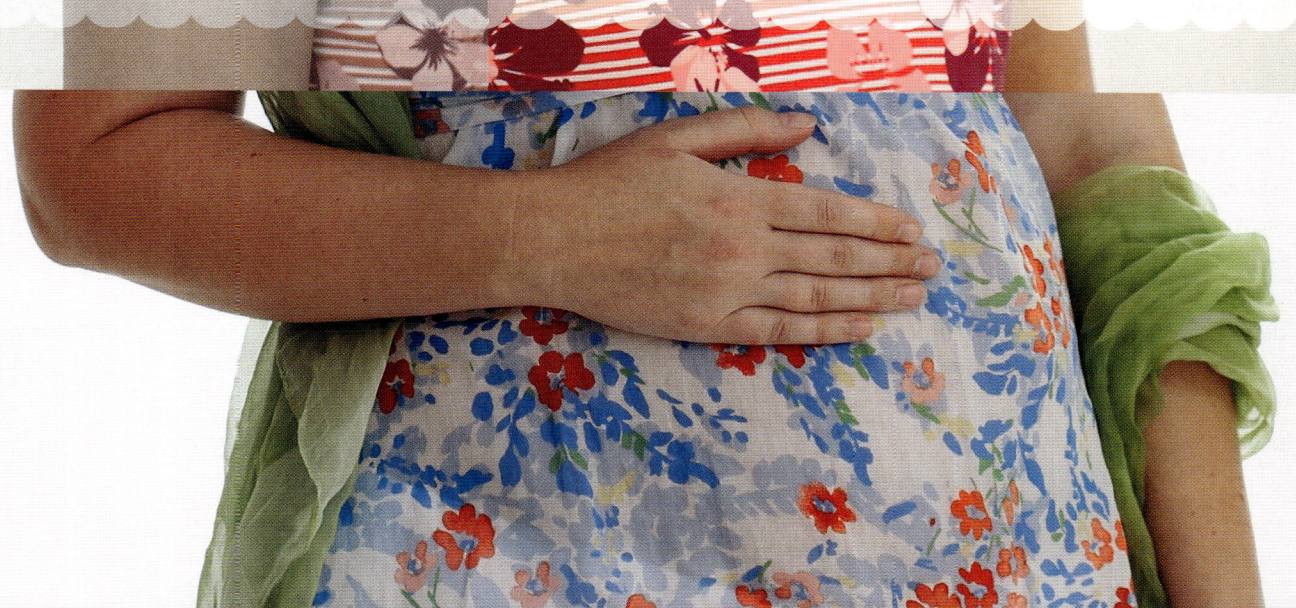

¿Te encuentras *rara?*

Es posible que cuando te quedes embarazada te sientas algo rara, incluso antes de ver el resultado positivo en el test. Si de repente no soportas el sabor de tu café matutino, o el olor de tu pareja te da náuseas, es muy posible que se estén produciendo en ti grandes cambios.

Metal en la boca

El aumento del nivel de estrógenos y los efectos de la retención de líquidos sobre las papilas gustativas pueden provocar un desagradable sabor metálico en la boca, conocido como disgeusia. Por raro que parezca, ingerir dulces puede exacerbar este sabor mineral, pero cepillarse los dientes y la lengua con dentífrico mentolado puede aliviarlo, al igual que los alimentos ácidos o el vinagre.

Sabores raros

Quizás la comida te resulte sosa o amarga. El aumento de los niveles de estrógenos puede alterar significativamente el sentido del gusto: es habitual que disminuya la sensibilidad al sabor salado y que aumente la sensibilidad al amargo (pp. 38–39). Muchas mujeres abandonan espontáneamente el café y el alcohol durante el primer trimestre, lo que probablemente es positivo.

Vértigo

Si tiendes a marearte en el coche, es probable que esto se agudice durante el embarazo, y también es más probable que sufras náuseas matutinas. Al parecer, los bajos niveles de azúcar en sangre favorecen las náuseas, así que come con regularidad, sobre todo si sales de viaje. Las pulseras antimareo también pueden resultarte útiles. A la derecha encontrarás consejos para combatir las náuseas.

Distancia de seguridad

Es muy probable que tus senos se vuelvan hipersensibles: ¡pobre del que te roce por accidente! Esto se debe a que se están preparando para poder amamantar al bebé. Te sentirás más cómoda si usas un sostén firme y sin aros.

¿A qué huele?

El aumento de los niveles de estrógenos también afecta al sentido del olfato. Muchas mujeres embarazadas afirman ser muy sensibles a los olores: las que disfrutan de la jardinería descubren que el aroma de algunas flores les resulta insoportable, y las fans de la ropa *vintage* de repente son incapaces de entrar en las tiendas de segunda mano. Otras dicen percibir olores «fantasma» o muy distantes. Para evitar los olores molestos, moja un pañuelo con unas gotas de aceite esencial de limón y llévatelo a la nariz cuando sea preciso.

Babear como un bebé

Es habitual que la producción de saliva aumente al principio de la gestación, debido posiblemente al aumento de los niveles de gonadotropina, la hormona del embarazo. Esta alcanza sus niveles máximos durante las primeras 8–11 semanas, y a partir de entonces debería ir bajando. Masca chicle, bebe mucha agua y come con frecuencia en pequeñas cantidades; te sentirás más cómoda.

¿Qué tal una siesta?

En las primeras semanas, el embarazo puede provocar una fatiga abrumadora, debido al aumento de la progesterona y al esfuerzo que realiza el cuerpo para gestar una nueva vida. Para mantener al bebé, el cuerpo necesita aumentar el volumen sanguíneo y consume más oxígeno. ¡Es un trabajo agotador! Echa una siesta siempre que puedas, tómatelo con calma después del trabajo y relaja tu agenda social.

CONTRA LAS **NÁUSEAS**

Come una galleta de jengibre o avena antes de levantarte por la mañana.

Desayuna cereales, ya sea en papilla, barrita, muesli, batido o galletas. Sus hidratos de carbono de liberación lenta proporcionan energía, combaten el cansancio y previenen las náuseas.

Come poco y a menudo para estabilizar los niveles de azúcar en sangre. Los hidratos de carbono como la pasta, el pan y el arroz pueden ayudarte.

Toma jengibre en bebidas, infusiones, batidos, zumos o cápsulas. Favorece la digestión y previene el estreñimiento y la indigestión.

Bebe limonada para despertar el apetito.

Disfruta del aire libre. El aire cargado aumenta el cansancio y las náuseas.

Decisiones,
decisiones...

Cuando te hayas hecho a la idea, te descubrirás reconsiderando aspectos de tu vida que antes parecían incuestionables. No te alarmes: un examen tranquilo y racional te tranquilizará y puede abrirte nuevas posibilidades.

Son muchos los futuros padres que no anuncian el embarazo hasta el segundo trimestre, cuando disminuye el riesgo de aborto espontáneo. Pero resulta agradable compartir la emoción con unos pocos escogidos, si bien puede ser complicado: quizás sea imposible informar a la vez a todos los futuros abuelos... ¿Se ofenderán unos si se enteran de que los otros lo han sabido antes? ¿Si se lo cuentas a una amiga, se lo tienes que contar a todas? No permitáis que estas cuestiones ensombrezcan este momento; tomad vuestras decisiones y no cedáis ante las presiones.

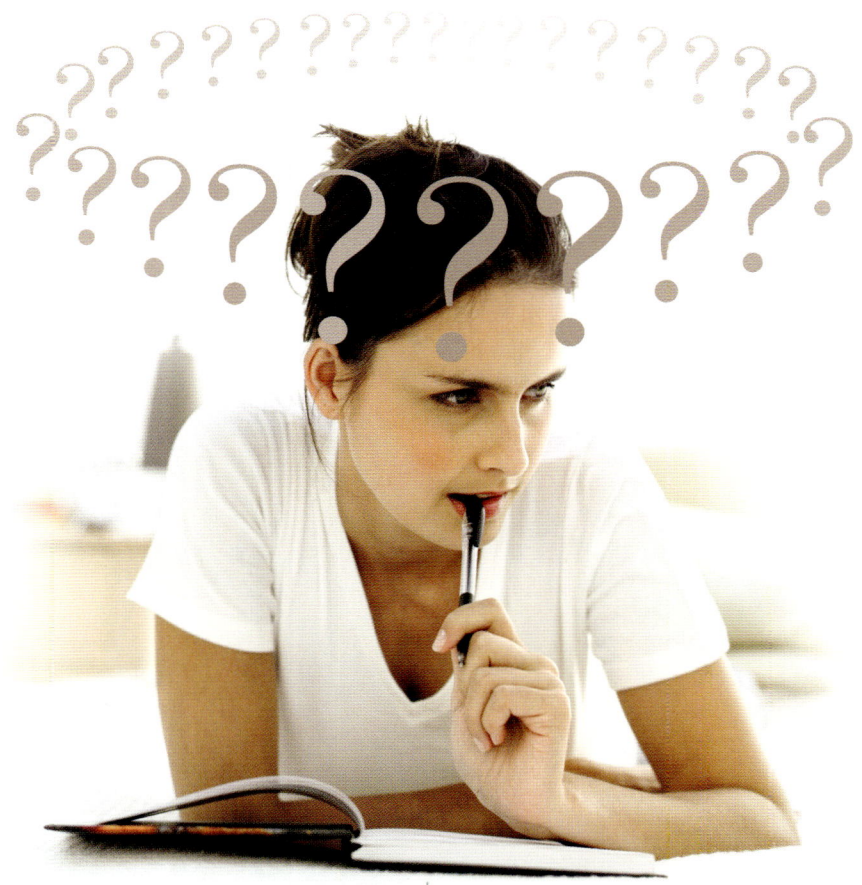

Me preocupa la cuestión económica.

La incertidumbre puede provocar ansiedad e incluso depresión, así que empieza a hacer cuentas ahora mismo. Calcula los ingresos y los gastos, y averigua a qué subsidios, desgravaciones fiscales y periodo de baja tienes derecho. Infórmate sobre el coste de una niñera y sobre los beneficios e inconvenientes de reducir la jornada laboral.

¿Tengo que aparcar mi carrera profesional?

No necesariamente, aunque a muchas mujeres el embarazo las lleva a reconsiderar su vida laboral. La conciliación de esta con la vida familiar no tiene por qué ir en detrimento de la profesión, y trabajar a media jornada o como autónoma puede abrir nuevas oportunidades.

El trayecto al trabajo me agota.

Durante las primeras 12 semanas, los desplazamientos pueden ser agotadores, ya que el cuerpo está esforzándose en la gestación del bebé. ¿Puedes modificar tu horario y evitar las horas punta? Aunque el embarazo aún no se note, la mayoría de las personas te cederán un asiento si lo pides. No te reprimas: no es momento de hacerse la heroína.

¿Me convertiré en mi madre?

La crianza de un hijo nos lleva a reflexionar sobre nuestra propia infancia y a decidir qué queremos imitar, evitar o adaptar. El proceso comienza con el embarazo, durante el cual ambas familias te bombardearán con todo tipo de consejos. Decide cuáles seguir y no te sientas obligada a aceptar sus opiniones. Recuerda: ¡Es tu bebé!

 Intenta ver el embarazo como un periodo liberador que te permite reflexionar sobre tu vida y tomar decisiones para el futuro.

Nuestra relación ha cambiado.

Es inevitable: el embarazo ha unido vuestras vidas para siempre, y ahora sois tres. Muchos futuros padres y madres se sienten más unidos, pero algunos pueden sentirse algo atrapados. No dudes en hablar abiertamente de tus temores: la buena comunicación es vital, y es posible que a tu pareja le preocupen cosas muy parecidas.

El piso es diminuto. ¿Cómo vamos a caber?

Tranquila. Los bebés también son diminutos y no necesitan tanta parafernalia como las revistas sugieren. Organízate y prepara lo que necesites para los tres primeros meses; luego podrás informarte y decidir qué más necesitas. ¿Qué puedes pedir prestado a familiares o amigos? Déjate aconsejar por amigas que ya sean madres.

 No lo pierdas de vista: tú y tu bebé sois lo primero ahora, y todo lo demás tendrá que adaptarse a ello.

 # Mes 2

semanas 5—8

Todo sobre ti

Preparada para dar el pecho

Los senos se preparan para amamantar y proliferan las glándulas mamarias y las capas de grasa, así que aumentan de tamaño. Esto, junto con las hormonas del embarazo, puede aumentar su sensibilidad; las mamás expertas suelen reconocerlo como el primer síntoma del embarazo.

Un hogar para el bebé

En este periodo el útero pasa de tener el tamaño de una nuez al de una naranja grande, y puede que tengas una sensación rara, como si te estirasen por dentro. No te alarmes: el hogar del bebé está en construcción.

Súper flexible

Al principio del embarazo aumentan los niveles de relaxina, liberada primero por el cuerpo lúteo y luego por la placenta. Esta hormona relaja los ligamentos con el objetivo último de ensanchar la pelvis durante el parto, y aumenta la flexibilidad de las articulaciones. Es probable que esta flexibilidad te facilite los estiramientos y las posturas de yoga; la contrapartida son los posibles dolores de espalda y la hiperlaxitud articular.

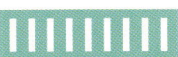

El ácido fólico

Es crucial en los primeros meses para el correcto desarrollo del cerebro, la médula espinal y el sistema nervioso del bebé.

¡Qué locura de antojos!

Quizás tengas antojos o descubras que, de repente, hay alimentos que te resultan insoportables. Las teorías al respecto van desde los efectos de las hormonas hasta la sabiduría del cuerpo, que pide lo que necesita.

Estómago delicado

Los altos niveles de progesterona relajan los vasos sanguíneos, que ahora llevan más sangre. También se relaja el tracto digestivo, lo que, junto con la agudización del olfato y unos mayores niveles de ácido en el estómago, puede provocar náuseas; estas suelen desaparecer en el segundo trimestre.

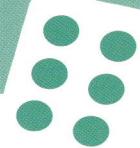

Montaña rusa

Los cambios hormonales pueden afectar drásticamente al estado de ánimo, y tanto tú como tu pareja tendréis que adaptaros y aceptar cambios de humor impredecibles, además de intentar evitar los desencadenantes. Hormonas aparte, es un periodo muy intenso para ambos: debéis haceros a la idea de que estáis a punto de tener un bebé. Puede que la alegría se mezcle con el temor y la duda: esta ambivalencia es muy normal.

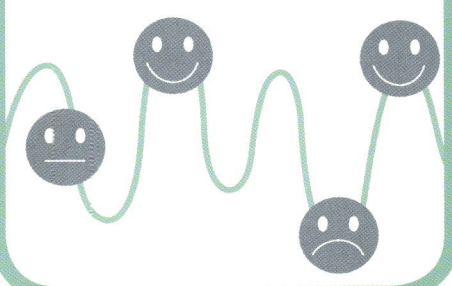

La tasa metabólica

aumenta entre un 10 y un 25% para posibilitar el aumento de la actividad de los órganos.

 En la semana 8, el bebé mide alrededor de **1,6 cm** de corona a nalgas

0 (cm)   10   20

El bebé crece

* Se forman las principales estructuras oculares. Al final de la octava semana, el bebé ya tiene párpados, que estarán fusionados hasta mucho más adelante.

* Las extremidades empiezan a brotar al principio del embarazo, así como los deditos de manos y pies. Al término de este mes, los brazos se flexionarán por la muñeca y el codo.

* Empiezan a formarse las yemas dentales y la lengua se hace evidente. Unas papilas gustativas rudimentarias pronto le permitirán saborear lo que tú comas.

* Se va desarrollando el sistema nervioso central, que vincula la musculatura del bebé con su cerebro, y aparecen los reflejos básicos.

* Se desarrollan los tejidos muscular y óseo, que seguirán formándose durante todo el embarazo.

* A los dos meses, el corazón del bebé ya está totalmente desarrollado y late a unas 150 pulsaciones por minuto (el doble que el de un adulto).

* El hígado empieza a producir glóbulos rojos, que transportarán oxígeno por el cuerpo, y bajo la piel se advierten ya venas diminutas.

* A las ocho semanas, el bebé tiene ya los rasgos faciales perfilados y las extremidades, manos, pies y dedos formados.

Primera semana

En las primeras semanas, el bebé sufre una gran transformación. La bola de células del tamaño de una semilla crece deprisa y, a las ocho semanas, ya tiene aspecto humano.

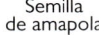 Semilla de amapola

Pepita de manzana

 Guisante

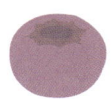 Arándano

Mora

Este mes, acuérdate de...

Planificar
No creas que es demasiado pronto para pensar dónde te gustaría dar a luz. La primera visita te permitirá comentar las distintas opciones. Considerar la cuestión ahora no te impide cambiar de opinión más adelante.

Los beneficios del grupo
¿Has pensado en apuntarte a clases de preparación al parto? Las hay públicas y privadas; estas últimas suelen llenarse pronto, así que reserva plaza ya.

¿Una ecografía?
Hay unos momentos previstos para llevar a cabo ecografías, y la primera es inminente. Algunas son rutinarias, pero otras pueden variar en función de la región; la comadrona te informará. Si te interesa hacerte una ecografía en 3D o 4D, posiblemente tengas que acudir a un centro privado.

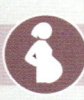

Embarazo y
alimentos

No hay mejor
ocasión que esta para adoptar
una alimentación saludable, que te
proporcione tanto la energía que necesitas
para afrontar las exigencias del embarazo como
la combinación adecuada de nutrientes para el
bebé. Durante el segundo y el tercer trimestres,
necesitarás ingerir unas 300 calorías adicionales
al día, pero procura que provengan de
alimentos nutritivos.

Aguacate

El aguacate es una bomba de nutrientes: vitaminas C y B$_6$, que favorecen el desarrollo
de los tejidos y el cerebro del bebé; potasio, que ayuda a regular el equilibrio de fluidos;
y folato, la forma natural del ácido fólico, crucial para el desarrollo del sistema nervioso
de bebé. Son deliciosos en ensalada o triturados sobre una tostada de pan integral.
De todos modos, no te excedas, porque también son muy ricos en grasas.

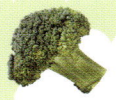

Brócoli

Todos los tipos de brócoli contienen carotenoides (antioxidantes beneficiosos para la vista del bebé) y potasio, que regula la tensión arterial y el equilibrio de fluidos. El brócoli también contiene vitaminas A y C, que llegarán al bebé. Pruébalo al vapor, salteado o en sopa.

Queso

Los quesos duros pasteurizados contienen calcio, fósforo y magnesio, que refuerzan tu esqueleto y el del bebé. Tómalo en pequeñas cantidades o rayado para aderezar platos, pues es muy rico en grasa. Puedes tomar queso blanco o sin pasteurizar siempre que lo cocines bien; si no, es mejor evitarlo.

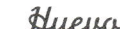

Huevo

Es una opción sencilla para un refrigerio rápido a cualquier hora del día. Es rico en proteínas y en aminoácidos esenciales, vitaminas y minerales, pero acuérdate de cocerlo bien. También es rico en colina, un mineral clave para el desarrollo cerebral del bebé y que además mejorará tu memoria.

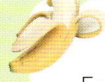

Plátano

Es rico en potasio, por lo que contribuye a evitar la retención de líquidos; también contiene triptófano, un aminoácido que favorece el sueño. Tómalo en rodajas con los cereales o en batido, o solo, a modo de *snack*, para reponer energía cuando lo necesites.

Boniato

Además de folato, fibra y potasio, el boniato es rico en vitamina C, que refuerza el sistema inmunitario y los huesos, los dientes y los vasos sanguíneos. Puedes asarlo, hacerlo puré o cortarlo en cuñas para acompañar queso, pescado o carne a la plancha.

Alimentos integrales

Los cereales, el pan y la pasta integrales, el pan de centeno, el arroz integral y otros alimentos integrales contienen más nutrientes y fibra (que ayuda a evitar el estreñimiento) que los refinados. Prueba a desayunar cereales integrales o muesli y a cenar pasta integral.

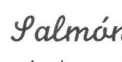

Salmón

Además de proteínas y vitaminas del grupo B, el salmón contiene ácidos omega-3 que estimulan el desarrollo del cerebro y de la vista del bebé. Tómalo a la plancha y acompañado de ensalada, o prepara bocadillos o pasteles de salmón en lata.

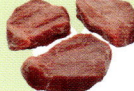

Ternera

La ternera magra es rica en hierro; si te sientes muy cansada, puede que un buen filete te reanime. El hierro facilita la transmisión de oxígeno al bebé, evita la anemia y puede prevenir el parto prematuro. La ternera también contiene cinc y proteínas B de fácil absorción, que contribuyen al desarrollo celular.

Frutos rojos

Además de ser una fuente excelente de vitamina C, los frutos rojos son muy ricos en antioxidantes, que contribuyen a combatir los radicales libres y a evitar el daño celular. Desayuna o merienda arándanos, moras, frambuesas, fresas… o añádelas a batidos, yogures o cereales.

Necesito una *bebida*

Tu cuerpo en transformación y tu bebé en crecimiento necesitan que estés bien hidratada. ¿Qué te conviene beber? ¿Qué debes evitar?

A partir de la sexta o séptima semana de embarazo, tu volumen sanguíneo aumenta para permitir el transporte de nutrientes por tu cuerpo y al del bebé y eliminar los productos de desecho de este. Por eso necesitas más hidratación, es decir, más agua, que también necesitas para producir y renovar el líquido amniótico que envuelve a tu hijo durante el embarazo. La hidratación es beneficiosa también para ti: facilita las funciones renal y hepática, mantiene el cerebro alerta, contribuye a prevenir el estreñimiento y facilita la eliminación de bacterias que pueden provocar infecciones de orina en el embarazo. Y, por extraño que parezca, beber mucha agua previene la retención de líquidos. Ten siempre cerca una botella de agua para que puedas ir bebiendo durante el día: cuando tienes sed, ya estás deshidratada.

¿Cuánto hay que beber?

Tan solo un 19% de la hidratación diaria procede de los alimentos, así que debes ingerir un 81% en forma líquida. La ingesta diaria recomendada depende del país: entre 1,2 y 2,2 litros para las mujeres. Durante el embarazo, la necesidad de líquido aumenta en unos 30 ml diarios.

> Tan solo la respiración consume más de medio litro de agua al día. No es extraño que ahora necesites beber mucho más.

La cafeína es
un diurético suave,
que elimina agua
y favorece la
deshidratación.

Las mejores bebidas

La bebida más saludable es el agua,
pero si prefieres algo con un poco de sabor,
añade zumo de fruta. La leche es rica en calcio,
en vitaminas D y K y en ácidos grasos omega-3;
y un vaso pequeño de zumo o de batido equivale
a una de tus raciones diarias de fruta y verdura.

Con mucha moderación

No está claro a partir de qué nivel es perjudicial el
alcohol, pero se suele asumir que debería evitarse
en el primer trimestre y después consumirse con
mucha moderación: no más de una o dos unidades
de alcohol una o dos veces a la semana (una
unidad es media jarra de cerveza o un chupito;
una copa de vino es una unidad y media).

A TENER **EN CUENTA**

Cuidado con la cafeína

Es hora de revisar tu ingesta de cafeína,
aunque eso no significa que debas renunciar
al café con leche de la mañana o de la
tarde. Fíjate un límite sensato de 200 mg
diarios (usa el cafeinómetro adjunto). La
cafeína puede interferir con la absorción
del hierro y del ácido fólico, y se ha asociado
con el bajo peso al nacer. Aviso: las bebidas
descafeinadas contienen cafeína, aunque
en menor cantidad. El chocolate también
contiene cafeína, pero tranquila: para superar
el límite tendrías que comer más de ocho
tabletas de chocolate con leche.

Cafeinómetro

Taza de café de filtro
140 mg

Taza de café instantáneo
100 mg

Taza de té
75 mg

Café solo
50–300 mg

Chocolate negro (50 g)
50 mg

Café con leche
40–75 mg

Lata de bebida de cola
35 mg

Té verde
30 mg

Chocolate con leche (50 g)
25 mg

Taza de café de
filtro, descafeinado
10 mg

¿Importa la *edad?*

La edad de las madres primerizas aumenta con cada generación. Puede que te consideren una «madre mayor» si tienes más de 35 años, pero no serás una excepción.

La expresión **«primípara** o **primigestante añosa»** puede resultar alarmante. No es un insulto, sino un término médico que designa a una **mujer mayor de 35 años y embarazada por primera vez**. Si tú eres una de ellas, el calificativo puede convertirse en una desalentadora reafirmación de la tan repetida idea de que los embarazos de las madres mayores son «de riesgo». ¿Es que no puedes ser una madre normal?

Tranquila, el hecho de ser una madre mayor tiene muchas ventajas. Las mujeres en la treintena o que acaban de rebasar los 40 cuentan con una **ventaja física y psicológica** respecto a las más jóvenes. Suelen cuidar mejor de sí mismas y seguir un estilo de vida más saludable, además de contar con más **formación** y **estabilidad económica**. Asimismo, la edad suele venir acompañada de más **seguridad en una misma** y de más **autoestima**, lo cual puede tener una influencia muy positiva sobre el embarazo y la maternidad.

Por lo demás, estás bien acompañada: las estadísticas demuestran que, en los últimos años, hay una marcada tendencia al **retraso de la maternidad** hasta pasados los 30, y el mayor aumento se da en la franja de los 35 a los 39 años de edad. En efecto, los médicos consideran que la probabilidad de un **embarazo de riesgo es mayor** entre las madres mayores: hay más riesgo de complicaciones como diabetes gestacional, hipertensión, placenta previa o parto prematuro. Y es más habitual que las madres mayores deban someterse a pruebas para detectar anomalías genéticas en el feto. El lado positivo de todo ello es que estarás más atendida y tendrás la tranquilidad de saber que tu bebé está **más controlado**. Tu embarazo es tan emocionante como cualquier otro, así que disfrútalo plenamente.

¿Sabías que...?

✻ Las mujeres mayores suelen tener una imagen corporal más positiva, estar más en forma y ser más fuertes, así que llevan mejor los cambios que el embarazo provoca en el cuerpo.

Las madres mayores han alcanzado ya más objetivos personales y es menos probable que sientan que «se están perdiendo algo» al centrarse en la familia.

✻ **Los hijos de madres mayores desarrollan un vocabulario más amplio desde más pequeños, son más despiertos y obtienen mejores puntuaciones de CI.**

✻ Más años implican más experiencia y más habilidades a las que recurrir durante el embarazo y la maternidad. También pueden implicar un círculo más amplio de familiares y amigos a los que pedir ayuda.

Un estudio concluyó que las madres primerizas de más de 40 años tenían más probabilidades de superar los 100 años que las más jóvenes.

✻ Un estilo de vida y una alimentación saludables pueden compensar el cansancio del embarazo, así que las embarazadas mayores no tienen por qué cansarse más que las demás.

Mes 3

semanas 9–12

Todo sobre ti

¿Hay un bebé ahí dentro?

Tu útero pronto será del tamaño de un melón pequeño y superará la altura de la pelvis. Puede que ya se te haya ensanchado un poco la cintura, y si eres muy delgada, quizás ya «se te note».

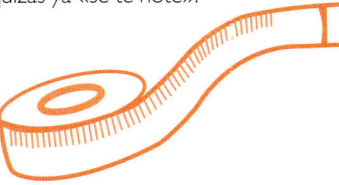

Útero en desarrollo

La expansión del útero implica el aumento del riego sanguíneo en la zona pélvica: en la semana 12, acapara una cuarta parte del volumen sanguíneo total.

Un órgano asombroso

Al final de este mes, la placenta ya habrá acabado de desarrollarse y asumirá la labor de nutrir al bebé. Este órgano tan complejo es el sistema de soporte vital de tu hijo: le alimenta y le protege de sustancias perjudiciales e infecciones.

Más hierro, por favor

El hierro sustenta la capacidad de transporte de oxígeno de los glóbulos rojos, y ahora necesitas casi el doble. Si el médico no te lo aconseja, no necesitarás suplementos, pero come a diario alimentos ricos en hierro.

Respira hondo

El tórax se expande para aumentar la capacidad pulmonar, lo que te permite respirar hondo y captar más oxígeno. Cuando la respiración se hace más profunda y rápida, es normal experimentar ligeros mareos o sensación de ahogo.

O_2

¿Cuánto cuesta?

Quizás te desmayes la primera vez que te hablen del coste estimado de criar un bebé, pero hay formas de minimizar el gasto. Haz una lista de todo lo que necesitas y marca lo que puedas pedir prestado en vez de comprarlo. ¿Puedes reducir costes futuros, por ejemplo, compartiendo niñera o pidiendo ayuda a familiares?

 A las 12 semanas, tu volumen sanguíneo ha aumentado de un 10 a un 15%.

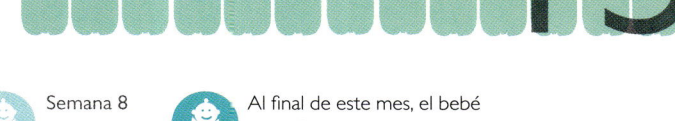 15%

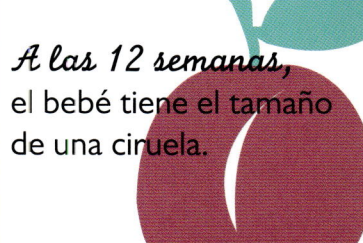

A las 12 semanas, el bebé tiene el tamaño de una ciruela.

 Semana 8

Al final de este mes, el bebé mide **5 cm** de corona a nalgas

0 (cm)   10   20

> **Hacia las 12 semanas,** la ecografía te ofrecerá la primera imagen de tu bebé. ¡Prepárate para quedarte extasiada!

El bebé crece

* Tu prodigioso bebé ya dobla los deditos de los pies y abre y cierra las manos. Es posible que veas estos movimientos en la primera ecografía.

* Su esqueleto está completo. Es básicamente de cartílago (más que de hueso), lo que le dota de la flexibilidad necesaria para atravesar el canal del parto. Sus huesos se irán endureciendo durante los próximos meses y después de nacer.

* Hacia las nueve semanas finaliza la formación de los órganos internos, que seguirán madurando a lo largo del embarazo.

* El bebé es cada vez más activo; alza los brazos, se toca la cara, se da vueltas, e incluso bosteza y tiene ataques de hipo.

* Tiene el cuerpo recubierto de un vello aterciopelado que le protege del líquido amniótico y conserva su temperatura corporal hasta que empiece a desarrollar grasa.

* Su minúsculo corazón tiene cuatro cámaras funcionales (como el tuyo) y late con fuerza.

* El bebé desarrolla los reflejos, y es posible que responda si se presiona con fuerza el abdomen.

Este mes, acuérdate de...

Difundir la noticia
Si todavía no lo habéis hecho, ¿habéis pensado cuándo daréis la noticia? Para muchos, el momento perfecto es después de la primera ecografía.

Embarazo y trabajo
¿Cuándo lo comunicarás en el trabajo? Aunque a estas alturas aún no estás obligada, hacerlo te permitirá organizarte, y tu jefe te agradecerá que le informes de las revisiones prenatales.

Tensar y relajar
A partir de las 12 semanas, el suelo pélvico comienza a estirarse; empieza a ejercitarlo ahora: soportará mejor el final del embarazo, y evitarás pérdidas de orina en el futuro.

Cuida tus senos
Tus pechos crecerán desde muy pronto, lo que significa que necesitarás sostenes de maternidad. Búscalos con tirantes anchos y con refuerzo en las partes inferior y lateral de la copa.

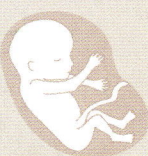

30   40   50

En forma y *bien*

Es probable que las clases de aerobic sean lo último
que te apetezca ahora, en plena lucha contra las náuseas y el
cansancio, pero cuidarte ahora te beneficiará mucho después.

¿Pueda ir al gimnasia? ✳ *¿Pueda carrer?* ✳ *¿Pueda ir en bici?*

¿Por qué es tan importante?

El ejercicio suave y regular te mantiene flexible, tonifica tu musculatura y te ayuda a soportar mejor los dolores y las molestias asociadas al embarazo. La actividad regular estimula los intestinos y la circulación, por lo que alivia, o incluso suprime, dolencias como el estreñimiento o la hinchazón.

Prepárate para el parto

El ejercicio aeróbico de intensidad moderada aumentará tu resistencia y te ayudará a tener un parto más eficiente y breve. Estar en forma acelerará tu recuperación posparto y te ayudará a afrontar las primeras semanas con el recién nacido.

Energía

Es normal sentirse agotada durante el embarazo, pero el ejercicio ayuda a recuperar la energía, mejora la eficiencia cardiovascular y refuerza los músculos, lo que conlleva un menor gasto de energía en general. Además, hacer ejercicio libera endorfinas, las hormonas del bienestar.

Relax

Otros efectos del ejercicio son más sutiles; por ejemplo, aumenta los niveles de serotonina, neurotransmisor que mejora el estado de ánimo; hay estudios que han demostrado que las mujeres activas durante el embarazo sufren menos insomnio, estrés y depresión. Es fácil ver el efecto dominó: la actividad favorece el sueño; el descanso reduce la ansiedad; y los factores de riesgo para la depresión disminuyen.

Es bueno para el bebé

El ejercicio también beneficia a la salud de tu hijo. Un estudio neozelandés de 2010 concluyó que las embarazadas que hacían ejercicio moderado tenían bebés con un peso ligeramente menor al nacer, lo que podía significar menos riesgos para la salud más adelante. Otro estudio descubrió que el ritmo cardíaco de los bebés cuyas madres habían hecho ejercicio era más saludable, lo que sugiere que el ejercicio cardiovascular de la madre activa también el corazón del bebé.

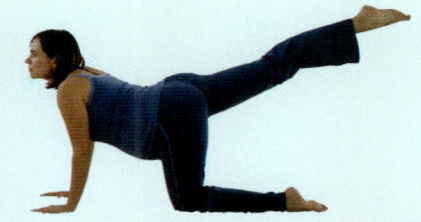

¿Debería hacer yoga?

PREGUNTAS
Y RESPUESTAS

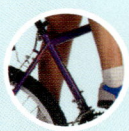

¿Debo olvidarme de la bicicleta?

Si eres una ciclista experta, no hay motivo para dejar la bici si se trata de un embarazo sin complicaciones y eres sensata. Hacia el final, probablemente te resultará muy incómodo y la dejarás naturalmente.

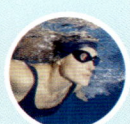

¿Y si empiezo ahora?

Comprometerse a ponerse en forma es positivo, pero sé realista y céntrate en un ejercicio suave que no te lleve al límite, como caminar, nadar, hacer yoga… Todos ellos son ideales durante el embarazo.

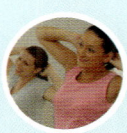

¿Cómo sé si me estoy excediendo?

Si no puedes hablar mientras haces ejercicio, es que te estás esforzando demasiado. De ser así, baja el ritmo.

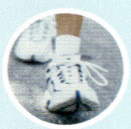

¿Puedo seguir corriendo?

No es el momento para empezar a correr, pero si corres desde hace tiempo y el embarazo es normal, puedes continuar haciéndolo tranquilamente. Evita correr con mucho calor y limítate a distancias y velocidades moderadas.

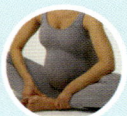

¿Realmente es tan útil el yoga?

Sí, sus beneficios son fantásticos. Además de tonificar y reforzar la musculatura, su enfoque holístico y la atención a la respiración te enseñarán a relajarte, lo cual puede ser determinante a la hora de afrontar el parto.

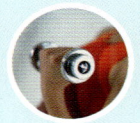

¿Y cómo ejercito el suelo pélvico?

Reforzar los músculos que forman el suelo pélvico te ayudará a evitar la incontinencia por esfuerzo tras el parto. Empieza ahora (p. 160) y obtendrás los beneficios más adelante.

SENTIDO Y SENSIBILIDAD

Tomar precauciones sensatas garantizará que el ejercicio sea seguro para ti y para el bebé. La relaxina ablanda los ligamentos, lo que puede hacer que te sientas más flexible de lo que eres en realidad, así que no te excedas y haz estiramientos antes y después del ejercicio. Evita los ejercicios de alta intensidad, no te quedes sin aliento y mantente hidratada. Es mejor evitar ciertas actividades, como montar a caballo o esquiar, por el riesgo de caídas, y también levantar mucho peso o hacer movimientos bruscos. Escucha a tu cuerpo: no te excedas y para si notas dolor o molestias.

❀ El embarazo es en sí mismo un ejercicio aeróbico de baja intensidad: el ritmo cardíaco aumenta hasta un 20%.

La locura de los *antojos*

Somos lo que comemos… Pero ¿qué significa eso cuando te descubres devorando plátanos con ketchup?

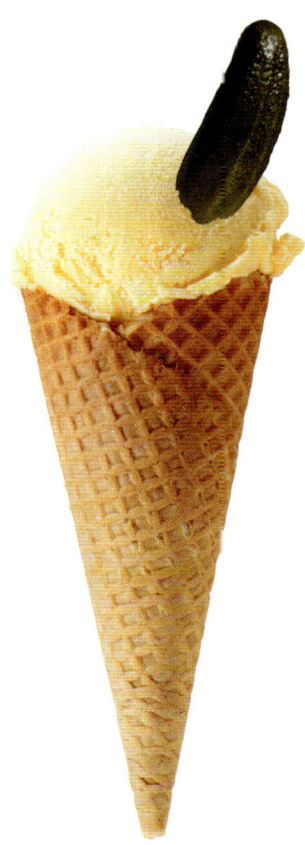

La inexplicable necesidad de comer helados o encurtidos es una señal típica de embarazo a la vista, y todos tenemos una amiga que de pronto empezó a comer carne roja sin parar o abandonó su café de la mañana. De hecho, al menos un 75% de las mujeres **tienen el antojo de ciertos alimentos** en algún momento de las 40 semanas.

Lo más deseado son los dulces, seguidos de los *snacks* salados o picantes. Pero incluso los antojos dependen del entorno. Por ejemplo, en Tanzania el antojo número uno es la carne, seguida de cerca por mangos, yogures y naranjas; y en Camboya las mujeres suelen pedir platos muy picantes y salados.

La otra cara de la moneda son las **aversiones a alimentos**, que también aparecen sin aviso. La naturaleza repentina y compulsiva de los antojos y las aversiones puede ser muy sorprendente: sencillamente, una necesita untar con mucha mantequilla esa tostada quemada, no importa la hora que sea.

Los antojos parecen **más marcados en el primer embarazo**, si bien los expertos no han podido señalar un momento de inicio preciso. En cuanto a las aversiones, el 60% **aparecen durante el primer trimestre**, junto con las náuseas, según la revista *Appetite*. Las aversiones parecen ser menos problemáticas tras el primer trimestre, pero los antojos pueden persistir durante todo el embarazo. Otro estudio de *Appetite* concluyó que las embarazadas consumen una cantidad significativamente mayor de dulces en el segundo trimestre. Por su parte, investigadores de la Universidad de Connecticut han detectado un aumento del deseo de salados a medida que avanzan las semanas.

Así pues, ¿qué sucede? Hay quien afirma que los antojos demuestran la **sabiduría instintiva del cuerpo**, que sabe qué nutrientes necesita. Puede que esto sea cierto para los antojos de lácteos, dado que la mujer corriente solo ingiere tres cuartas partes del calcio que necesita; pero no puede aplicarse a los alimentos salados. Aunque se necesita más socio, debido al aumento del volumen sanguíneo, la mayoría de las personas ya ingieren demasiada sal. No hay pruebas que sustenten esta teoría. Otra hipótesis sugiere que las aversiones son un **mecanismo de protección** que ampara a la madre y al bebé de las toxinas ambientales. Súbitamente, muchas mujeres sienten náuseas con tan solo pensar en el café, especialmente durante las primeras semanas del embarazo; muchas plantas tóxicas comparten su sabor amargo.

Los **cambios hormonales** ofrecen una explicación plausible para antojos y aversiones. Se ha hallado una relación entre los antojos y los niveles de progesterona y prolactina, que pueden afectar al apetito. Los cambios hormonales aumentan la sensibilidad del gusto y el olfato, y la textura de los alimentos que se antojan también parece relevante. El hielo es uno de los antojos más frecuentes, por su deliciosa textura crujiente y por sus cualidades refrescantes e hidratantes.

Un estudio halló que las embarazadas que notaban un cambio en el sentido del olfato tenían muchos más antojos.

Al parecer, las creencias sobre lo que se debería antojar —como la fruta y los lácteos que el Ayurveda considera refrescantes— o los **populares clichés** que vemos en televisión influyen sobre los antojos. Estos pueden intensificarse en **momentos de ansiedad**, y el embarazo puede ser un periodo estresante. Resulta tentador recurrir a la comida como consuelo, y muchas embarazadas manifiestan el deseo de comer platos casi infantiles, como arroz con leche o pasta con mantequilla. Tiene sentido, ya que los hidratos de carbono aumentan los niveles de serotonina, que es relajante.

Con todo, los antojos **pueden convertirse en una locura**. Algunas embarazadas se descubren a sí mismas esca-

El término «pica» deriva del nombre latino de la urraca (*Pica pica*), el ave que recoge todo lo que le llama la atención.

bulléndose por la noche para comerse la capa de calcio del interior del hervidor de agua o para oler betún. Es lo que se conoce como **pica**, el impulso de comer cosas no comestibles, por lo general tierra, arcilla y dentífrico. Este fenómeno del embarazo se documentó ya en la época grecorromana. En algunas tradiciones, los antojos no solo se esperan sino que se fomentan, como una forma de protección o de buen augurio. En un estudio del año 2000, madres mexicanas explicaron que comían pequeños trozos de arcilla estampados con la imagen de la Virgen de Guadalupe para obtener su bendición, y que resistirse a un antojo puede provocar que el bebé jamás esté satisfecho, mientras que satisfacerlo contribuye a tener un bebé feliz.

En definitiva, **¿debes resistirte a los antojos o no?** Si sientes el impulso de inhalar el humo del tubo de escape o de mordisquear carbón, sí, resístete, y habla con tu médico sobre posibles carencias nutricionales. Pero no hay nada que sugiera que ceder ante los antojos sea negativo para el bebé. Lo que sí conviene, quizás, es optar por opciones saludables, como yogur helado en vez de helado de chocolate, o palomitas en vez de donuts. **Come poco y con frecuencia**, porque un bajo nivel de azúcar en sangre puede provocar antojos. También puede ayudarte consumir más pescado, pues se cree que sus grasas reducen los antojos. Si te obsesiona el chocolate, puede que te falte magnesio, por lo que podría ayudarte tomar pipas de girasol o semillas de lino. El cansancio puede intensificar los antojos: procura dormir lo suficiente por la noche y descansar durante el día. En definitiva, cuídate durante **esta fase tan especial** de tu vida.

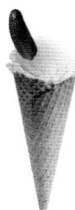

El segundo trimestre
Tiempo de *plenitud*

El segundo trimestre, de las semanas 14 a 27, es el trimestre de la planificación; se le suele llamar «trimestre dorado», y con motivo. Puede que pases por un periodo de energía y comodidad renovadas y que descubras que tu emoción aumenta a medida que te acostumbras al embarazo y empiezas a prepararte para la llegada del bebé. Todos sus órganos y sistemas ya se han desarrollado, y a partir de ahora, crecerá a un ritmo asombroso… ¡al igual que tu vientre! En este periodo te sentirás más tranquila, por lo que aprovecha la ocasión: comunica la noticia, pasa buenos ratos con tu pareja y disfruta de este momento tan especial de tu vida. Puedes dedicarte a ti misma durante unos meses más.

¡No falta mucho para que empieces a notar los primeros movimientos!

El aumento del volumen sanguíneo explica el típico «rubor» de las embarazadas.

Hacia las 19 semanas, el bebé empieza a realizar movimientos respiratorios: «inspira» y «espira» líquido amniótico.

Tu temperatura corporal aumenta ligeramente durante el embarazo, y sudas con mayor facilidad para refrescar tu cuerpo y el del bebé.

UN BEBÉ DE 20 SEMANAS mide y pesa lo mismo que un plátano.

La mayoría de las futuras mamás notan por primera vez los movimientos del bebé hacia las 20 semanas. Es como si en tu interior nadara un pececillo.

A las 15–18 semanas, el bebé empieza a desarrollar en la cabeza una oscura capa de un vello fino y aterciopelado, el lanugo («lana», en latín). En unas semanas, le cubrirá todo el cuerpo.

A las 24 semanas, el bebé ya puede diferenciar las voces de mamá y papá, y recordará la música que oiga repetidamente mientras está en el útero.

A las 25 semanas, tu corazón y tus pulmones trabajan un 50% más que antes de quedarte embarazada.

LA ADQUISICIÓN DEL LENGUAJE empieza hacia las **25 semanas:** el bebé escucha con frecuencia la entonación de sus padres y aprende el ritmo del discurso de su lengua materna.

Practicar los ejercicios del suelo pélvico durante cinco minutos tres veces al día puede acortar la fase expulsiva del parto.

A las 26 semanas, la altura del útero es de aproximadamente 26 cm. Esta neta correlación entre el número de semanas de embarazo y la altura uterina empieza en la semana 12, cuando alcanza los 12 cm, y continúa hasta la semana 36.

Un bebé nacido a las 26 semanas tiene un 80% de posibilidades de sobrevivir.

 # Mes 4

Todo sobre ti

Con ganas

El aumento de los estrógenos y la hiperactividad de las mucosas aumentan el flujo vaginal, que debe ser transparente e inodoro. La lubricación extra puede hacer que las relaciones sexuales sean especialmente agradables.

¿Qué ha sido eso?

El útero está ahora a unos 5 cm por debajo del ombligo. Las madres expertas pueden sentir los primeros movimientos: es como si un pececillo nadara en tu interior.

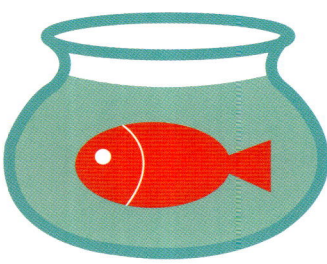

Llena de energía

Las hormonas se estabilizan y las náuseas deberían desaparecer. Te sentirás más equilibrada y, posiblemente, llena de energía.

Rubor

¿Notas cómo resplandeces? Los elevados niveles de progesterona y el aumento del volumen sanguíneo pueden hacerse evidentes en una piel resplandeciente y un cabello brillante y sedoso.

En la onda

Los estudios demuestran que el bebé responde al sonido a partir de las 16 semanas. El vínculo con los padres empieza a forjarse cuando se acostumbra a sus voces. Instintivamente te tocas el vientre, le hablas y le cantas para hacerle saber que estás ahí, y eso le consuela.

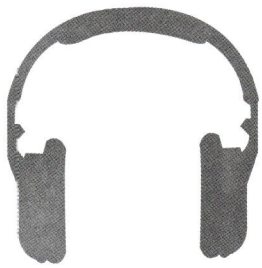

Los senos llevan ventaja y es posible que ya hayan empezado a producir calostro, la primera leche del bebé.

La capacidad de filtración de tus riñones aumenta hasta un 60%.

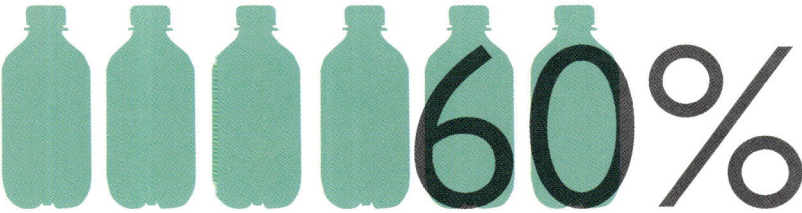

60%

Semana 8

Semana 12

Al final de este mes, el bebé mide **12 cm**

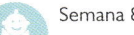

0 (cm) 10 20

Semana 15

El bebé da su primer «estirón» hacia las 15 semanas: duplica su peso y crece varios centímetros. Al término de este mes, tendrá el tamaño de un aguacate grande.

El bebé crece

✳ A las 16 semanas, los minúsculos huesos de los oídos del bebé se han desarrollado y ya puede oír sonidos, como los latidos de tu corazón, el flujo sanguíneo y la digestión.

✳ Aunque aún no ha desarrollado plenamente el reflejo de succión, el bebé ya muestra el reflejo de búsqueda primitivo, que después de nacer le lleva a abrir la boca en busca del pezón.

✳ Su cuello comienza a alargarse, su barbilla se separa del tórax y él se estira en su cómodo hogar.

✳ Sus riñones ya producen orina, que se vierte en el líquido amniótico. Este líquido le protege y le proporciona un espacio en el que moverse, y contribuye al desarrollo y la dilatación de sus pulmones.

✳ Empieza a desarrollar una capa oscura de vello muy fino y aterciopelado, el lanugo («lana» en latín), que le aísla y evita que el líquido le empape.

✳ Aunque mantiene los ojos cerrados, responde a la luz intensa del exterior.

Este mes, acuérdate de...

● Renovar el armario
Cerrar las cremalleras es cada vez más difícil, por lo que tendrás que invertir en ropa para embarazadas. De entrada, bastará con unas cuantas prendas básicas.

● Cuidar tu espalda
Vigila tus posturas, haz ejercicio suave y busca ejercicios para reforzar la espalda; más adelante lo agradecerás.

● El parto
Reflexiona sobre qué tipo de parto quieres y si necesitas prepararte para ello. Por ejemplo, si te ofrecen la posibilidad de realizar un hipnoparto, tal vez te convenga asistir a un curso preparatorio.

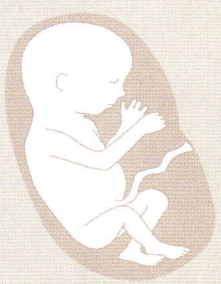

30   40   50

Un cuerpo asombroso

El cuerpo de la embarazada se convierte en una precisa máquina dedicada a la creación del bebé, y sufre múltiples cambios invisibles.

Crecimiento exponencial

Durante el embarazo, la capacidad del útero se multiplica por mil: pasa de ser del tamaño de una ciruela al de una sandía, y su capacidad inicial de 5 ml llega a superar los 5 litros. Está protegido por un tapón mucoso en el cuello del útero, que sella la entrada e impide el acceso de bacterias que podrían ser perjudiciales para el bebé.

Cantidad de sangre

A partir del cuarto mes, el volumen sanguíneo aumenta para garantizar que el útero reciba la sangre suficiente. Los vasos sanguíneos se dilatan y la sangre fluye más cerca de la piel, que adquiere el rubor característico del embarazo. El corazón late a mayor velocidad: unas 7 pulsaciones más por minuto durante los primeros meses y hasta 15 más adelante.

Órgano vital

Desarrollarás un nuevo órgano, la placenta, que filtra el oxígeno y los nutrientes para el bebé, le inmuniza y secreta las hormonas necesarias. Es de tamaño considerable: a término, la placenta mide entre 16 y 20 cm de diámetro y pesa alrededor de medio kilo.

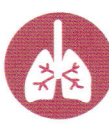

Respiración profunda

Los pulmones se adaptan a la demanda de oxígeno y aumentan su capacidad. La progesterona afecta al modo como el torrente sanguíneo absorbe el oxígeno y el dióxido de carbono. Además, las embarazadas son más sensibles a los niveles de dióxido de carbono y respiran más profundamente.

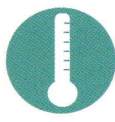

¡Qué calor!

La temperatura corporal suele aumentar ligeramente durante el embarazo, debido a los niveles de progesterona y a la aceleración del metabolismo.

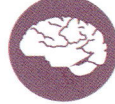

Preparación cerebral

Al parecer, durante el embarazo tu cerebro crea nuevas conexiones con el fin de ayudarte a concentrarte en el bebé. Al principio es posible que tengas la sensación de que te cuesta pensar, pero al cabo los nuevos circuitos neuronales habrán fortalecido tu cerebro.

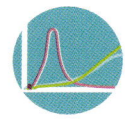

Cuestión de hormonas

Son muchas las hormonas que participan en la gestación y preparan el cuerpo para el parto. Tras la implantación del embrión, se libera gonadotropina coriónica humana, que provoca una reacción que activa la producción de estrógenos y progesterona en el ovario, para garantizar que no se desprenda el revestimiento uterino.

La gestación del bebé implica a todos los sistemas corporales.

Corazón

El volumen de eyección (la cantidad de sangre bombeada con cada latido) aumenta un 35%.

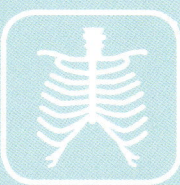

Tórax

Las costillas se desplazan hacia fuera y hacia arriba para aumentar la capacidad pulmonar. El diafragma también asciende.

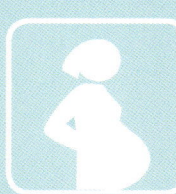

Barriga

A partir del cuarto mes, el abdomen empieza a convertirse en una barriguita de verdad.

Sangre

El volumen sanguíneo total aumenta un 45%; tal incremento es sobre todo plasmático, pues el número de glóbulos rojos aumenta solo un 20%.

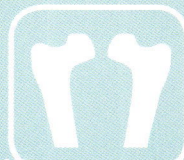

Caderas y articulaciones

La relaxina permite que la pelvis se ensanche para dejar pasar al bebé.

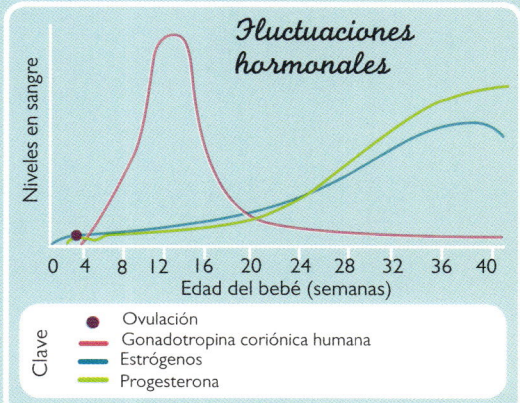

Fluctuaciones hormonales

Niveles en sangre

Edad del bebé (semanas)
0 4 8 12 16 20 24 28 32 36 40

Clave
● Ovulación
— Gonadotropina coriónica humana
— Estrógenos
— Progesterona

Hormonas

Los niveles hormonales suben por las nubes. Durante el embarazo, se producen más estrógenos en un día que en tres años normales.

Más sangre

45%

Primeros *sabores*

¿Sabías que, durante el embarazo, el bebé puede
saborear lo que comes? ¿Qué menú le ofreces hoy?

Si pensabas que tu bebé no conocería ningún sabor hasta que tome su primer sorbo de leche, o incluso hasta que empieces a darle los primeros sólidos, quizás te sorprenda saber que ya experimenta los primeros sabores a partir de las 13 semanas de la concepción, cuando empiezan a desarrollarse las **papilas gustativas**.

A partir de las 11 semanas, el bebé ya sabe tragar e ingiere sorbos del **líquido amniótico** que le envuelve en el útero. La composición de este líquido cambia a lo largo del primer trimestre: empieza como una solución básicamente acuosa, parecida al plasma sanguíneo, y acaba conteniendo sustancias nutritivas como hidratos de carbono, proteínas y lípidos, que contribuyen a su crecimiento y desarrollo. El bebé ingiere una cantidad considerable de líquido amniótico cada día, no solo para hidratarse y alimentarse, sino también para practicar la deglución y la digestión, cruciales para su supervivencia. El líquido amniótico tiene un **sabor perceptible** que varía en función de la alimentación de la madre. Así, cuando las papilas gustativas del bebé estén suficientemente desarrolladas, podrán detectar los distintos sabores del fluido, que dependerán de tu dieta.

Los **receptores del gusto** aparecen pronto en la lengua del bebé, al igual que los receptores del olfato en las vías nasales, y estos receptores le permiten percibir tanto el sabor como el olor del líquido amniótico. (Se cree que hasta el 90% del sentido del gusto humano depende de los receptores olfativos.) Lógicamente, los **alimentos con sabores intensos**, como las especias, son los que el bebé percibe con mayor facilidad.

¿Por qué no pones a prueba la teoría tú misma? Si tomas una comida muy especiada o picante, al cabo de unas dos horas (el tiempo que tarda el sabor en llegar al líquido amniótico) puede que notes que el bebé responde, quizás con un ataque de hipo (notarás pequeños espasmos regulares) o incluso moviéndose más de lo habitual. Claro que también es posible que el bebé decida hacerse el interesante y no responder. En cualquier caso, no te preocupes: **los sabores intensos** no le molestan, sino que le proporcionan estímulos variados y le preparan para la vida en el exterior.

De hecho, los investigadores han descubierto que los bebés que experimentan determinados sabores en el útero después se muestran **más dispuestos a comer alimentos con ese mismo sabor**. Un equipo de investigadores de Filadelfia estudió a un grupo de embarazadas y las separó en tres subgrupos: las del primero bebieron un vaso de zumo de zanahoria cuatro veces a la semana durante el embarazo y, tras el parto y durante el amamantamiento, se limitaron a beber agua; las del segundo bebieron agua durante el embarazo y pasaron al zumo de zanahoria durante el amamantamiento; y las del tercero no bebieron zumo de zanahoria en

> # Los sabores intensos y con compuestos volátiles, como los de las frutas y verduras, el ajo o las especias, llegan con mayor facilidad al líquido amniótico.

absoluto. Cuando los bebés empezaron a tomar sólidos, se les ofrecieron dos tipos de cereales: normales y con sabor a zanahoria. Los bebés que habían sido **expuestos al zumo de zanahoria**, ya fuera a través del líquido amniótico o de la leche materna, se mostraron más dispuestos a comer los cereales con sabor a zanahoria e hicieron menos mohínes que los que no lo habían experimentado jamás.

Otras investigaciones han estudiado si el olor que algunos alimentos transmiten al líquido amniótico es perceptible o no. Los investigadores dieron a tomar a un grupo de embarazadas cápsulas de ajo y a otro grupo, cápsulas de azú-

car. Luego les extrajeron muestras de líquido amniótico. Las personas que realizaron a continuación el test olfativo identificaron sin dificultad las muestras de las mujeres que habían ingerido las cápsulas de ajo.

Así que, al parecer, somos efectivamente lo que comemos. Y, por extraño que te pueda parecer, aquello que comes no solo llega a tu bebé, sino que probablemente **influye en sus preferencias futuras**. Científicos franceses llevaron a cabo un estudio para confirmar esta hipótesis: 12 mujeres embarazadas comieron galletas y dulces con anís durante los 10 días previos al parto. Horas después del parto, se comparó la reacción de sus hijos al olor del anís con la de otros bebés que no habían sido expuestos al mismo. Los que habían percibido el intenso sabor del anís en el útero se mostraron más receptivos a él, y los que carecían de esa experiencia reaccionaron con rechazo o indiferencia.

Por otro lado, se cree que la exposición prenatal y perinatal a un sabor refuerza el placer que el bebé experimentará con ese sabor, desde la introducción de sólidos hasta bien entrada la edad adulta. Puede que esto explique por qué las distintas etnias y culturas tienen preferencias específicas en lo referente a la gastronomía y los sabores. Un niño mexicano, por ejemplo, crece con unas preferencias de sabores distintas a las que puede mostrar un niño francés, chino o indio, y esas preferencias pueden explicarse por aquellos **primeros sabores amnióticos** a los que fue expuesto.

Seguir una dieta equilibrada y saludable durante el embarazo es fundamental para la nutrición del bebé en desarrollo. Y si además sigues una dieta variada, es muy posible que allanes el camino para que tu hijo nazca con una **preferencia innata por los alimentos saludables**. Por lo tanto, la próxima vez que explores el contenido de la nevera, acuérdate del pequeñín que albergas en tu interior; si juegas bien tus cartas, quizás puedas convertir a tu goloso en potencia en un amante de las acelgas.

Vivir *peligrosamente*

Estás encantada con tu embarazo y, de repente, multitud de
actividades cotidianas parecen constituir un riesgo para ti
y para tu bebé. ¿Es más peligrosa la vida ahora?

¿Puedo tomar la medicación para la alergia?

No, pero habla con tu médico. Muchos antihistamínicos en comprimidos son seguros, pero puede que el médico te sugiera un espray nasal o gotas oculares.

¿Puedo usar autobronceador?

Sí, pero la piel puede volverse hipersensible y reaccionar ante productos que usabas antes. Aplícalo en una pequeña zona y espera 24 horas antes de la aplicación completa. Los productos más seguros son aquellos sin parabenos.

¿Puedo usar el microondas?

Sí. No hay pruebas de que supongan un riesgo de radiación o alteren el valor nutricional de los alimentos.

¿Qué sucede con el brie y el gorgonzola?

¿Tengo prohibido tomar alcohol?

¿Puedo seguir utilizando autobronceador?

¿Puedo viajar en avión?

¿Tan malo es fumar de vez en cuando?

Sí. Cuando fumas (o inhalas el humo de otro), productos químicos tóxicos, como el monóxido de carbono, llegan a tu torrente sanguíneo, reducen la cantidad de oxígeno que llega al bebé y dañan la placenta. Todo ello puede limitar el crecimiento y el peso al nacer del bebé, aumenta las probabilidades de aborto espontáneo y favorece el asma infantil y las infecciones.

Me fui de copas unas noches antes de saber que estaba embarazada. ¿Le habré hecho daño al bebé?

Lo más probable es que no. El alcohol atraviesa la placenta y entra en el torrente sanguíneo del bebé, cuyo hígado no puede metabolizarlo aún. Sin embargo, no hay evidencias claras de que un par de noches de copas puedan perjudicarle. El estrés de la preocupación puede ser perjudicial durante el embarazo, por lo que céntrate en tu salud y haz de la moderación tu lema.

¿Tengo que deshacerme de mi gato?

No, pero evita el contacto con las heces (o usa guantes y lávate bien las manos) por el riesgo de toxoplasmosis, infección parasitaria que puede dañar el desarrollo del cerebro y los ojos del bebé. Un análisis de sangre puede confirmar si ya eres inmune. Evita también los tratamientos antipulgas (contienen pesticidas). Baña al gato con champú normal y lava sus mantitas con agua caliente.

¿Es seguro volar durante el embarazo?

Sí, durante los dos primeros trimestres. Después de las 28 semanas quizás necesites una carta del médico que declare tu estado de salud y la fecha en que sales de cuentas. Consúltalo con la compañía aérea: la mayoría no permite volar después de las 36 semanas, o de las 32 si se esperan gemelos, y aun antes si hay complicaciones.

¿Qué hago con mi gato?

¿Puedo usar el microondas?

¿Realmente es tan malo el cigarrilla ocasional?

¿Por qué no puedo comer ciertos quesos?

Los quesos duros pasteurizados son seguros, pero en cambio es aconsejable evitar los quesos sin pasteurizar (comprueba la etiqueta), los azules y los blandos con corteza blanca, como el brie, el camembert o los frescos de cabra: pueden contener *Listeria*, una bacteria que en un pequeño porcentaje de casos puede provocar abortos espontáneos o que el bebé nazca sin vida. La cocción mata a la bacteria, por lo que todos los quesos cocinados son seguros.

¿Sencillamente

maravilloso...

El embarazo provoca una actividad hormonal máxima. Algunos de los cambios resultantes serán bienvenidos (cabello impresionante y senos aún más impresionantes), pero otros pueden ser menos agradables…

Cabello fabuloso

Es posible que a partir del segundo trimestre te comenten lo espeso y brillante que tienes el cabello. Es por el elevadísimo nivel de prolactina, que lo mantiene en fase de crecimiento durante todo el embarazo, lo que significa que no cae con la rapidez habitual.

Tez resplandeciente

El rubor del embarazo no es un mito. Durante el embarazo, el volumen sanguíneo aumenta un 45% y los vasos sanguíneos se dilatan, por lo que el riego de la piel aumenta y produce ese color sonrosado; además, rellena las arrugas y alisa la piel.

Busto hermoso

Ahora que el tejido y los conductos mamarios se prepararan para producir leche, es posible que necesites un sostén una talla o dos más grande. ¡Luce busto ahora que puedes!

Súper flexible

¿Puedes doblarte y estirarte más que antes? La relaxina contribuye a que los ligamentos se relajen, y el aumento de los niveles de estrógenos y progesterona ablanda el tejido conjuntivo y afloja los tendones. La mayor movilidad permite que tu cuerpo se adapte al bebé, cada vez más grande, y lo prepara para el parto. Pero no te estires en exceso: mayor movilidad de ligamentos significa menor estabilidad articular.

Con ganas

La libido fluctúa durante el embarazo; al principio y al final del embarazo puede que los cambios corporales te dejen tan agotada que el sexo sea lo último en lo que pienses. Pero el segundo trimestre, más «energético», puede ser una oportunidad de oro; el aumento natural del riego sanguíneo y la lubricación en los genitales conlleva una mayor facilidad de llegar al orgasmo, que además es más intenso.

Las uñas pueden lucir más brillantes, fuertes y largas.

La sensibilidad inicial en los senos desaparece en el segundo trimestre.

Las náuseas deberían remitir en torno a las 12 semanas; ya podrás disfrutar de una dieta variada.

...o sencillamente *horrible?*

Tomar líquidos y descansar alivian la hinchazón de tobillos y manos.

Las gárgaras con agua salada mantienen sanas las encías.

Las glándulas sebáceas pueden hiperactivarse y provocar acné.

En tu interior crece un ser humano, por lo que no es de extrañar que el cansancio te venza a veces. Es una señal de que tu cuerpo necesita descanso y sueño.

¿Por dónde iba?

Los fallos de memoria al final del embarazo pueden estar relacionados con el aumento de las hormonas sexuales y su efecto sobre las áreas del cerebro responsables de la memoria espacial.

Congestionada

Un 30% de las embarazadas tienen siempre la nariz tapada, lo cual quizás se deba al aumento de los niveles de estrógenos y progesterona: las membranas y las mucosas nasales se inflaman y producen más mucosidad.

Encías sangrantes

El aumento del flujo sanguíneo y la inflamación o ablandamiento de los tejidos por la progesterona pueden provocar que las encías sangren o estén hipersensibles a partir del segundo trimestre. Usa un cepillo dental más suave y seda dental, y acude al dentista.

Piel pigmentada

En el segundo trimestre, los estrógenos y la progesterona provocan un aumento de la melanina. Es posible que los lunares y las pecas se oscurezcan, al igual que los pezones y las aureolas. A muchas mujeres les aparece una línea oscura (*linea nigra*) desde el ombligo hasta el bajo abdomen.

Cruza las piernas

El embarazo viene acompañado de una mayor necesidad de orinar. Durante el primer trimestre podrás culpar a la gonadotropina coriónica humana, producida en respuesta a la implantación del óvulo fecundado en el útero. El aumento del flujo sanguíneo hace trabajar más a los riñones, que producen más orina. La necesidad de orinar vuelve a hacerse imperiosa más adelante, porque el útero dilatado presiona la vejiga.

Lentitud digestiva

El efecto relajante que la progesterona ejerce sobre la musculatura lisa ralentiza la digestión, lo que puede provocar estreñimiento. Beber mucha agua e ingerir alimentos ricos en fibra puede ayudar a agilizar la digestión.

¡Los zapatos me van pequeños!

La relaxina ablanda los ligamentos, que se alargan y se aplanan, por lo que los pies pueden aumentar una talla (a veces para siempre). El calzado que apoya el puente va bien para los pies planos, al igual que los zapatos anchos y ajustables con cordones o cierres de velcro. Prueba las plantillas de gel.

 **Mes 5** *semanas 17–21*

Todo sobre ti

Ya es evidente

A estas alturas, el útero ya ha alcanzado el tamaño de un melón y es muy probable que la protuberancia sea visible. Si es tu primer embarazo, estos cambios te resultarán fascinantes.

Subiendo

A finales de este mes, el útero habrá alcanzado, o superado, la altura del ombligo.

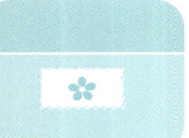

Piel flexible

Tu piel se ha vuelto muy elástica gracias a las fibras de colágeno y de elastina, que la hacen flexible y firme; esta elasticidad le permite estirarse para adaptarse al vientre en expansión. Es bastante habitual notar picor en la piel del vientre de vez en cuando, por lo que te convendría empezar a usar a diario una crema hidratante y emoliente suave.

Primeras rutinas

Ahora que el bebé ocupa más espacio y las paredes del útero se estiran y se hacen más finas, notarás claramente cómo se mueve. Es posible que descubras que el bebé se duerme con el movimiento y se despierta cuando descansas.

Pies más grandes

La producción de relaxina continúa: los pies pueden llegar a aumentar una talla y las articulaciones ganan aún más flexibilidad.

Deseo sexual

Algunas mujeres sienten ahora más interés por el sexo. Los elevados niveles de estrógenos y progesterona inducen una sensación de bienestar, y el aumento de la lubricación y el flujo sanguíneo en la zona pélvica y de la sensibilidad en los senos puede catapultar el deseo sexual. Hay quien teme tener relaciones sexuales cuando a la mujer le crece la barriga, pero no hay por qué: es totalmente seguro para el bebé.

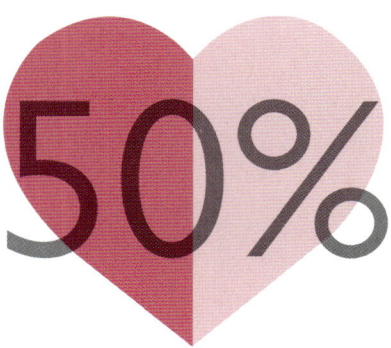

Tu corazón está trabajando mucho. En el quinto mes, el gasto cardíaco (la cantidad de sangre que el corazón bombea en un minuto) ha aumentado entre un 30 y un 50%.

50%

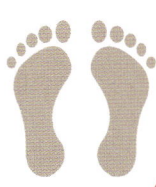

En este mes el útero tiene ya el tamaño de un melón cantalupo.

 Semana 8

 Semana 12

 Semana 16

0 (cm)   10   20

{ **Hacia las 18 semanas,** el bebé ya es mayor que la placenta y sigue desarrollándose. }

El bebé crece

* Hasta las 9 c las 10 semanas, niños y niñas tienen los mismos genitales; entre las semanas 14 y 17, las estructuras reproductivas ya se han desarrollado y suelen ser visibles en las ecografías.

* Empieza a formarse la mielina, capa protectora que cubre los nervios del bebé (como el aislamiento de un cable) y favorece la transmisión precisa de los impulsos nerviosos.

* El bebé empieza a desarrollar grasa, que le da calor, protege su musculatura y su esqueleto y le proporciona la energía necesaria para sustentar su crecimiento hasta que nazca.

* A finales de este mes, empiezan a formarse las glándulas sebáceas y sudoríparas, y la capa externa de la piel se vuelve más opaca.

* Empieza a producir heces (conocidas como «meconio»), pero no las expulsa.

* El bebé inhala líquido amniótico y practica así la respiración.

* Se muestra muy activo, y esta gimnasia le ayuda a tonificar sus músculos y a adquirir fuerza. Si no lo has notado antes, ¡seguro que ahora lo notas!

* Hacia las 19 semanas, el bebé empieza a producir vérnix, una sustancia blanca y cerosa que le cubre toda la superficie de la piel, protegiéndola y manteniéndola suave y flexible.

Este mes, acuérdate de...

Vacaciones
Si tienes pensado volar más adelante, comprueba las normas de la compañía aérea y si necesitas una autorización médica pasadas las 35 semanas.

Visitar tu clínica
Visita la clínica donde piensas dar a luz para conocer las instalaciones, como las piscinas de parto, y otros detalles como el aparcamiento.

Ponerte al día
Si no es tu primer embarazo, ¿has pensado en apuntarte a un curso de preparación al parto para ponerte al día? Puede que algunas cosas hayan cambiado y, además, es una buena manera de conocer a otros padres.

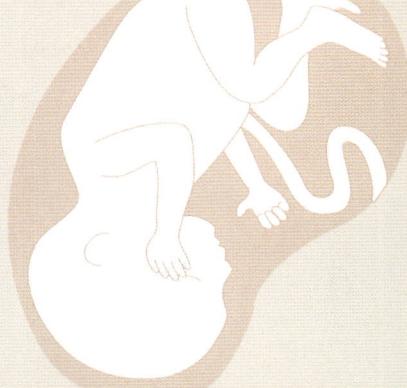

Al final de este mes, el bebé medirá **27 cm**

30   40   50

Su primer *hogar*

El útero está diseñado para que el bebé se desarrolle a la perfección, y lleva a cabo una increíble diversidad de funciones desde el primer día.

Tras la concepción, el **grupito de células** que se convertirá en tu bebé desciende por la trompa de Falopio hasta el núcleo del sistema reproductivo: el útero. La única función de este extraordinario órgano es garantizar el desarrollo y el nacimiento del bebé. Encajado en la cavidad pélvica, **albergará y nutrirá** al bebé durante las próximas 40 semanas. Cada mes, el útero engrosa su revestimiento para que, en el caso de que el óvulo sea fecundado, encuentre una superficie gruesa y esponjosa donde implantarse. Una vez se ha implantado, se dispara la liberación de progesterona, que mantiene el revestimiento uterino: el embarazo está en marcha.

El útero no solo proporciona un espacio adaptable para el embrión en crecimiento, sino que además construye un **sistema de soporte vital** completo: poco después de que el minúsculo embrión se haya acomodado, células específicas empiezan a formar la placenta y el cordón umbilical, que, unidos a tu torrente sanguíneo, llevan oxígeno y nutrientes al bebé y evacuan sus residuos. El útero, con sus gruesas paredes musculares y sujeto por ligamentos, asume ahora un papel crucial y sufrirá una serie de drásticos cambios en cuanto a tamaño, forma y posición. Los cientos de vasos sanguíneos que lo riegan también se ensanchan (algunos llegan a multiplicar por 30 su diámetro previo al embarazo), garantizando así un **rico aporte de sangre** al bebé.

Cuando llega el trabajo de parto, activado por la secreción de oxitocina, la presión en el útero aumenta enormemente y las paredes musculares se contraen cada vez con mayor intensidad, ejerciendo una gran fuerza que, finalmente, logra empujar al bebé al exterior.

¿Sabías que…?

* Un óvulo fecundado tarda un promedio de seis días en descender por la trompa de Falopio e implantarse en la pared uterina.

{ *La capacidad de la cavidad uterina aumenta de 5 ml en su estado previo al embarazo a 5 litros a término, y puede llegar a contener hasta 2 litros de líquido amniótico.* }

* **Las hormonas espesan el moco cervical y forman un tapón en la entrada del útero para impedir la entrada de bacterias perjudiciales.**

* A las 12 semanas de gestación, se ha visto a bebés andar por las paredes del útero de la madre.

El óvulo fecundado está diseñado para implantarse en la pared del útero, y las moléculas de su superficie se enganchan a las de la pared. Un científico lo comparó a una pelota de tenis sobre una mesa cubierta de sirope.

* **Tras el parto, el útero recupera rápidamente el tamaño previo al embarazo (o casi, pues siempre será un poquito más grande que antes): ha tardado 40 semanas en expandirse, pero se encoge hasta la mitad en una semana y recupera su tamaño normal en seis.**

* El útero, que de entrada tiene forma de pera invertida y pesa 70 g, al final del embarazo es como una sandía y pesa 1,1 kg.

Feliz escapada

Antes de embarcaros en la aventura de ser padres, estaría bien que os dediquéis un tiempo a vosotros mismos. Aprovechad para disfrutar de unas últimas vacaciones sin niños o de actividades que supondrán un reto logístico una vez haya nacido el bebé.

Si la idea es volar, reserva el viaje para el segundo trimestre: es el periodo más cómodo y seguro para viajar. Es posible que un viaje muy largo te canse y te deshidrate demasiado, así que invierte en alojamiento y ahorra en billetes de larga distancia; con todo, si realmente hay un lugar al que no quieres dejar de ir... ¡aprovecha! Conviene que evites actividades demasiado enérgicas o arriesgadas, como el esquí, el ciclismo o largas excursiones. Busca un equilibrio: mantente activa y en forma sin descuidar el descanso y la relajación; necesitas conservar energía para afrontar la nueva fase en la que estás a punto de entrar. Y más importante aún: pasa tiempo con tu pareja y hablad sobre el futuro, pues en cuanto os convirtáis en padres, dispondréis de mucho menos tiempo para estar a solas.

Acumula sueño

Descansa, relájate, sueña despierta. Busca una hamaca o un sofá cómodo y recuerda que las siestas te hacen mucho bien.

De compras

Ve de tiendas ahora que solo dependes de ti. Disfruta revolviendo entre artículos para bebé, y ve mirando vaqueros «post-barriguita».

Culturízate

Sumérgete en ese libro que hace tanto que quieres leer. Ve al cine, visita galerías de arte, museos y edificios singulares.

Salid a cenar

Una vez seáis padres, salir a cenar será algo excepcional, así que aprovechad, arreglaos, escoged un buen restaurante y disfrutad de la cena.

Maravillas
naturales

Tiéndete bajo las estrellas, pasea por la playa, explora el campo. Aprovecha tu flexibilidad antes de tener que buscar rutas aptas para carritos de bebé o acostar al niño a una hora sensata.

Mímate

Disfruta de un masaje relajante, un tratamiento facial o incluso una pedicura: tendrás los pies bonitos aunque no puedas verlos... Muchos spas ofrecen paquetes especiales para embarazadas, así como masajes en pareja.

Trasnocha

Aprovechad que aún no necesitáis una niñera y salid por la noche, ya sea a un concierto, al teatro, al cine, a tomar algo, a cenar o a bailar. ¡Disfrutad de la libertad!

Amigos

Pasa tiempo con tus amigos. Que sepan lo importantes que son para ti; así entenderán que mantengas un contacto más esporádico mientras te acostumbras a tu rol de madre.

¿Me saldrán e-s-t-r-í-a-s?

Prácticamente al 90% de las embarazadas les salen estrías. Con todo, puedes hacer muchas cosas para intentar evitarlas o mejorar su aspecto si te salen.

Que te salgan (o no) estrías tiene más que ver con los **genes** que con las cremas caras. Si tu madre tiene una **piel elástica** que se adaptó rápidamente a su cuerpo en expansión, es posible que tú la hayas heredado. Estas bandas plateadas del embarazo (celebrémoslas como **bandas de honor**) aparecen cuando el cuerpo crece aceleradamente y la piel se desgarra en sus esfuerzos por seguir el ritmo.

Las estrías son cicatrices en el tejido conjuntivo de la piel, y aunque nunca desaparecen por completo, es posible **reducir su desarrollo** y **mejorar su aspecto**. Es muy importante que bebas mucha agua para **mantenerte hidratada** y que sigas una dieta saludable para nutrir la piel. Hay una amplia variedad de hidratantes para embarazadas, y puedes escoger entre aceites, cremas, lociones y emulsiones que contienen manteca de karité, aceite de oliva, vitaminas A y E y extractos de plantas. Muchos de estos productos se basan en remedios tradicionales utilizados en todo el mundo (p. siguiente).

Si al final te salen estrías y quieres eliminarlas, las únicas **soluciones efectivas** son la aplicación de tretinoína tópica, el tratamiento láser o los *peelings* químicos. Deberás esperar hasta después del embarazo, y no corras a hacerte el tratamiento, porque la mayoría de las estrías se atenúan con el tiempo. Las cremas antiestrías suelen tener un **aroma agradable y relajante** que ayuda a combatir la ansiedad y fomenta el bienestar; además, el masaje de aplicación resulta igualmente relajante, por lo que es posible que las estrías acaben importándote menos.

Remedios naturales de todo el mundo

La manteca de cacao, extracto graso del grano de cacao, comenzó a usarse como reparador de la piel en Centroamérica en la época maya, y se encuentra en muchas cremas hidratantes. El cacao activa además la liberación de endorfinas, que son analgésicas, y de serotonina, el neurotransmisor del bienestar.

El aceite de oliva es popular desde la antigüedad en Grecia e Italia, donde se utiliza para prevenir las estrías tanto en forma dietética como tópica. Contiene esculina, un ácido graso insaturado que también se encuentra en la piel humana y aumenta su elasticidad.

Muchas hidratantes contienen aceite esencial de neroli, destilado de la flor del naranjo amargo. Es originario de China pero se cultiva en todo el mundo, especialmente en Italia y Túnez, y es muy valorado por los aromaterapeutas, tanto por su capacidad regeneradora de la piel como por su efecto calmante sobre el sistema nervioso.

Las bereberes utilizan aceite de argán, que se extrae de las semillas de un árbol marroquí y es rico en antioxidantes y ácidos grasos omega-3. Aplícatelo con un masaje.

Las mujeres de Polinesia y Micronesia emplean aceite de tamanu, que activa la renovación del tejido cutáneo.

 # Mes 6

Todo sobre ti

Crecimiento acelerado

Quizás te sorprenda la rapidez con que crece tu vientre, que ahora ya habrá desplazado tu centro de gravedad. Una buena postura y evitar inclinar la pelvis te ayudará a mantener el equilibrio.

Cuidado de las encías

La progesterona, que permite que el cuerpo se adapte tan bien al embarazo, tiene efectos secundarios, como que las encías sangren con mayor facilidad. Mantenlas sanas con cepillados frecuentes y suaves.

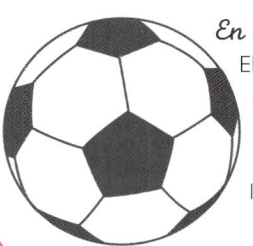

En movimiento

El útero ya tiene el tamaño de un balón de fútbol y asciende hacia la caja torácica.

¿Olvido algo?

Hay expertos que creen que los elevados niveles de progesterona durante el embarazo afectan al funcionamiento cerebral y provocan olvidos. Otros atribuyen las distracciones a la introspección de la futura madre y a la creciente preocupación por lo que le sucede a su cuerpo.

Paradas técnicas

Tendrás que acostumbrarte a visitar el baño con mayor frecuencia, porque el útero, al crecer, presiona la vejiga. Ejercita el suelo pélvico y evitarás las fugas.

Los dos solos

A medida que se aproxima el tercer trimestre, quizás tengas menos ganas de salir y prefieras quedarte acurrucada en casa. Ahora que aún no has engordado demasiado y te notas sorprendentemente «normal», es el momento perfecto para disfrutar de ratos en pareja, salir juntos y desconectar. Si ya ha pasado tiempo desde la última vez que hicisteis algo tan normal como salir a cenar, una simple salida a solas puede ser de lo más estimulante.

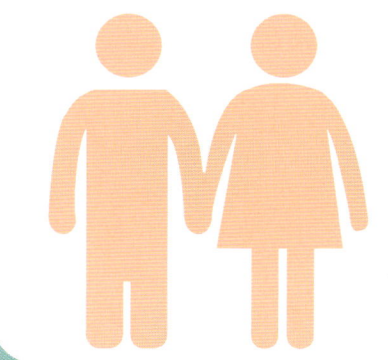

 La tensión arterial suele bajar durante el segundo trimestre. Una lectura normal es de 105/70 mmHg.

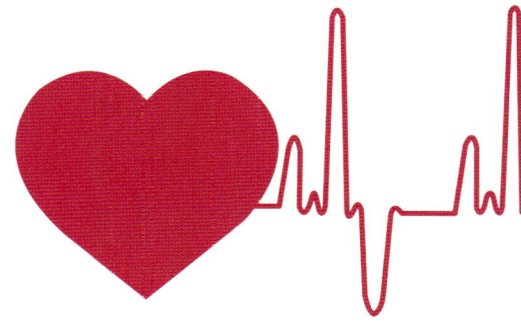

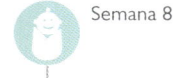 Semana 8   Semana 12

Semana 16

0 (cm)   10   20

> **Tu bebé** quizás tenga ya una mano «preferida», señal temprana de su lateralidad.

El bebé crece

✳ El bebé ya es viable a las 23 semanas, es decir, que podría sobrevivir fuera del útero. El reflejo de succión, que le permitirá alimentarse cuando nazca, se desarrolla ahora.

✳ Las pestañas, las cejas, las uñas y los folículos pilosos del cuero cabelludo ya están en su sitio.

✳ El oído del bebé es más sensible y quizás se sobresalte ante sonidos bruscos: notarás una especie de sacudida en tu interior.

✳ Sus ojos se distinguen claramente, aunque aún carecen del pigmento que les dará color.

✳ Flexiona la musculatura y experimenta con el tacto. Puede que agarre el cordón umbilical o que palpe la superficie del útero.

✳ Tiene un ciclo de sueño-vigilia definido: cuando está despierto se mueve y juega, y cuando duerme, flota tranquilamente.

✳ Si es varón, el escroto desciende ahora.

Semana 26
El bebé alcanza el tamaño de una lechuga iceberg.

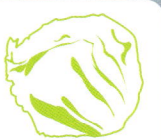

Dormir bien
Aunque todavía duermes relativamente bien, si empiezas a probar cómo dormir cómoda con una o dos almohadas estratégicamente colocadas y a adoptar prácticas relajantes, como un baño caliente antes de dormir, ya habrás adquirido estos hábitos cuando los necesites en las próximas semanas.

Guarderías
Si piensas a volver al trabajo pronto, ve reservando plaza en la guardería; si vas a estar de baja más tiempo, empieza a estudiar las distintas opciones.

¿Ya tiene nombre?
Aunque es muy divertido, es posible que tardéis más de lo que pensáis en deciros y que surjan interesantes debates, así que quizás valga la pena que empecéis a pensarlo ya.

Semana 21

 Al final de este mes, el bebé mide **36 cm** de corona a talón

30   40   50

El bebé hace *gimnasia*

Hacia las 18–20 semanas, sentirás una emoción indescriptible al notar cómo se mueve el bebé. Pronto percibirás que los movimientos son cada vez más evidentes, fuertes y coordinados.

El 34%

En torno a las siete u ocho semanas, el bebé ya hace pequeños movimientos, como ladearse. A lo largo del siguiente mes progresa y es capaz de mover las extremidades y de bostezar de vez en cuando. Flexiona y gira la cabeza —como si examinara su mundo—, se lleva las manos a la cara y se estira. No obstante, es tan pequeño y está tan sumido en la pared del útero que no notarás ninguno de estos movimientos.

Primeros movimientos Es posible que empieces a notar los primeros aleteos de mariposa a principios del segundo trimestre; es como si saltaran palomitas de maíz en tu interior. Lo más habitual es notar por primera vez los movimientos del bebé en torno al quinto mes. Las mamás expertas suelen notarlos antes, en parte porque ya saben qué esperar y en parte porque su útero es ligeramente más fino y les resulta más fácil percibirlos.

Máxima actividad Las condiciones ideales para tu gimnasta en ciernes tienen lugar entre las 24–28 semanas, cuando dispone de abundante líquido amniótico y está relativamente alto en el útero. Durante las semanas siguientes notarás que los movimientos se vuelven cada vez más acrobáticos, e incluyen volteretas, patadas y puñetazos. Puede que empieces a preguntarte cuándo se calmará tu pequeño *karate kid*, sobre todo si no te deja dormir.

¿Qué ha sido eso? A partir del séptimo mes, es posible que percibas que los sonidos fuertes sobresaltan al bebé: notarás como una sacudida repentina. Quizás notes también sus ataques de hipo: hay bebés que los tienen y bebés que no, ambos casos son totalmente normales. Es habitual asimismo el movimiento de la cabeza de lado a lado en busca del pulgar cuando este se le sale de la boca.

¡Ay, eso duele! A medida que te acercas a las 36 semanas, el bebé es cada vez más grande y dispone de menos espacio. Su movimiento se ve limitado, pero eso no te impedirá notar cómo se mueve. Sus músculos crecen y su cerebro se desarrolla, y se va convirtiendo en un boxeador en miniatura: sus patadas y puñetazos son cada vez más coordinados y potentes. Notar un leve golpecito del bebé puede resultar maravillosamente reconfortante, pero una patada en las costillas es otra cosa...

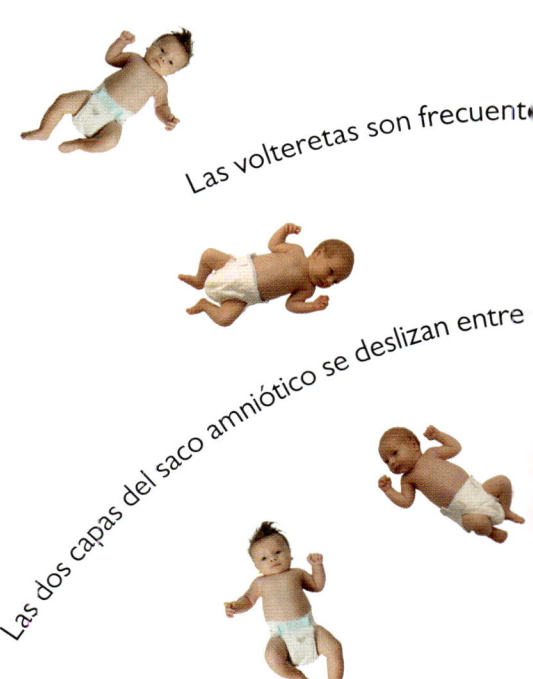

Las volteretas son frecuentes

Las dos capas del saco amniótico se deslizan entre

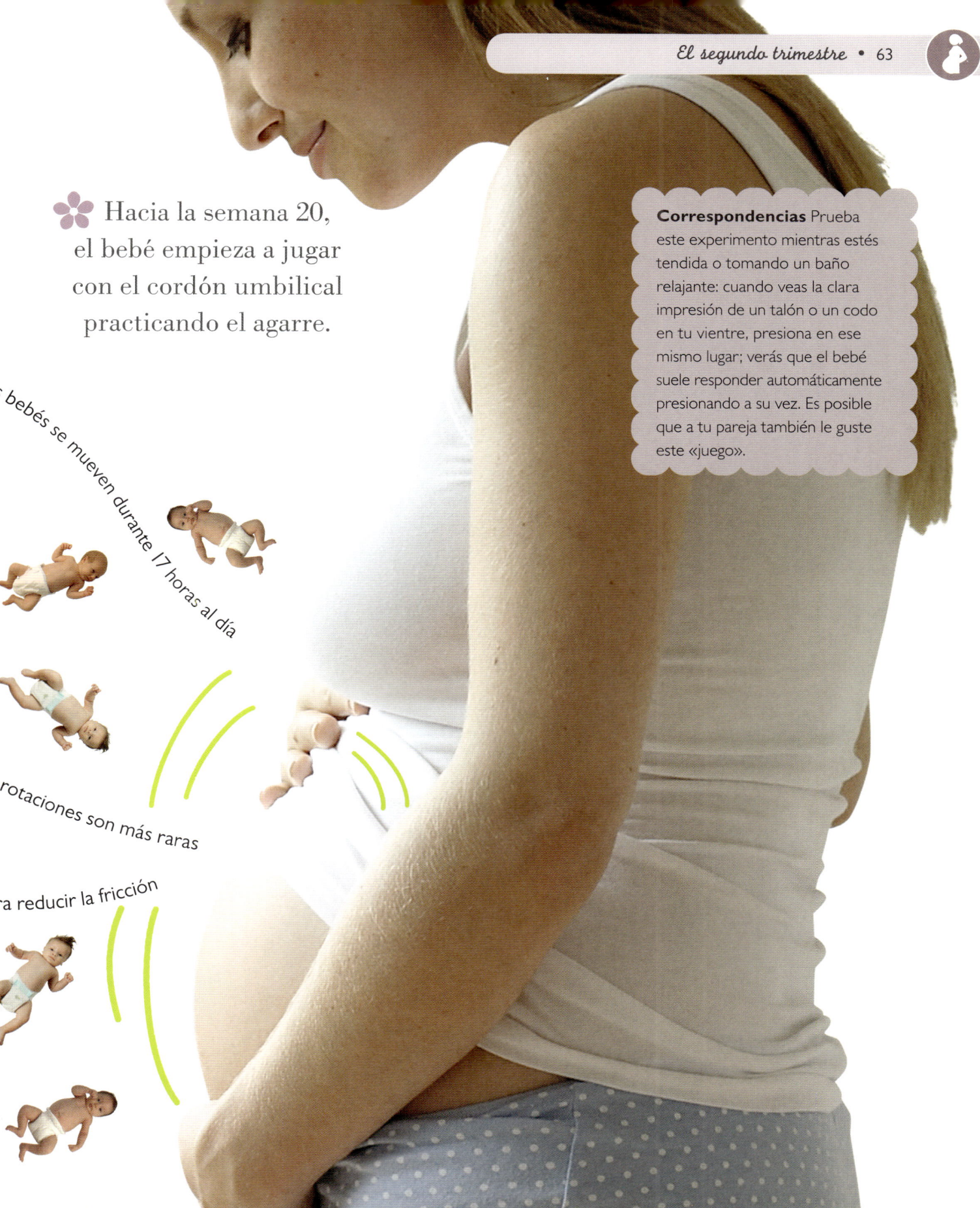

✿ Hacia la semana 20, el bebé empieza a jugar con el cordón umbilical practicando el agarre.

Correspondencias Prueba este experimento mientras estés tendida o tomando un baño relajante: cuando veas la clara impresión de un talón o un codo en tu vientre, presiona en ese mismo lugar; verás que el bebé suele responder automáticamente presionando a su vez. Es posible que a tu pareja también le guste este «juego».

s bebés se mueven durante 17 horas al día

rotaciones son más raras

ra reducir la fricción

Un hogar *ruidoso*

El latido de tu corazón y el zumbido de tu circulación
sanguínea hacen del útero un hogar muy ruidoso...
El sonido preferido de tu bebé es tu voz.

El bebé reconoce la voz de su madre entre el resto de los sonidos, y le relaja, tanto en el útero como después del parto. Los estudios indican que la voz materna es el **sonido dominante** en el útero, por lo que puedes hablar, cantar y susurrar a tu bebé con la práctica seguridad de que te oirá. Los oídos del bebé están estructuralmente completos ya a las 24 semanas de gestación, pero se ha demostrado que algunos bebés ladean la cabeza en respuesta a sonidos externos a partir de las 20 semanas. Los sonidos de la circulación sanguínea, los latidos del corazón y la respiración de la madre se suman a un **zumbido ambiental** que, para el bebé, es más elevado que el de un aspirador. La mayoría de los sonidos externos que percibe le llegan amortiguados, porque el útero **silencia los sonidos muy altos** y las **frecuencias peligrosamente elevadas**. Ante ruidos bruscos como el de un portazo o el de la tos, el bebé se sobresalta y responde agitándose, aumentando el ritmo cardíaco o vaciando la vejiga.

El bebé disfruta con los matices de su **entorno sonoro**. A pesar de que todo le llega amortiguado, es muy probable que pueda distinguir las distintas voces e incluso las **distintas lenguas**, debido a las diferencias de **melodía y ritmo**. Unas semanas antes de nacer, los bebés muestran preferencia por su lengua materna incluso en boca de desconocidos. Y ¿qué decir de la música? Ciertamente, **estimula el cerebro en desarrollo** del bebé, pero ponérsela a través del vientre puede alterar su ciclo de sueño e interferir en su desarrollo. Los sonidos naturales del cuerpo de la madre y del exterior bastan para estimularle, y puede disfrutar de la música aunque los altavoces estén en el otro extremo de la habitación.

¿Sabías que...?

❋ Algunas madres explican que el bebé responde a la música rock dando patadas y que parece relajarse con la música clásica. Los ritmos regulares parecen ser más relajantes para él.

❋ Alrededor de las 24 semanas, el bebé puede empezar a desarrollar preferencias musicales que reconocerá tras el parto. Se ha visto a fetos moverse al ritmo de la música durante una ecografía.

En Japón y en China se cree que los sonidos tienen una gran influencia sobre el feto, por lo que se evitan los poco armoniosos. Algunas madres se dan suaves golpecitos con los dedos sobre el vientre para estimular al bebé.

❋ Durante las primeras 16 semanas de embarazo, el bebé percibe las vibraciones sonoras a través de los tejidos de su piel y sus huesos, y distingue los patrones de las voces como si de música se tratara.

❋ El nivel de sonido habitual en el útero es de unos 75 decibelios. Para el bebé, es el mismo volumen que tú percibes al conducir con las ventanillas del coche bajadas. ¡Menudo zumbido!

❋ **Se ha comprobado que los recién nacidos prefieren la voz de la madre pasada por un filtro que emula su sonido dentro del útero.**

Puro *placer*

Tanto si acudes a un centro profesional como si decides darte un capricho en la comodidad de tu propia casa, céntrate en ti, en ti, en ti.

Acude a profesionales

Masaje

Si te duelen las articulaciones y la musculatura, o si te notas baja de energía, una terapia manual, como un masaje para embarazadas, puede ser justo lo que necesitas; además alivia el estrés y mejora la circulación. Hay camillas especiales con un hueco para el vientre para que puedas tenderte boca abajo, pero seguramente estarás más cómoda tendida sobre el costado izquierdo y apoyada en almohadas; al tenderte boca arriba o sobre el costado derecho presionas una vena importante y podrías marearte un poco.

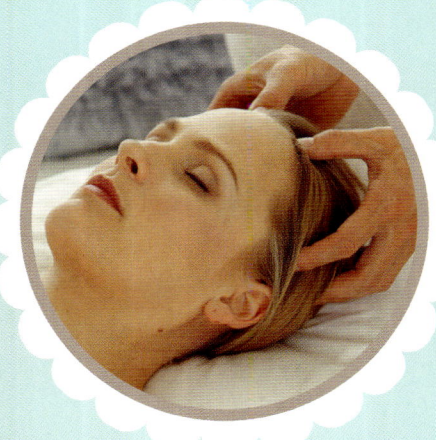

Masaje craneal hindú

Si prefieres un tratamiento en el que puedas permanecer sentada, ¿por qué no pruebas un masaje craneal hindú? Este masaje procede de la práctica ayurvédica, cuyo objetivo es equilibrar cuerpo, mente y espíritu, y se aplica al cuero cabelludo, rostro, cuello, cervicales, hombros y brazos. Según el Institute of Indian Head Massage, este masaje puede aliviar los dolores de cabeza, la congestión y el insomnio.

Reflexología

Esta terapia estimula zonas del pie asociadas a distintos órganos y glándulas. A algunas embarazadas les resulta más relajante que un masaje; sin embargo, es mejor evitarla en el primer trimestre, cuando el riesgo de aborto es mayor. El reflexólogo evita estimular las partes del pie vinculadas al útero y la hipófisis. Considera que, durante la última semana, una sesión de reflexología puede provocar el parto.

¡Ni se te ocurra!

✗ El masaje deportivo y el de tejidos profundos son **demasiado intensos** , incluso para las piernas.

✗ Los baños de vapor, las saunas y los jacuzzis pueden **bajar la tensión y subir la temperatura corporal**, y podrías marearte.

✗ Las envolturas corporales elevan la temperatura corporal y **contienen sustancias químicas** que pueden atravesar la placenta.

✗ Los rayos ultravioleta podrían estar asociados a la descomposición del ácido fólico, de modo que **aléjate de las camas bronceadoras**. Además, ahora tu piel es más propensa a quemarse.

Tratamientos de belleza

La depilación con cera, la manicura, la pedicura y los tratamientos faciales son seguros durante el embarazo, aunque puede que notes la piel más sensible de lo habitual, por lo que conviene que adviertas a la esteticista sobre tu estado.

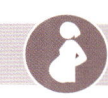

1

Crea la atmósfera

Pon música y una luz tenue para crear un entorno acogedor y relajante en el baño o el dormitorio.

2

Date un baño

Llena la bañera y añade unas gotas de aceites esenciales. La lavanda y la camomila son relajantes y te ayudarán a dormir, y el aceite de limón o de bergamota son revitalizantes. No uses aceites de salvia ni de romero, pues pueden producir contracciones.

3

Hidrátate de pies a cabeza

Aplícate una hidratante corporal en todo el cuerpo, e insiste en codos, manos y pies.

4

Mima tus manos y pies

Regálate una manicura y una pedicura. Quítate el esmalte de uñas y lávate las manos con un jabón orgánico suave antes de sumergirlas en agua templada. Púlete las uñas hasta que brillen. Si el parto va a ser por cesárea, no te las pintes, porque los médicos examinarán el color de las uñas durante la operación.

5

Cuídate la cara

Exfóliate y límpiate la piel para un mini tratamiento facial. Puede que te notes la piel muy sensible o seca, por lo que te irá bien usar productos naturales durante el embarazo. Las hormonas del embarazo pueden producir acné y manchas en la piel (cloasma), que pueden paliarse con tratamientos suaves. Los aceites faciales pueden rehidratar y equilibrar la piel sensible.

6

Arrópate y relájate

Envuélvete en un albornoz o una toalla y relájate con una revista o echando una siesta.

Un spa en casa

Mascarilla facial

Es muy fácil elaborar una mascarilla facial en la cocina. Prueba una a base de yogur, que refresca e hidrata.

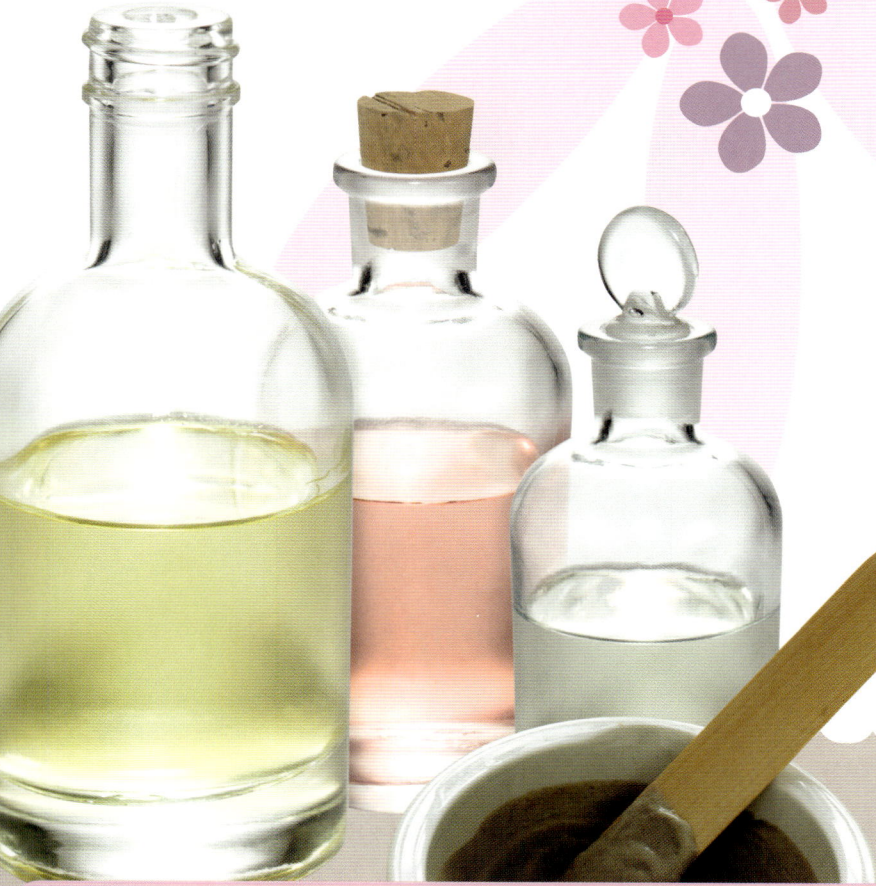

Listas, listas y *más listas*

Te parecerá increíble la cantidad de listas que llegarás a acumular con todo lo que debes preparar para el bebé. Vale la pena que pienses con antelación en lo que necesitarás durante las primeras semanas.

KIT INICIAL **BÁSICO**

TEN PREPARADO
DESDE EL PRINCIPIO:

 Pañales para recién nacido y un cambiador.

 Toallitas para bebé, algodones o paños.

 6–8 *bodies*, 6–8 camisetas, un jersey y un abriguito, y un gorro de verano o de invierno.

 8–10 gasas de algodón.

 Biberones, tetinas, leche en polvo y equipo de esterilización, si no vas a darle el pecho.

 Un moisés o una cuna. Sábanas de algodón y mantas celulares.

 Sillita para el coche.

 Cochecito.

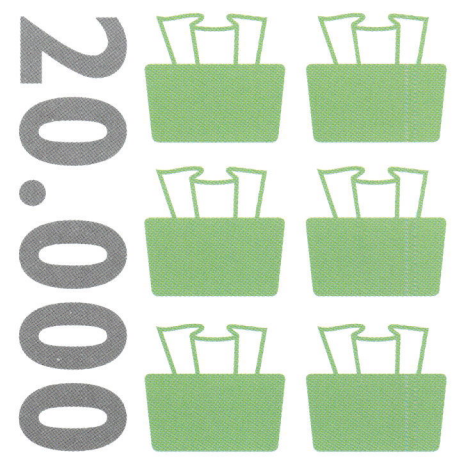

20.000

¡Trasero limpio!

Toallitas, algodones y paños constituirán tu arsenal cambiabebés. Las toallitas son muy cómodas: durante los años en que tendrás que cambiar pañales usarás unas 20.000.

¡SABÍAS QUE...?

Aunque se culpa a las toallitas de resecar la delicada piel del bebé, un estudio concluyó que una marca para pieles sensibles era tan hidratante como el algodón y el agua.

En EE UU se tiran más de 3.400 millones de kilos de pañales desechables al año.

4–10 AL DÍA ✕ **2,5** AÑOS =

6.000

Pañales y más pañales

Tanto si son desechables como si son reciclables, ahora forman parte de tu vida. Durante los primeros meses, el bebé utilizará entre 8 y 10 pañales diarios, y luego entre 4 y 6. Hasta que le retires el pañal, hacia los dos años y medio, usarás unos 6.000 pañales desechables.

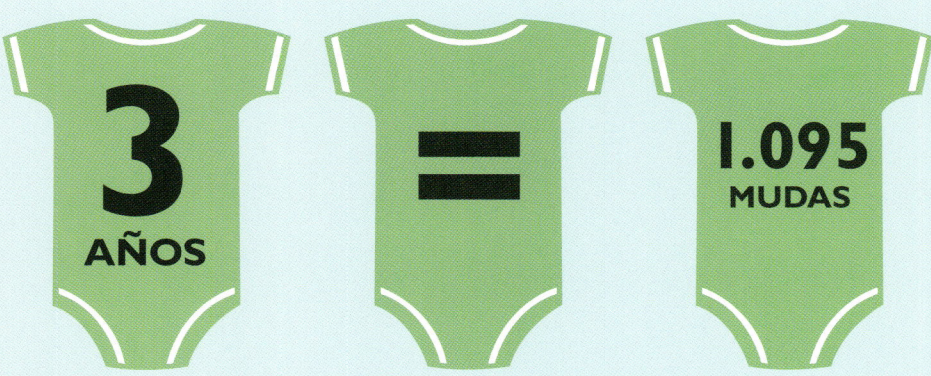

3 AÑOS **=** **1.095 MUDAS**

Su primer ropero

Las necesidades del recién nacido son muy sencillas: al principio, bastará con *bodies* y camisetas. La ropa de segunda mano es una buena opción: es barata (o gratis) y suele estar en perfectas condiciones. Utilizará un mínimo de una muda diaria, lo cual implica hasta 1.095 mudas a lo largo de tres años.

A dormir

Los moisés son cómodos, fáciles de transportar e ideales durante las primeras semanas, cuando las cunas resultan gigantescas para el bebé. Necesitarás entre dos y tres sábanas bajeras ajustables, sábanas y mantas celulares de algodón. Muy pronto el bebé ya no cabrá en el moisés y tendrás que pasarle a la cuna, que debería servirle durante los dos primeros años. Puedes adquirir una de segunda mano —eso sí, asegúrate de que cumple la normativa de seguridad—, pero compra un colchón nuevo, pues acumula polvo y humedad.

Para moverse

Hazte con un cochecito reclinable hasta la posición horizontal (para que el bebé pueda apoyar la espalda). Algunos se adaptan a la postura sentada del bebé cuando crece y, si no, podrás pasar a uno vertical. Muchos se combinan con la sillita para el coche, que se encaja en la estructura: es ideal para trasladar a un bebé dormido del automóvil al cochecito en viajes cortos. Puedes ahorrar dinero comprando un cochecito de segunda mano: infórmate sobre las diversas marcas y comprueba que los frenos, las sujeciones y los mecanismos de bloqueo funcionan perfectamente, que rueda con suavidad y que no está oxidado.

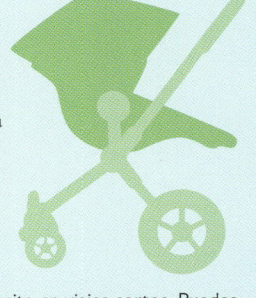

OTROS **ARTÍCULOS**

Monitor para bebés
Te tranquilizará poder oír lo que sucede en la habitación del bebé.

Hamaca para bebés
Es ideal para mecer a un bebé pequeño.

Bañera para bebés
Es útil, aunque el lavabo va perfecto durante las primeras semanas.

Bolso cambiador
Uno con compartimentos te será de gran ayuda para organizarte.

TENDENCIAS

Muchos padres usan portabebés. Son cómodos para ellos y para el bebé, y dejan las manos libres. Ofrecen además una ocasión para estrechar los vínculos con el bebé.

El cabestrillo se usa desde hace siglos en muchos países en desarrollo.

En el coche

Si conduces (o si piensas salir del hospital en taxi), necesitarás una sillita para bebés orientada hacia atrás. No es aconsejable comprar una de segunda mano, a no ser que conozcas su historia y tengas la seguridad de que no ha pasado por un accidente. A partir de los seis o nueve meses de edad, el bebé pasará a una sillita orientada hacia delante.

El tercer trimestre
La recta *final*

Durante los tres últimos meses del embarazo, el bebé gana peso y crece, y verás claramente cómo tu vientre aumenta de peso y volumen. Es natural que tengas ganas de ralentizar las cosas durante el tiempo que queda hasta el parto. Disfruta de estos meses y prepárate para la llegada del bebé, tanto mental como materialmente: si aún no has empezado a adaptar tu hogar, ahora es el momento. A medida que tu cuerpo se adapta al bebé en crecimiento, quizás notes que cambias la manera de caminar, porque tu centro de gravedad se desplaza. ¿Por qué crees que las embarazadas tienen andares de pato?

¡Enhorabuena! ¡Ya casi estás!

Solo un 5% de los bebés nacen en la fecha prevista.

LAS EMBARAZADAS ganan una media de 5 kg en el tercer trimestre.

El bebé abre los ojos hacia las 28 semanas.

LA RELAXINA hace que los pies se alarguen y se ensanchen, a veces de forma permanente.

El bebé bebe y orina en el líquido amniótico, cuyo volumen se renueva totalmente cada dos o tres horas.

Es probable que recuerdes tus sueños con claridad, pues los síntomas del embarazo te despertarán con frecuencia.

El bebé acumula grasa y durante las 10 últimas semanas gana la mitad de su peso total a término.

EN LA ANTIGUA ROMA, SE DABA A LA PARTURIENTA UNA BEBIDA a base de heces de cerda para aliviar sus dolores. ¿Te apetece añadirla a tu dieta?

A las 32 semanas el bebé ya sabe succionar: si naciera ya, podría alimentarse.

El 80% de los futuros padres temen no poder ofrecer la ayuda necesaria a su pareja durante el parto.

Los intestinos del bebé están llenos de una viscosa sustancia verdinegra, el meconio, que se convertirá en su primera deposición, sumamente pegajosa.

EN CHINA, SE UTILIZA LA ACUPUNTURA EN VEZ DE LA ANESTESIA EPIDURAL en el 98% de los partos vaginales.

A las 40 semanas la placenta es del tamaño de un plato grande.

UN RECIÉN NACIDO es capaz de sacar la lengua imitando a alguien que hace lo mismo.

Mes 7

Todo sobre ti

Horas extra

El sistema circulatorio y otros sistemas corporales trabajan a un ritmo aceleradísimo para responder a las necesidades del útero en expansión y del bebé en desarrollo. Las siestas regulares son casi medicinales: te recargarán de energía.

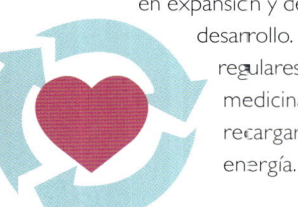

En previsión

La placenta protege al bebé incluso tras el parto: ahora empieza a pasarle anticuerpos que le preparan para su vida en el exterior.

Senos cambiantes

Los pezones y las areolas pueden crecer y oscurecerse; algunos expertos creen que esto facilita que el recién nacido los encuentre.

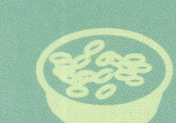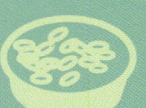

Pequeñas comidas

El aumento de peso se ha ralentizado ligeramente, pero como el útero presiona el abdomen, te saciarás antes, así que te será más fácil comer poco y con frecuencia que hacer una comida de tres platos.

Estrecheces

El útero sobrepasa ahora el ombligo en unos 10 o 12 cm y pesa 1 kg. Se expande para adaptarse al bebé, pero presiona el diafragma, por lo que acaso notes que te falta el aliento.

Organízate

Ya has hecho todas las listas, así que ahora es el momento de poner las cosas en su sitio para poder olvidarte del papeleo y concentrarte en tu recién nacido. Domicilia los pagos regulares, prepara y guarda listas de la compra para poder llenar la nevera fácilmente, e idea un sistema de avisos que te garantice que recoges la ropa de la tintorería y devuelves los libros a la biblioteca a tiempo.

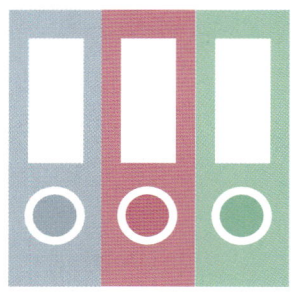

> Al final del séptimo mes, habrás ganado unos 7 kg; el aumento de peso total al término del embarazo es de unos 13 kg.

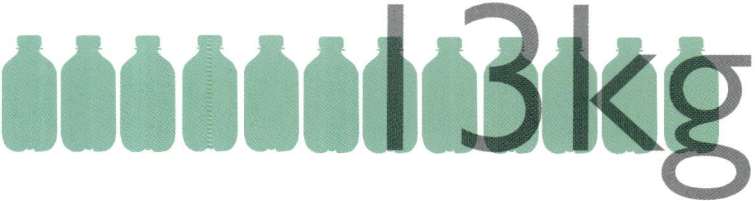

13kg

Hacia la semana 30 el útero será del tamaño de una calabaza.

 Semana 8   Semana 12   Semana 16

0 (cm)   10   20

El bebé crece

✳ Las yemas de los dientes de leche están en su sitio desde la sexta semana de embarazo. Ahora empiezan a formarse los dientes definitivos.

✳ Entre las semanas 26 y 30, los ojos del bebé, hasta ahora cerrados con firmeza para protegerse y desarrollarse, empiezan a abrirse. ¡Puede ver! Hacia la semana 27 ya han adquirido cierta pigmentación.

✳ El lanugo (suave vello corporal) empieza a desaparecer, pero para el parto todavía puede quedar algo.

✳ Ahora el bebé da fuertes patadas y comienza a plegar las extremidades hacia el pecho para adoptar una postura cómoda.

✳ Los pulmones producen una sustancia llamada surfactante, que lubrica los alveolos pulmonares. Si naciera ahora, probablemente podría respirar.

✳ El cerebro sigue creciendo y empieza a plegarse para adaptarse al cráneo; así se forman los característicos surcos y cisuras.

✳ A finales del séptimo mes, el bebé pesa alrededor de 1,3 kg.

✳ La médula ósea asume la tarea de generar los glóbulos rojos que transportan el oxígeno por todo el cuerpo.

✳ Las arrugas de la piel desaparecen a medida que se alisa por el aumento de la capa de grasa.

Este mes, acuérdate de...

● **Hacer acopio**
Desde el primer día necesitarás camisetas, bodies, biberones, pañales, sábanas y artículos de higiene. ¡Empieza a hacer acopio!

● **¿Parto en el agua?**
Si te gustaría dar a luz en el agua pero aún no has buscado información, todavía tienes tiempo. La comadrona puede hablar con la unidad prenatal o informarte sobre empresas que alquilan piscinas de parto.

● **Preparar la baja**
¿Ya has preparado lo necesario para delegar tu trabajo? ¿Has hablado con tu jefe sobre la reincorporación?

● **Hacer números**
Haz una previsión económica e identifica posibilidades de ahorro.

En el tercer trimestre, el bebé adquiere mayor protagonismo: su rápido crecimiento y la aproximación del parto requieren que te tomes las cosas con calma.

Semana 21

Semana 26

Al final de este mes, el bebé mide **40 cm** de corona a talón

30   40   50

Un día en *la vida* de un bebé

Además de la importantísima tarea de dormir, la jornada del bebé está llena de actividad: desde soñar y explorar el entorno, a estirarse y atender a los sonidos de su mundo.

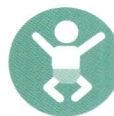
Bostezos
El bebé comenzó a bostezar a las 11 semanas de gestación, y bosteza el doble que un adulto. Sus bostezos también van acompañados de estiramientos y tienden a darse cuando pasa del reposo a la actividad; básicamente, ensaya el proceso de despertarse.

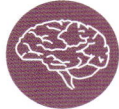
Ejercicio mental
Cuando el bebé pasa de un ciclo de sueño a otro y al estado de vigilia, estimula distintas regiones cerebrales y ejercita el sistema nervioso, preparándose así para la vida que le espera.

Despierto y activo
Durante las horas de vigilia, el bebé explora su entorno mediante el tacto, flexiona y estira el cuerpo, une las manos y los pies, e incluso agarra el cordón umbilical. Los hijos no primogénitos disponen de más espacio para moverse, ya que el útero está más dilatado.

Preparándose para salir
A medida que se acerca el parto, el bebé limita su sueño a un 85% del tiempo, como los recién nacidos. A las 32 semanas, su cerebro y su sistema nervioso están tan desarrollados como en el momento de nacer.

Íntimamente unidos
El bebé está inmerso en tus hormonas, por lo que tus hábitos y emociones influyen en sus ritmos. Niveles altos de hormonas del estrés aumentarán su actividad, mientras que, al parecer, cuando oye tu voz se relaja automáticamente (su ritmo cardíaco se ralentiza).

Todo un soñador
Al principio del último trimestre, el bebé presenta ya un ritmo de sueño y vigilia organizado y con periodos de sueño REM, lo que significa que sueña. El contenido de estos sueños es un misterio, pero es posible que ensaye movimientos que ha aprendido o que reviva las sensaciones de la vida en el útero.

Desincronizados
Quizás tengas la sensación de que el bebé empieza a dar patadas justo cuando estás a punto de echar un sueñecito; lo más probable es que haya aprovechado que estás tendida y cómoda para estirarse: se ha relajado tu musculatura abdominal y le da un poco más de margen de maniobra.

Buenas costumbres
Cuando tu bebé y tú os hayáis conocido, podrás empezar a sentar las bases de una futura rutina. Exponerle a la luz durante el día y mantener la oscuridad durante la noche le dará pistas a su cuerpo.

90–95%

Es posible que te cueste encontrar una postura cómoda para dormir, pero el bebé no tiene la menor dificultad: pasa entre un 90 y un 95% de su tiempo durmiendo.

Intestinos

Empiezan a funcionar en el segundo trimestre y producen meconio, mezcla verdinegra y viscosa de pelo, piel muerta, bilis y líquido amniótico.

Riñones

Hacia la semana 21, el bebé comienza a tragar líquido amniótico. Sus riñones lo filtran y producen orina, muy diluida, que expulsa al líquido amniótico. Y vuelta a empezar.

Piernas

Además de patadas de karate y flexiones y estiramientos propios del ballet, el bebé disfruta andando por el interior del útero.

Pulmones

A partir de la semana 17, el bebé practica la respiración, pero con líquido amniótico en vez de aire. Hacia la semana 28, sus pulmones empiezan a producir surfactante, que los hinchará tras el parto.

Ojos

Los párpados se abren hacia las 27 semanas. Mantendrá los ojos abiertos mientras esté activo y los cerrará durante el sueño.

Manos y brazos

Cuando el bebé está despierto, se toca la cara y el cuerpo, agarra el cordón umbilical y se chupa el pulgar.

Cerebro

El número de conexiones cerebrales aumenta continuamente. Ahora desarrolla reflejos y pautas de actividad y reposo.

❀ ¿Alondra o búho?

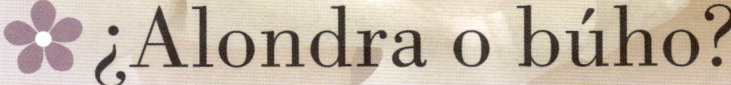

La rutina del bebé no refleja el ciclo día-noche hasta al menos uno o dos meses después del parto.

Todo sobre
los pañales

Hoy en día se puede escoger entre una amplia variedad de
pañales: desechables, de tela, reutilizables, biodegradables…
O acaso prefieras evitar los pañales por completo.

¿Qué opciones hay?

Desechables

Los pañales desechables son los
más absorbentes, además de muy
prácticos, fáciles de encontrar y
de transportar; y no engrosan la
ropa sucia. Contienen poliacrilatos
ultra-absorbentes que, cuando
se mojan, se transforman en
un gel y retienen la humedad,
para proteger la piel del bebé
y evitar el riesgo de irritación.
Sin embargo, no son buenos
para el medio ambiente, ya que
tardan en descomponerse en un
vertedero 200 años o más, y un
bebé puede generar cientos de
pañales sucios anualmente.
Además son caros.

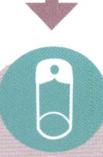

Reutilizables

Los pañales reutilizables de
tela son más baratos que los
desechables. El desembolso
inicial es mayor, pero el coste
global es menor y son aún más
rentables si se tiene más de un
hijo. Los modernos son fáciles
de cambiar y lavar, si bien son
menos absorbentes que los
desechables, por lo que hay
que cambiarlos con más
frecuencia. Algunos tienen un
forro desmontable que evita
tener que lavar todo el pañal
cada vez. Hay que emplear una
gran cantidad de energía para
lavarlos (y quizás secarlos), pero
se evita que cientos de pañales
acaben en el vertedero.

Biodegradables

Los pañales ecológicos son fáciles
de usar, no contienen productos
químicos ni blanqueantes y usan
algodón en vez de poliacrilatos
para absorber la humedad. Son
más caros que los no ecológicos,
y aunque pueden convertirse en
fertilizante, tardan 50 años en
descomponerse en un vertedero.

Sin pañales

Algunos padres intentan
aprender a leer las señales del
bebé y le llevan deprisa al baño
cuando lo necesita. Poco a poco,
el bebé aprende a controlar los
esfínteres, con frecuencia antes
que los niños acostumbrados a
llevar pañal (pp. 278–279).

OTRO MATERIAL

CAMBIADOR
Un cambiador acolchado y lavable ofrece un espacio cómodo e higiénico para cambiar al bebé.

TOALLITAS
Utiliza toallitas húmedas o algodón (sobre todo recién nacido) para limpiarle el culito.

BOLSO CAMBIADOR
Una bolsa cómoda que te facilitará mucho las cosas cuando andéis fuera de casa.

CREMA
Si tiene el trasero irritado, una fina capa de crema le curará y protegerá la zona.

Datos

TENDENCIAS

En 2012, se puso de moda entre los famosos prescindir de los pañales.

El mercado global de los pañales desechables crece muy deprisa: se cree que en 2017 moverá 33.400 millones de dólares anuales.

CAMBIOS DE PAÑAL

Un recién nacido necesita 6 pañales al día, 40 a la semana y 160 al mes.

x6 CAMBIOS DIARIOS

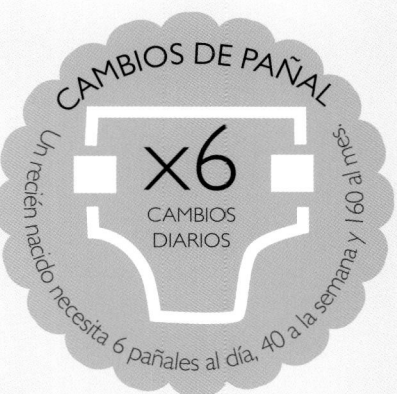

¿SABÍAS QUE...?

En 2008, los pañales desechables supusieron el 2,3% de la basura en EE UU.

3.000 millones
DE PAÑALES VAN A LA BASURA CADA AÑO EN REINO UNIDO.

A TENER **EN CUENTA**

✓ *Impacto medioambiental*
El debate sobre qué pañal es más ecológico sigue vivo, y lo cierto es que, uses el tipo de pañal que uses, tendrá un impacto medioambiental. Puedes reducir la huella de carbono si lavas los reutilizables a baja temperatura y los secas al aire libre en vez de en la secadora. Opta por pañales reutilizables con forros desmontables biodegradables. Si utilizas pañales desechables, cámbialos cuando sea necesario y busca ofertas entre las marcas más respetuosas con el medio ambiente.

Otra posibilidad, obviamente, es combinar distintos tipos de pañal.

Cuida y fortalece
tu espalda

A medida que avance el tercer trimestre, tu espalda necesitará
todo el cuidado que puedas darle. Es hora de convertirla en una
de tus prioridades cotidianas y de empezar a tratarla con cariño.

Durante el tercer trimestre, el volumen y el peso del vientre en expansión desplazan tu centro de gravedad. Tal vez notes que, para compensarlo, la curvatura de la espalda se hace más pronunciada y que tiendes a inclinarte hacia atrás. Pese a que esta postura te ayuda a mantener la estabilidad, sobrecarga la musculatura de la espalda y de los hombros, que pueden acabar quejándose.

Cuidados diarios

Acuérdate de tu espalda durante la jornada. Si coges a un niño en brazos, ten cuidado y no la fuerces. Si tienes que llevar bolsas pesadas, reparte bien el peso entre ambos brazos. **Ponte calzado plano, que sujete bien el pie** y que distribuya tu peso de modo equilibrado. **Mantén una buena postura** para que la musculatura te sostenga de la mejor manera posible;

mantente erguida y derecha y con los hombros relajados y hacia atrás. **Flexiona las rodillas** y mantén la espalda recta si tienes que coger algo del suelo, y pide ayuda si se trata de algo pesado. **Siéntate en una pelota de gimnasia** en lugar de en el sofá para ver la televisión: fortalecerás la espalda mientras la ves, pues el cuerpo tiene que trabajar para mantener la estabilidad sobre la pelota. **Apoya la espalda para dormir**. Flexiona las rodillas y ponte almohadas bajo ellas y bajo los riñones; estarás más cómoda. Si el colchón te resulta demasiado blando, pon una tabla de madera debajo para aumentar su firmeza.

Mantente activa

El **ejercicio físico suave** puede ayudarte a aliviar el dolor lumbar y fortalecer la espalda. Un estudio del *International Journal of Gynaecology and Obstetrics* concluyó que las mujeres que hicieron ejercicio tres veces a la semana durante 12 semanas en la segunda mitad del embarazo sufrieron menos dolores de espalda severos.

Nadar es el ejercicio ideal al final del embarazo, porque el agua soporta el peso del cuerpo, alivia la presión sobre la espalda y tonifica y fortalece los músculos. Con todo, evita la braza si te duele la pelvis.

El efecto de la relaxina sobre los ligamentos
está en pleno auge, preparando la pelvis
para el parto. La espalda es menos estable y a la
musculatura abdominal le cuesta más sostenerla.

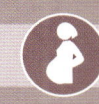

> Presta atención a tu postura y notarás los beneficios: evitarás los dolores de espalda.

Hombros
La espalda debe esforzarse para tirar de los hombros y mantener la estabilidad. Procura mantenerlos relajados y no te encorves.

Espalda
Evita acentuar aún más la curvatura de la espalda: tu cuerpo ya sabe lo que tiene que hacer.

Caderas
Mantenlas alineadas; avanza un poco el cóccix mientras estés de pie.

Rodillas
Si estás de pie, mantenlas separadas y un poco flexionadas. Evita cruzar las piernas cuando te sientes.

Pies
De pie o sentada, mantenlos bien apoyados en el suelo y separados a la anchura de la cadera.

Ejercicios de espalda

Tu espalda debe esforzarse para que te mantengas erguida y estable, por lo que precisa un buen estiramiento casi a diario.

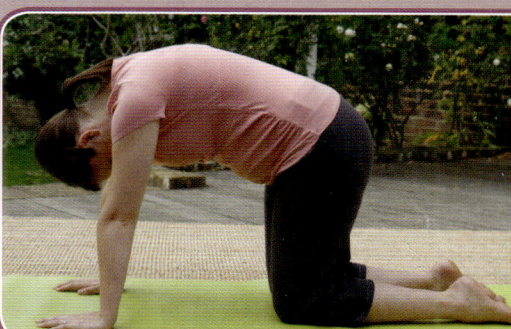

El gato

Además de reforzar la conexión con la musculatura abdominal, este ejercicio alivia los dolores de espalda.

(1) Ponte a cuatro patas, con las rodillas en la vertical de la cadera. Los dedos de las manos apuntan hacia delante y el cuello sigue la línea horizontal del cuerpo.

(2) Inspira y hunde el abdomen al tiempo que elevas y curvas la columna hasta donde te sea cómodo; deja que el cuello y la frente se relajen y se inclinen. No bloquees los codos. Mantén la postura 5 segundos.

(3) Espira mientras relajas abdomen y espalda, hasta que la columna quede horizontal de nuevo. Repite el ejercicio hasta 10 veces.

Flexión pélvica

Puedes hacer este ejercicio sentada en cualquier lugar, así que no hay excusas...

(1) Siéntate recta, con los pies apoyados en el suelo separados a la anchura de los hombros.

(2) Hunde el abdomen, como si quisieras tocar con él la columna vertebral, y presiona la espalda contra el respaldo. Mantén la postura durante 5 segundos y relaja. Repite el ejercicio hasta 10 veces.

Plan de *parto*

Quizás sea hora de dejar a un lado la necesidad de controlarlo todo y de asumir las incertidumbres del parto y la maternidad.

Es posible que te sugieran que elabores un plan de parto que te prepare mentalmente para el momento y las múltiples decisiones que supone: ¿Qué debes hacer para sentirte segura y tranquila? ¿Cómo llevarás el dolor? ¿Quién te acompañará en el parto? Quizás, tu plan ideal incluye un parto en el agua en casa, con velas aromáticas y música relajante como único analgésico. ¿Cómo te sentirás, entonces, si han de llevarte en ambulancia al hospital para practicarte una cesárea de urgencia? Cuando las **expectativas no se cumplen**, una puede sentirse impotente o frustrada; y la pérdida de autoestima puede ser muy perjudicial en esta etapa.

Es bueno hacer planes: te lleva a informarte sobre las distintas opciones, sopesar los pros y los contras y tomar decisiones; te implica como **parte activa del proceso del parto**. La primera promotora de la idea del plan de parto fue Sheila Kitzinger, pionera de la preparación prenatal en la década de 1970, que lo presentó como un medio para que madres y padres pudieran participar activamente en la experiencia obstétrica. Está comprobado que un plan de parto logra que la madre sea más consciente de las distintas opciones; facilita una comunicación efectiva con el personal sanitario; aumenta la confianza en el parto; y conlleva una experiencia más satisfactoria, que, a su vez, fomenta una interacción más positiva con el bebé durante sus primeras semanas.

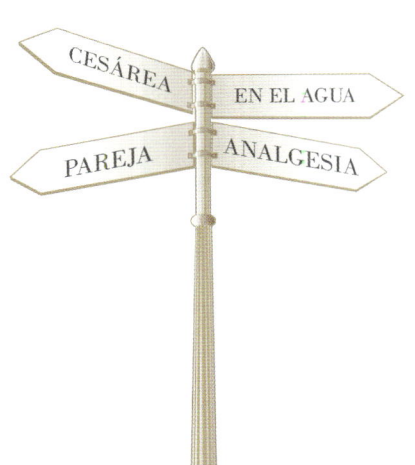

Sin embargo, planificar un parto ideal no significa que este lo vaya a ser. Varios estudios han analizado las motivaciones que guían las **decisiones de las mujeres durante el embarazo** y han concluido que han cambiado desde la década de 1970. Hoy se acepta de forma generalizada la cirugía estética y ha dejado de creerse en el «arte del sufrimiento», lo que puede generar las expectativas de un «evento vital» indoloro y estético, más que de un proceso biológico no programado. La cultura del famoseo alimenta la idea de que hay una manera correcta de dar a luz (y de recuperar la talla 38 en 10 semanas),

Consulte con su médico si existe la posibilidad de realizar el parto en casa.

al tiempo que el espíritu del consumismo incita a pensar que todo en la vida debería ser más sencillo, rápido y cómodo, y que los consumidores tienen derecho a tener lo que quieren cuando quieren. Si nuestros deseos y esperanzas acerca de estos momentos tan cruciales de nuestra vida se basan en este tipo de supuestos, es posible que cualquier plan de parto esté abocado al fracaso.

Los planes de parto no te garantizan un parto determinado, sino que te **ayudan a ser realista** y a sopesar las distintas opciones, además de darte la confianza necesaria para cambiar de opinión si fuera necesario. Los estudios demuestran que las parejas que asisten a clases de preparación y elaboran un plan, se sienten más preparadas y son más propensas a percibir la experiencia como positiva. Y el modo como experimentas y recuerdas el parto puede tener una gran influencia sobre la **seguridad en ti misma como madre**.

Los seres humanos tenemos la necesidad de narrar historias acerca de los sucesos más importantes de la vida, porque nos ayudan a entender la evolución de los roles y las relaciones. Además de traer un niño al mundo, el parto implica a **unos nuevos padres**; y las historias que nos contamos acerca del parto contribuyen a definir el tipo de padres que seremos. ¿Qué sucede si tu historia no tiene el anhelado argumento positivo? ¿Y si es negativa, o incluso traumática? A todos nos gusta estremecernos con una buena historia de terror; pero si eso es lo que recuerdas y narras sobre el nacimiento de tu hijo, convendrá reformular el relato, pues repetir constantemente una historia traumática puede dejar una impronta emocional negativa que, según los estudios, puede tener graves consecuencias en las relaciones familiares.

Lo mismo que planificar el parto perfecto, **planificar ser la madre perfecta** (o siquiera imaginar que eso existe) puede ser decepcionante. Esa mujer que florece durante el embarazo, que no derrama ni una lágrima durante el parto, cuyo bebé se alimenta sin problemas y duerme de un tirón a partir de las seis semanas, y que se siente totalmente segura acerca de sus capacidades maternales, es un mito; y socavará tu confianza si te aferras a él.

Algunos estudios concluyen que las mujeres con un recuerdo positivo de su experiencia de parto tienen más probabilidades de tener un segundo hijo antes.

Hay muchos **estilos de crianza distintos** (pp. 168–169) y cada pareja ha de encontrar el suyo. Sin embargo, incluso una vez hayáis adoptado el estilo que mejor os parezca, no siempre será el modo más adecuado de educar a vuestro hijo; unas veces funcionará y otras tendréis que cambiar de estrategia. La crianza es un camino repleto de baches.

Cuesta admitirlo cuando tantas de nosotras esperamos bastante para tener hijos; esperamos a tener un buen trabajo, una pareja fantástica y una casa preciosa, y estamos habituadas a tener lo que deseamos: el embarazo y la crianza de los hijos no siguen esas normas. Te resultará menos estresante si abandonas cualquier expectativa **menos la de que todo cambia** continuamente, y permaneces abierta a modificar hasta el plan mejor pensado. Lo ideal no existe, no pasa nada por no ser una madre perfecta, y es normal que los planes no siempre salgan bien. Si pules tu habilidad para asumir lo inesperado, ganarás en experiencia. Todo te será más fácil si mantienes una actitud positiva y realista, y si eres comprensiva contigo misma, con tu pareja y con tu hijo.

PARTO GENIAL

Ocupada haciendo nada

Ojalá estés leyendo esto tendida en el sofá, relajada y descansada; si, por el contrario, los últimos meses del embarazo están siendo de todo menos relajantes, ya va siendo hora de que busques y encuentres tiempo para ti.

Escapar del estrés y las tensiones cotidianas, aunque solo sea durante 15 minutos, no solo beneficia a todo tu cuerpo; sino que además calma al bebé y contribuye a su bienestar.

¿Cama o sofá? Da igual dónde decidas relajarte; lo que importa es que te acostumbres a reservar entre 15 y 20 minutos diarios para ello. El mejor momento es cuando sientas un descenso natural de tu energía, probablemente después de comer o al caer la tarde.

El ojo de la mente Los ejercicios de visualización te ayudarán a relajarte; limítate a sentir cómo se desvanece la tensión. Algunos requieren algo de práctica y otros son muy fáciles. Prueba este: tiéndete en la cama o el sofá, cierra los ojos e imagina que hay una puerta frente a ti; crúzala y deja atrás todas las preocupaciones. Te hallas en un lugar tranquilo, como un jardín, una playa, un prado...Permanece allí unos minutos y vuelve a cruzar la puerta. Mueve con suavidad los dedos de manos y pies para despertar y volver a activarte.

Relájate Las clases de relajación pueden resultar muy beneficiosas durante el embarazo y también en el parto, cada vez más próximo. El yoga para embarazadas enseña a respirar conscientemente y a relajarse mediante la respiración. El hipnoparto enseña sencillas técnicas de autohipnosis, relajación y respiración para un parto relajado: no entras en trance, sino que permaneces consciente, tranquila y capaz de conversar.

Regreso al útero Si deseas hacerte una idea de cómo es el mundo de tu hijo, reserva una sesión de flotación: flotarás sin esfuerzo en agua templada, en silencio y oscuridad, mientras te relajas física y mentalmente. Puede

Algo tan sencillo como salir a disfrutar de la naturaleza, con sus matices de verde, puede mejorar tu estado de ánimo; así que sal al parque o al jardín.

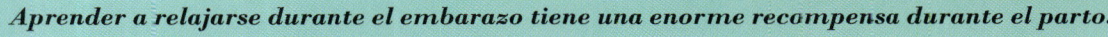

Aprender a relajarse durante el embarazo tiene una enorme recompensa durante el parto.

Relajarse es algo más que tenderse. Hacer ejercicio regular durante el embarazo contribuye a aliviar el dolor y activa la liberación de endorfinas, que mejoran el estado de ánimo.

✳ Acupuntura

Mediante la inserción de diminutas agujas en determinados puntos del cuerpo, la acupuntura equilibra los canales energéticos del cuerpo. Mitiga el cansancio, alivia los dolores de espalda e incluso puede hacer que un bebé que viene de nalgas se gire. ✳

aliviar el dolor de espalda y la tensión de la nuca y los hombros.

Pásate al zumo Si no tienes, consigue un exprimidor y hazte tus cócteles de vitaminas y energía a partir de una gran variedad de frutas y verduras. Los sabores ácidos pueden ayudarte a controlar las náuseas, y los zumos no te excitarán como las bebidas con cafeína.

Enciende el mp3 Compila una lista de música relajante que puedas escuchar durante unos 20 minutos diarios. Esta clase de música libera endorfinas, serena la mente y distrae del trabajo y otras preocupaciones. Y si suena en altavoces, el bebé podrá disfrutar también de tu selección musical. La música puede ser también útil como distracción durante las contracciones y el parto.

Vacaciones Cada vez es más habitual que los futuros padres hagan una escapada durante el embarazo (p. 56) para reforzar la intimidad y el vínculo de la pareja.

Cuidados expertos Son muchos los tratamientos que resultan beneficiosos durante el embarazo, y una hora en manos de un terapeuta puede tener un valor inestimable. Hay distintos tratamientos entre los que puedes elegir, pero escoge siempre a un profesional y adviértele de tu estado. Un masaje profesional para embarazadas puede aliviar los dolores musculares y facilitar el sueño y la relajación. La osteopatía también ofrece masajes, a base de manipulaciones y estiramientos suaves que ayudan al cuerpo a funcionar con mayor eficiencia y alivian el dolor pélvico y de espalda. La técnica de Alexander se centra en la postura, y las sesiones regulares pueden ayudar a prevenir el dolor de espada y el cansancio.

¿Demasiada *información?*

Parece como si todo el mundo supiera
cómo debes criar a tu hijo. Con tanta información
disponible, ¿cómo saber a quién debes hacer caso?

Es posible que te sientas **bombardeada por la información** que comadronas, páginas web, blogs, libros, familiares, amigos e incluso desconocidos se sienten obligados a darte sin que tú se la hayas pedido. Oirás recomendaciones, consejos, advertencias sobre dónde y cómo dar a luz, qué comprar, o cómo dar el pecho, bañar y cambiar a tu bebé. Para complicar aún más las cosas, gran parte de esta información es contradictoria, por lo que puedes acabar sintiéndote una madre incompetente antes de empezar. Así pues, ¿cómo cribar la información y quedarte solo con la útil? ¿Y quiénes son esos expertos que mitifican la crianza de los hijos y socavan nuestra confianza? Los **consejos gubernamentales** sobre la crianza de los hijos cambian con el tiempo y difieren de un país a otro, a menudo por motivos políticos. Los **expertos en puericultura** suelen discrepar en cuestiones tan básicas como las estrategias para dormir o la disciplina. Los **investigadores** tienen sus intereses particulares, igual que los medios de comunicación; y los **familiares y amigos** son familiares y amigos, y punto.

En definitiva, no puede decirse que haya «una manera correcta». Los mejores padres desprenden una confianza, una ternura y una serenidad que proceden de la experiencia. ¿Cómo puedes adquirirlas tú? No hay otra alternativa que pasar una enorme cantidad de tiempo (de día y de noche) conociendo a tu bebé. Y, aunque vale la pena que escuches a las personas en quienes confías, recuerda que cuando se trata de tu cuerpo y de tu bebé, **tú eres el mejor juez**. Es inevitable que haya ocasiones en que las cosas no salgan como esperabas, pero aprenderás de tus errores y descubrirás qué es lo mejor. Confía en tu **instinto maternal**: está preparado y listo para la acción, incluso antes de que nazca el bebé.

El consejo de los expertos

✳ En un estudio de 2002, el 71% de los encuestados sobre sus fuentes de información para la crianza habían recurrido a libros, revistas, videos y la TV; tan solo el 50% habían acudido a su madre o a su suegra.

Como todo, la crianza tiene sus modas. El doctor Benjamin Spock escribió el primer éxito de ventas sobre el tema, y abrió el camino a otros médicos, psicólogos y comadronas que escribieron sus propios libros. Así, tus padres tuvieron a unos expertos de referencia distintos de los tuyos.

✳ Consulta manuales y páginas web especializadas hasta que encuentres un enfoque que encaje contigo. Y no tengas reparos en combinar estrategias distintas.

✳ **Pregúntale a la comadrona de dónde saca sus consejos: las directrices del personal sanitario suelen proceder de los resultados de ensayos clínicos y de la experiencia clínica real. Con todo, no hay directrices únicas para cuestiones como el sueño o el cuidado infantil.**

✳ Si tienes claros tus principios y valores, te sentirás más capacitada para evaluar los consejos de los demás. No des por supuesto que tu pareja comparte tus ideas, y encontrad tiempo para hablar de todo lo que sea necesario.

✳ Se ha investigado acerca de si los padres son el factor decisivo en el futuro éxito y felicidad del niño, y algunos estudios han concluido que la influencia de sus iguales puede ser igualmente decisiva.

Mes 8

Todo sobre ti

Ya llega...

Estás en la recta final y es posible que estés nerviosa: alegre un momento y angustiada al siguiente. Las emociones se ven afectadas además por los niveles hormonales, en cotas máximas a medida que el parto se acerca.

Más fluidos

El volumen sanguíneo aumenta al final del embarazo para ayudar al cuerpo a satisfacer las necesidades del bebé en esta etapa. Un posible efecto secundario es que el fluido se filtra a los tejidos y provoca hinchazón. Pon los pies en alto y (aunque resulte paradójico) bebe mucha agua: ayudarás a los riñones a deshacerse del líquido sobrante.

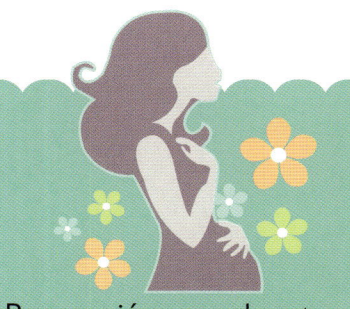

Preparación para el parto

A medida que el útero se prepara para el gran momento, quizás notes contracciones de Braxton Hicks más intensas. En algunos casos su frecuencia aumenta hasta el parto, mientras que en otros apenas se notan.

Y sigue creciendo

A finales de este mes, el útero habrá alcanzado una altura de 15 cm por encima del ombligo. La comadrona puede estimar el tamaño del bebé palpándote el vientre.

Planificación

Tener un bebé te obligará a reorganizar tu casa. ¿Necesitarás un coche más grande? ¿Puedes ampliar la casa o tendrás que mudarte en un futuro próximo? ¿Y qué hay de la educación del niño? Por no hablar de redactar un testamento... ¡Buf! Puede que pensar en todas estas cosas te deje exhausta, pero si lo resuelves ahora, evitarás sentirte agobiada más adelante.

Tu volumen sanguíneo asciende ahora hasta los 5 litros. Los glóbulos rojos quedan más diluidos, y tu dieta debería ser rica en hierro.

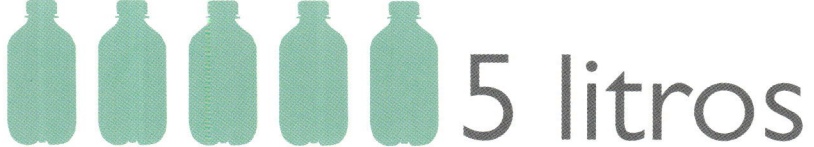

5 litros

Hacia las 35 semanas tu útero tendrá el tamaño de una sandía pequeña.

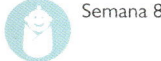 Semana 8   Semana 12   Semana 16

0 (cm)   10   20

El bebé crece

✱ El hígado del bebé comienza a procesar desechos y sus riñones están totalmente formados. Se está preparando para la vida en el exterior.

✱ La mayoría de los bebés adoptan la posición de parto en este periodo; idealmente, con la cabeza hacia abajo.

✱ Cuenta con un sistema inmunitario rudimentario, aunque de momento depende de los anticuerpos que recibe por el cordón umbilical y luego, durante un tiempo, de la leche materna.

✱ Abre los ojos cuando está despierto y los cierra mientras duerme.

✱ Al estirarse, el útero se hace cada vez más fino, por lo que deja pasar más luz y sonidos.

✱ De media, el bebé gana unos 500 g semanales hasta el parto.

✱ Aunque estará más quieto, sigue teniendo arranques regulares de actividad.

✱ Practica expresiones faciales en respuesta a estímulos externos e incluso en función de lo que siente: frunce el ceño, hace mohínes o incluso sonríe en sueños.

{ **El bebé** no tiene mucho espacio, y sus movimientos son ahora más lentos y gráciles. }

Este mes, acuérdate de...

En el hospital
Además de ropa y pañales para el bebé y de tus objetos personales, quizás quieras llevarte braguitas viejas o desechables para los loquios (sangrados) posparto, algo para ponerte cuando te marches, alguna de tus almohadas (infórmate antes de la normativa del hospital), una cámara de fotos, etc.

Amamantamiento
¿Te has comprado ya un sostén de lactancia cómodo? Es uno de los artículos más importantes tras el parto. Y si vas a darle el biberón, ¿ya tienes todo lo que necesitas?

Pequeños detalles
Comprueba de nuevo la ruta al hospital y busca rutas alternativas por si hay desvíos o atascos; piensa dónde aparcarás. Y si los tienes, planea quién cuidará de tus hijos mayores.

La despensa
Este es el mejor momento para preparar y congelar comida y almacenar productos básicos.

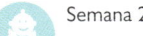 Semana 21

 Semana 26

Semana 30

 Al final de este mes, el bebé m de **46 cm** de corona a talón

30
40
50

La preparación *del nido*

Todos hemos oído hablar del instinto de preparación del nido durante el embarazo, pero ¿qué es exactamente y quién lo tiene?

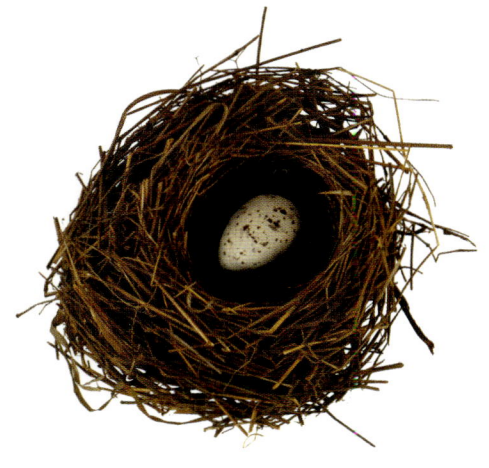

Incluso las mujeres menos domésticas pueden sentir un deseo inexplicable de limpiar y redecorar durante el embarazo. En este periodo tan cargado de hormonas, no te sorprendas si, de repente, te descubres rascando el interior del horno, limpiando los azulejos del baño con un cepillo de dientes, clasificando la ropa por colores o recorriendo sin descanso las tiendas de decoración en busca del tono perfecto de pintura azul celeste.

Este impulso de preparar el nido nos vincula, más de lo que pensamos, a muchas especies del reino animal, sobre todo a los mamíferos que paren crías «inmaduras» que no pueden ponerse en pie ni seguir a la madre inmediatamente. Estas futuras madres buscan con antelación un **lugar seguro** donde dar a luz y alimentar a sus crías cómodamente. Por ejemplo, las gatas reúnen objetos suaves que den calor, los ratones acumulan y tejen hierba, y los pájaros escogen lugares cobijados o camuflados para proteger a sus polluelos.

Las conejas usan su propio pelo para forrar sus nidos.

Entre los animales, la atención que las madres prestan a la preparación del nido se relaciona con la cantidad y duración de los cuidados que necesita el recién nacido antes de poder vivir independientemente. Y esto nos da a las madres humanas licencia para entregarnos de lleno, pues cuidamos a los hijos en casa hasta bien entrada la adolescencia (y a menudo hasta mucho después).

El aumento de los niveles de hormonas del embarazo y sobre todo de oxitocina (asociada al apego materno) y de prolactina (asociada al instinto de anidación) activan tal **conducta maternal**. Pero esta no es exclusiva de las madres biológicas: el instinto de preparación del nido se verifica también en madres adoptivas a la espera e incluso en hombres que conviven con su pareja embarazada. El hecho es que resulta difícil hablar de reacciones «instintivas» en el caso de los humanos, pues nuestros instintos se solapan con la conducta aprendida y las respuestas emocionales; y muchos investigadores prefieren hablar de «respuesta intuitiva» más que de «instinto».

En un estudio realizado en 2011, el 56% de los futuros padres manifestaron un aumento de la actividad «nidificadora».

¿Y qué función desempeña este «instinto» durante el embarazo? Entre los animales, un nido poco preparado se ha asociado con retrasos en el desarrollo de las crías y con un instinto maternal reducido. En el caso de los humanos, la preparación del nido parece aportar a la mujer una sensación de **control, calma y orden** en medio de una vida que parece cada vez más descontrolada, estresante y desordenada. Aun cuando su cuerpo en expansión es un recuerdo constante del escaso control que tiene sobre el embarazo, la madre puede construir un lugar en el que se siente psicológica y **emocionalmente segura**, y crear así un entorno que le ayudará a afrontar el parto y a cuidar del bebé. Resulta tranquilizador tenerlo todo limpio y despejado cuando estamos a punto de entrar en un mundo donde reina el desorden.

Muchas comadronas y defensores del parto natural fomentan el desarrollo de una sensación de seguridad y de control, que consideran clave para un buen parto: las hormonas del estrés, como la adrenalina, suprimen la liberación de oxitocina, que facilita las contracciones. Un estudio realizado en Atenas concluyó que las que pensaban dar a luz en el **entorno familiar** del hogar sentían una seguridad que aumentaba su autoestima, lo que, a su vez, incrementaba su confianza en sí mismas durante el parto. Muchas clínicas de maternidad ofrecen una decoración acogedora y unos protocolos deliberadamente no médicos con el fin de paliar el estrés del parto y reducir la sensación de riesgo.

Mientras no se tienen hijos, la vida suele consistir en trabajar, salir con los amigos, ir y venir… Pero cuando la llegada del bebé es inminente, este mundo empieza a desaparecer: la creciente dificultad de movimiento que supone el embarazo, junto con el instinto de anidación, llevan a la futura madre a quedarse más tiempo en casa, a relacionarse más con los vecinos y a estrechar los vínculos con la familia y la comunidad local, lo que quizás pone de manifiesto otra característica que compartimos con los animales: tanto para los leones como para los seres humanos, es más fácil proteger a las crías en el seno de un grupo social extenso, donde también tienen **más probabilidades de prosperar**. En términos evolutivos, este cambio de conducta revela el éxito con que nos adaptamos a los cambios de circunstancias.

El instinto de preparación del nido suele aparecer a partir del quinto mes de embarazo, y a menudo viene acompañado de energías renovadas. Aprovéchalo y acomete tareas que requieren energía y entusiasmo: **recorre tiendas** en busca del carrito perfecto y resuelve los detalles de las cuestiones laborales. Y si decides emprender esas reformas domésticas que llevas tanto tiempo posponiendo, no olvides el sentido común a la hora de subirte a escaleras o levantar pesos: a estas alturas, es mejor que delegues ciertas tareas.

A finales del tercer trimestre, el instinto de anidación puede volverse **frenético**. Es un indicio de que el parto es inminente; así que, si te faltan unos días para salir de cuentas y no puedes evitar empuñar la taladradora o doblar la ropita de bebé por enésima vez, quizás te falten solo unas horas. Plantéate llamar a la comadrona, que valorará los indicios físicos y se valdrá de los emocionales y psicológicos para diagnosticar el inicio del parto. Prepárate algo sustancioso para comer y échate una siesta antes de que el parto empiece de verdad.

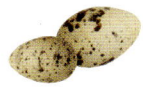

El ropero
del bebé

Aunque comprar la primera ropita para el bebé que esperas es uno de los grandes placeres de la vida, no dejes de equilibrar placer y sensatez.

Históricamente, la ropa de bebé (la «canastilla») se cosía a mano durante el embarazo y cabía toda en un cajón. Hoy día las tiendas de ropa para bebés rebosan, literalmente, con cientos de prendas de todo tipo. ¿Cómo saber qué comprar? Ve a lo práctico: durante las primeras semanas ya tendrás bastante de qué preocuparte como para tener que batallar con ropa de bebé complicada. Lo importante es que tengas las capas suficientes para afrontar la climatología y las mudas necesarias para no tener que poner una lavadora cada día. Dicho esto, está claro que escoger las primeras prendas es uno de los mayores placeres del embarazo; así que, además de las prendas básicas, date el capricho de comprar alguno de esos conjuntos tan monos.

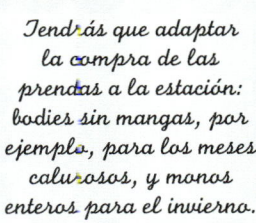

Tendrás que adaptar la compra de las prendas a la estación: bodies sin mangas, por ejemplo, para los meses calurosos, y monos enteros para el invierno.

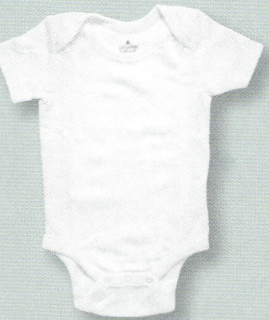

6–8 bodies o monos de manga corta

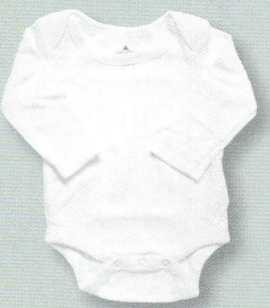

2–3 bodies de manga larga

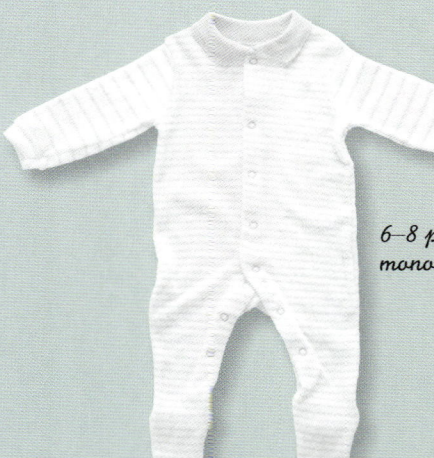

6–8 pijamas o monos enteros

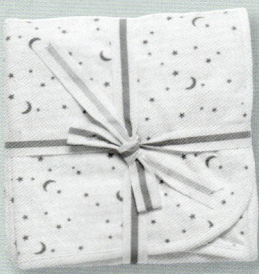

una mantilla de algodón

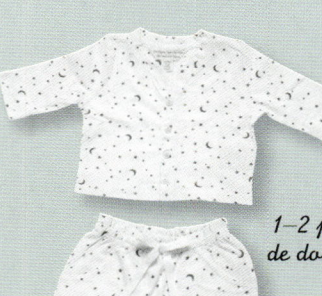

1–2 pijamas de dos piezas

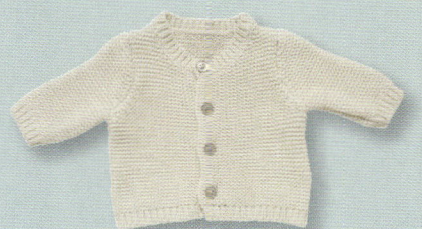

1–2 chaquetitas

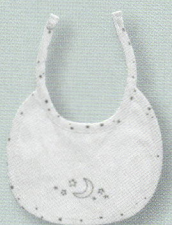

2 baberos

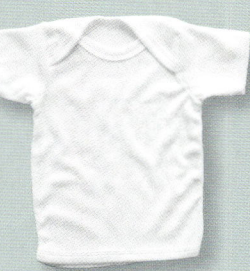

2–3 camisetas con cuello tipo sobre

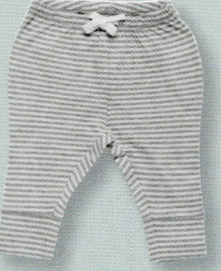

2–4 pantalones o mallas

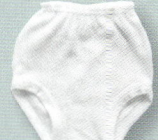

Cubrepañales (para pañales de verdad)

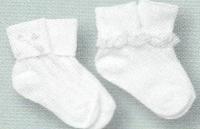

4 pares de calcetines

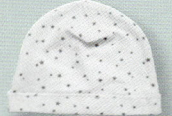

2 gorritos

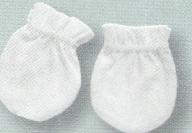

Manoplas

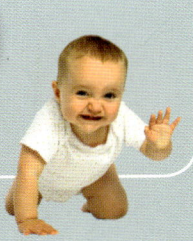

Todo sobre el
amamantamiento

Conveniente, gratuita y disponible cuando la necesitas, la leche materna es además el alimento ideal para tu bebé. Le proporciona toda la nutrición e hidratación necesarias y beneficia tanto a su salud como a la tuya.

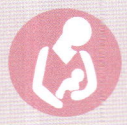

¿Qué contiene?

El calostro, muy rico en nutrientes, se convierte a los cinco días en leche de transición, y en leche madura hacia el día 15. La leche materna contiene un 90% de agua y, junto con ella, unos doscientos elementos más, como nutrientes esenciales, encimas, hormonas, factores de crecimiento y anticuerpos. Se adapta a las necesidades del bebé: al principio de cada toma, la leche es muy líquida y sacia la sed al instante; luego viene una leche más cremosa y rica en calorías que deja al bebé lleno y satisfecho.

Beneficios para el bebé

Es algo aceptado que la leche materna es la mejor para los bebés. Además de tener un sabor dulce que les atrae y un alto valor nutricional, la leche materna refuerza su sistema inmunitario, pues les transmite anticuerpos y leucocitos. Los estudios apuntan a que protege a largo plazo frente a ciertas enfermedades, como la diabetes, las cardiopatías y la obesidad infantil. Los bebés que toman el pecho sufren menos infecciones de oído, dolores de estómago y problemas respiratorios, y son más resistentes a las afecciones alérgicas. Algunos estudios sugieren incluso que los bebés que toman el pecho pueden llegar a tener CI superiores.

Y para la madre

Existen argumentos muy convincentes sobre los beneficios del amamantamiento para las madres. Tras el parto, la succión del bebé activa la liberación de oxitocina, que ayuda al útero a recuperar el tamaño normal. Muchas mujeres afirman que pierden peso durante la lactancia, y la investigación ha confirmado que, de hecho, consumen 500 calorías diarias adicionales. Los beneficios para la salud también son notables: reduce la incidencia de la depresión posparto y el riesgo de sufrir cáncer de mama, de ovarios y de endometrio más adelante. Y, contrariamente a lo que decían las abuelas, dar el pecho es bueno para los huesos y reduce el riesgo de osteoporosis.

¿QUÉ NECESITAS?

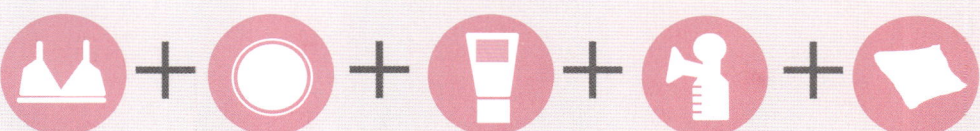

SOSTÉN DE LACTANCIA
Un sostén de lactancia te permitirá dar el pecho con discreción.

DISCOS DE LACTANCIA
Introdúcelos en el sostén para que absorban las posibles fugas.

CREMA PARA PEZONES
Las cremas de lanolina alivian los pezones irritados o agrietados.

SACALECHES
Te ayudará a aliviar la congestión mamaria y permite la alimentación con biberón.

GASAS
Resultan idóneas para limpiar la leche derramada o al bebé mientras mama.

TENDENCIAS

De cada 10 mujeres británicas 8 dan el pecho; en 1990 eran 6 de cada 10.

Ruanda, Madagascar y China son los países con mayor índice de amamantamiento. Llevan al bebé en cabestrillo, y a menudo piel con piel.

En Canadá, Noruega y Suecia, más del 90% de las madres empieza dando el pecho.

¿SABÍAS QUE…?

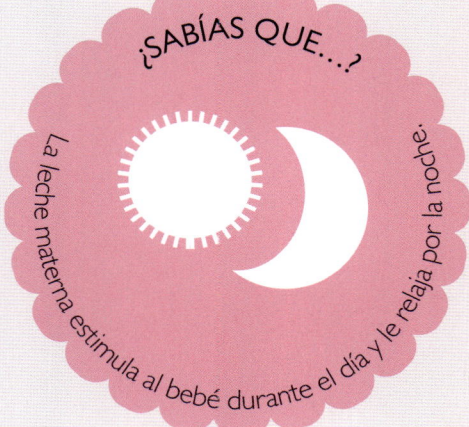

La leche materna estimula al bebé durante el día y le relaja por la noche.

Datos

El 75% de las mujeres produce más leche en el pecho derecho.

INMUNIDAD

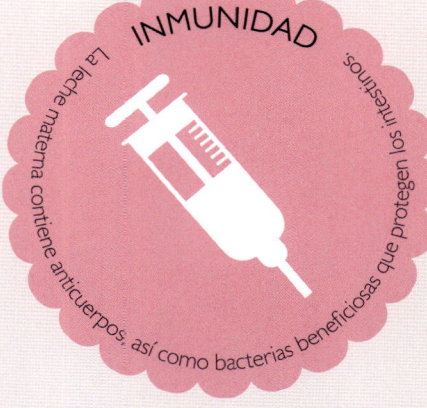

La leche materna contiene anticuerpos, así como bacterias beneficiosas que protegen los intestinos.

A TENER **EN CUENTA**

 ¡Duele!
Los pezones necesitan un tiempo para adaptarse a la succión, así que hazte a la idea de que quizás te duelan mientras te acostumbras a dar el pecho. Si el bebé se engancha bien, no debería dolerte, así que pide consejo si es necesario.

 No es tan fácil
Aunque parece lo más natural del mundo, dar el pecho puede resultar difícil. Hasta el 75% de las mujeres acaba buscando ayuda durante las primeras semanas, así que si tienes dificultades, no estás sola. Pregunta a la comadrona o al médico, que te aconsejarán y te ayudarán.

Todo sobre la
leche preparada

Dar el pecho no es la mejor opción para todas las mujeres: el dolor o la enfermedad pueden hacer que sea preferible la leche preparada. Es una alternativa nutritiva y de alta calidad a la leche materna, concebida para satisfacer todas las necesidades del bebé a medida que crece.

¿Qué contiene?

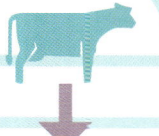

La leche preparada se obtiene a partir de leche de vaca y contiene una compleja mezcla de nutrientes energéticos en forma de hidratos de carbono, proteínas, grasas insaturadas, vitaminas y minerales. Algunas añaden otros ingredientes, como ácidos grasos omega, que optimizan el desarrollo del cerebro y el sistema nervioso, o pre y probióticos, que protegen los intestinos. Con todo, es imposible replicar muchos de los componentes de la leche materna, como los anticuerpos y la lipasa, una enzima que facilita la digestión (por eso esta leche es más difícil de digerir).

Beneficios para el bebé

Si has optado por la leche preparada, tu bebé recibirá los ingredientes clave para un desarrollo saludable, incluidas cantidades precisas de vitaminas y minerales que evitan la necesidad de suplementos. Si sigues las instrucciones al pie de la letra, el bebé debería ganar peso a un ritmo constante. Hay muchos tipos de leche preparada, por lo que puedes elegir la que mejor se adapte a las necesidades de tu bebé. La alimentación con biberón, por lo demás, ofrece la oportunidad al bebé de estrechar los vínculos con su padre.

Y para los padres

Saber exactamente cuánto ha comido el bebé resulta tranquilizador (aunque el aumento de peso proporciona aún más seguridad). Es fantástico que tanto la madre como el padre puedan disfrutar de la sensación de alimentar al bebé. Sostenerle cerca, incluso piel con piel, durante las tomas ofrece una oportunidad perfecta para forjar vínculos emocionales. El poder turnarse para las tomas nocturnas es una bendición para la madre. Las tomas tienden a espaciarse más, porque la leche preparada cuesta más de digerir. Y en fin, la madre no sufre dolor de pezones ni ha de preocuparse por lo que come o bebe.

¿QUÉ NECESITAS?

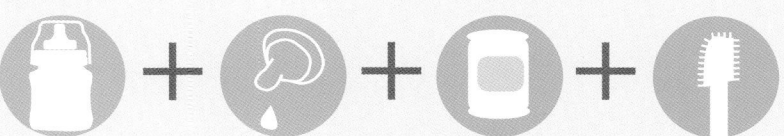

Entre 6–8 biberones; con distintos tamaños, podrás escoger en función del apetito del bebé, pero no es necesario.

Tetinas de diferentes flujos: lento para recién nacidos y más rápido para bebés mayores.

Leche preparada. Hay que mezclarla con agua hervida y vuelta a enfriar, según las instrucciones.

Cepillos y material esterilizador. Es clave para eliminar bacterias perjudiciales.

CANTIDAD DIARIA

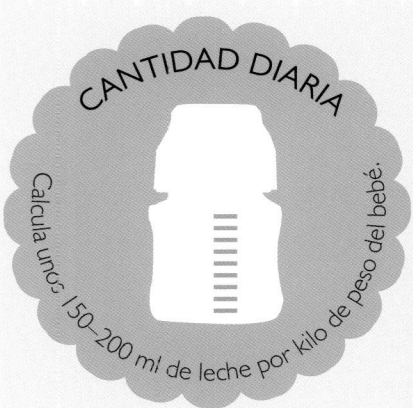

Calcula unos 150–200 ml de leche por kilo de peso del bebé.

TENDENCIAS

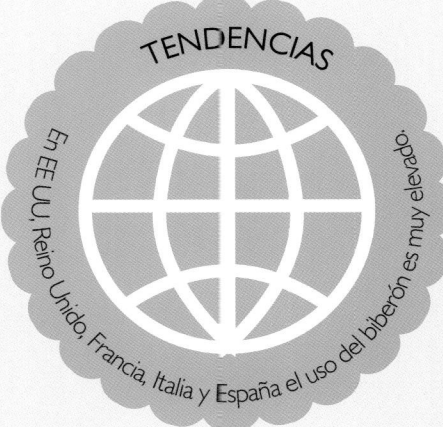

En EE UU, Reino Unido, Francia, Italia y España el uso del biberón es muy elevado.

El índice de uso del biberón es mayor entre los grupos socioeconómicos más bajos, menos conscientes de los beneficios de la lactancia materna.

¿SABÍAS QUE…?

¡Los biberones pueden mejorar tu vida sexual! Las hormonas de la lactancia provocan a veces sequedad vaginal, lo que puede dificultar las relaciones íntimas de las madres.

Las heces de los bebés que toman leche preparada tienen la consistencia de la manteca.

Datos

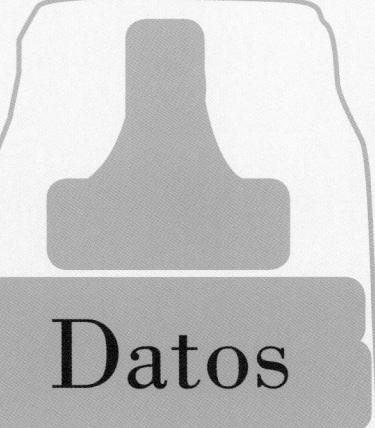

Las leches con más proteína de suero de leche se parecen más a la materna y son más fáciles de digerir.

EN LA NEVERA

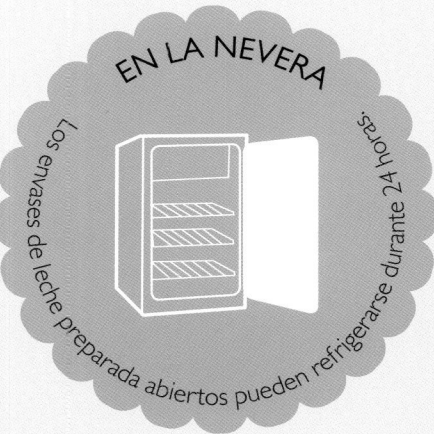

Los envases de leche preparada abiertos pueden refrigerarse durante 24 horas.

A TENER **EN CUENTA**

 Dedicación
Debes limpiar y esterilizar todo el material y medir la leche y el polvo con precisión.

 Organización
Hay que tener reservas por si hay que dar tomas adicionales.

 Coste económico
El desembolso es constante.

 Tripitas alteradas
El biberón no puede igualar los beneficios de la leche materna y cuesta más de digerir, por lo que los dolores de tripa pueden ser más frecuentes.

Mes 9

Todo sobre ti

Espacio para respirar
Este mes, el bebé desciende en la cavidad pélvica —es la llamada «bajada del vientre»—, con el consiguiente alivio de la presión sobre el diafragma, que facilita la respiración. Claro que la presión no ha hecho más que desplazarse, ahora sobre la vejiga.

Lista para producir
Los senos están más sensibles, pues las hormonas producidas por la placenta los preparan para la lactancia. Quizás segreguen algo de calostro, la primera leche del bebé.

Siéntate
No te sientas culpable si necesitas descansar más a menudo. No es holgazanería: estás ahorrando energía para el gran día.

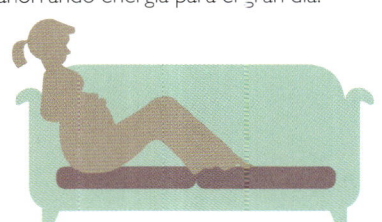

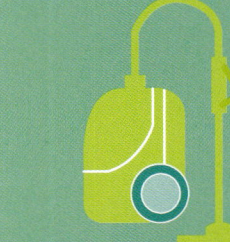

Instinto de anidación
Es muy posible que, cuando no descanses, quieras limpiar la casa de arriba abajo. El instinto de preparación del nido es un fenómeno bien documentado, y aunque no tiene nada de malo, conviene evitar las exageraciones.

No para de crecer
En la semana 40, el útero casi habrá quintuplicado su tamaño original: en altura, de 7,5 a 30 cm; en anchura, de 5 a 23 cm; y en profundidad, de 2,5 a 20 cm.

Planificación

Las últimas semanas antes del parto pueden ser una montaña rusa emocional, en la que pasas de la ansiedad a la alegría con gran facilidad. Además, hay que dedicar tiempo a garantizar que todo esté preparado. En medio de todo esto, es fácil perder de vista lo principal: estáis a punto de convertiros en padres. Cuando tengáis oportunidad, vale la pena que os paréis a reflexionar sobre este hecho tan increíble como, a veces, difícil de asimilar: vuestro mundo cambiará en cuanto tengáis al bebé en brazos. Sí, da un poco de miedo, pero es extraordinariamente maravilloso.

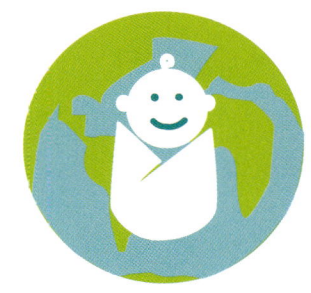

Mantenerte activa facilitará las contracciones que traerán a tu bebé al mundo.

Hacia la semana 40 tu útero tendrá el tamaño de una sandía.

El bebé crece

✳ A las 37 semanas, el bebé es «clínicamente maduro». Tiene excelentes probabilidades de sobrevivir fuera del útero con escaso o ningún soporte vital.

✳ Seguirá ganando peso hasta que nazca. El peso medio de los bebés a término es de 2,5 a 4 kg.

✳ Cuando el bebé encaje la cabeza en tu cavidad pélvica, podrá estirar las piernas un poco más.

✳ El bebé tiene más de 70 reflejos (reacciones instintivas, involuntarias y casi instantáneas ante determinados estímulos), diseñados para protegerle y garantizar su supervivencia.

✳ Se ejercita para la vida fuera del útero «respirando» —succionando— líquido amniótico, orinando y durmiendo.

✳ El rostro va tomando forma, las pestañas son visibles y el cuello es más grueso y proporcionado con la cabeza.

✳ Las glándulas suprarrenales del bebé son unas 20 veces más grandes que as de un adulto, para coordinar su crecimiento y desarrollo. Adquirirán el tamaño normal un par de semanas después del nacimiento.

✳ El torrente de hormonas maternas antes del parto hace que los genitales del bebé aparezcan inflamados y desproporcionados.

En las últimas semanas, el ritmo cardíaco del bebé se ralentiza hasta las 120—160 pulsaciones por minuto. Un descenso repentino señala el inicio del parto.

♥ 120—160 ppm

Este mes, acuérdate de…

Plan B
¿Has pensado a quién podrás llamar si tu pareja no puede estar ahí inmediatamente? Por poco probable que parezca, te tranquilizará saber que tienes todas las posibilidades cubiertas.

Ensayo general
¿Has comprobado cuánto se tarda en llegar al hospital en hora punta?

Niñera
Si tienes hijos mayores y ya sabes a quién se los dejarás, y el familiar o amigo en cuestión no tiene experiencia, piensa en dejarles un día de prueba para que estén más tranquilos el día del parto.

Preparación física
Aunque te sientas algo ridícula, practica las técnicas de respiración con tu pareja; ambos agradeceréis haber ensayado cuando llegue el momento. Asimismo, practicar técnicas de masaje te relajará ahora y puede ser crucial para el parto inminente.

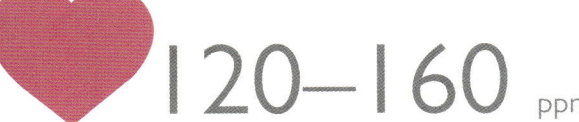

Semana 21

Semana 26

Semana 30

Semana 34

Al final de este mes, el bebé mide unos **52 cm** de corona a talón

30

40

50

CRISTINA
RUBÉN
JAIME
MARTA
DANI
CLARA
ESTEBAN
MARÍA
CARLOS

¿Qué revela un *nombre?*

Los nombres llevan la carga de la historia, la tradición y las esperanzas, y escoger uno puede resultar difícil.

Todas las culturas dan una gran importancia al acto de poner nombre a los bebés; en muchas tradiciones, la imposición del nombre es un acto religioso. En diversas cosmogonías —de la cristiana a la hindú, de la aborigen australiana a la nativa americana—, el mundo aparece cuando se pronuncia un nombre determinado. Según las escrituras hindúes, la sílaba divina «om» fue el primer sonido y trajo a la vida a todo el universo. Los mitos de la creación de los aborígenes australianos narran cómo animales, plantas y rocas cobraron vida de la nada cuando se cantaron sus nombres. En la tradición de los indios pueblo, la figura mítica de la Mujer Sabia imagina todo lo que contiene el universo, pero ningún objeto cobra vida hasta que ella le da un nombre. El **nombre nos confiere una identidad** y conecta pasado, presente y futuro.

Además de un sentido profundamente personal, el nombre tiene una dimensión pública.

Así pues, ¿qué nombre vais a poner a vuestro bebé? Podéis recurrir a vuestro **acervo cultural**, acumulado a lo largo de generaciones. En ciertas partes de Ghana, poner el nombre de los antepasados les devuelve a la vida y siembra las semillas de sus atributos en el nuevo y diminuto ser humano. En otros lugares, los nombres revelan los antecedentes del niño, como su genealogía y el estatus de su familia; en la tradición balinesa, cuatro nombres, que indican el género, la casta, el clan y el orden de nacimiento, preceden al quinto nombre «personal».

Abuelos y nietos suelen estar unidos por el nombre; así, por ejemplo, desde el siglo XVIII es costumbre en Inglaterra nombrar al primogénito como al abuelo paterno y al segundo como al abuelo materno. La tribu edu de Nigeria honra a abuelos y bisabuelos invitándoles a oficiar la ceremonia de imposición de nombre de sus nietos o incluso a escogerlo. Hay lugares donde la elección del nombre no depende de padres ni abuelos; así, las familias sij asisten a una ceremonia durante la cual se abre el libro sagrado al azar mientras se pronuncia una plegaria: la primera letra de la primera palabra de la página izquierda dará la inicial del nombre del bebé.

> En China, cada uno de los cinco elementos (metal, madera, agua, fuego y tierra) es representado en un nombre por un carácter o una palabra con las cualidades del mismo.

Muchas culturas creen que el nombre **influye en el futuro del bebé, en su suerte, su conducta y sus logros.** En China, se dice que el número de trazos del nombre escrito determina el destino del individuo. En Nueva Inglaterra, antiguamente se inducían virtudes en las niñas mediante el nombre (Paciencia, Prudencia, Caridad), mientras que en la Gran Bretaña victoriana los nombres más populares eran los de personas ilustres o nobles, de ahí la gran cantidad de Victorias o Albertos. Los nombres con cualidad de amuleto, como «afortunado», que prometen buena suerte y protegen de los males de ojo, son populares en algunas zonas de África.

En el ámbito islámico, **el nombre es cuestión de belleza,** y debe denotar una cualidad honorable, como la bondad o la devoción a Dios; Jameela, por ejemplo, significa «buen carácter» y «bella». Los cristianos escogen el nombre de un **santo por el que sienten especial devoción** o que se celebra en un día próximo al nacimiento. Los yoruba creen que cada nombre se asocia a **un espíritu que vive a través del niño**. Eso armoniza con la costumbre de elegir el nombre según el aspecto o el carácter del bebé.

Hay nombres que reflejan **la actualidad y la cultura de los famosos.** En este sentido, las niñas suelen verse más afectadas que los niños, cuyos nombres tienden a permanecer más estables. William está entre los 20 nombres más populares de EE UU desde hace más de un siglo, si bien las tendencias cambian: los nombres del Antiguo Testamento, olvidados durante generaciones, disfrutan desde hace poco de una renovada popularidad, frente a nombres del Nuevo Testamento cuya popularidad era antes incontestable.

En algunos países, los padres escogen nombre a partir de una **lista aprobada por el gobierno**. En Dinamarca, la ley ofrece 7.000 nombres. Los padres pueden pedir permiso para usar otro nombre, y funcionarios estatales estudian cada caso.

A veces, el nombre se da en el parto. En la cultura esquimal, quienes asisten al parto recitan nombres mientras el bebé sale al exterior: el bebé «escoge» su nombre al salir cuando se pronuncia. Los bebés luo, de Kenia, dejan de llorar cuando se recita «su nombre». En Ghana, se da al bebé como nombre «de nacimiento» provisional el día de la semana en que nace. Y los elementos del nombre chino pueden reflejar la hora, el día, el mes y el año de su nacimiento, vinculando al bebé con su horóscopo.

La **ceremonia de imposición del nombre** da a la familia la oportunidad de reunirse y reforzar sus vínculos. Independientemente de la tradición, es un momento de recomienzo y esperanza. A veces se mezclan costumbres de tradiciones distintas: los asistentes susurran sus deseos para el bebé —un carácter afectuoso, una voluntad fuerte, buena salud...—; o cantan una canción con su nombre, como en las ceremonias hindúes. El acto de compartir un festín, imponer un nombre y desear al bebé salud, larga vida y prosperidad, introduce a la nueva criatura en la familia y en la comunidad.

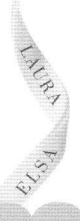

Todo sobre el
alivio natural del dolor

Si eres reacia a tomar fármacos durante el parto, es posible que te preocupe disponer de pocas opciones analgésicas. Ten la seguridad de que existe una gran variedad de alternativas naturales con beneficios reales y sin efectos secundarios: desde técnicas que puedes practicar en casa hasta las máquinas de estimulación nerviosa. Consulta con tu médico las opciones disponibles en tu región.

¿Qué opciones hay?

Masajes

Los masajes estimulan la liberación de endorfinas, un analgésico natural que contribuye a la relajación. Tu pareja puede probar con distintas técnicas antes del parto. El dolor lumbar y de nalgas responde bien a la presión firme y profunda. Entre contracciones, un masaje en los hombros puede ayudarte a liberar tensión. La comunicación es fundamental, así que dile a tu pareja qué necesitas exactamente, teniendo en cuenta que cada día puede ser distinto.

Hipnoparto

El programa completo de hipnoparto combina relajación, visualización y autohipnosis. Te ayudará a librarte del temor y a entrar en un estado de relajación profunda durante el parto, para que puedas dar la bienvenida a cada contracción que te acerca a tu bebé. Los estudios indican que las mujeres que practican el hipnoparto tienen partos más cortos, necesitan menos intervención médica y menos fármacos.

Técnicas de respiración

La respiración lenta y controlada durante las contracciones permite concentrar la mente y aliviar la tensión: la inspiración es un reflejo natural del cuerpo, de manera que concéntrate en la espiración. Al contener la respiración en respuesta al dolor (un instinto natural), se detiene el flujo de oxígeno y se tensa la musculatura; si practicas la respiración rítmica antes del parto sabrás cómo controlarla entonces.

El calor relaja la musculatura y estimula la circulación sanguínea.

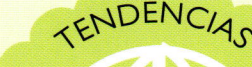

TENDENCIAS

Los partos en el agua y el hipnoparto son cada vez más populares.

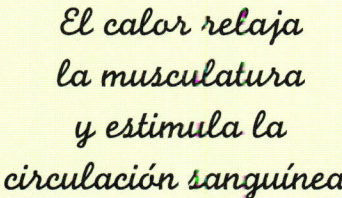

PAREJA DE PARTO

Ten presente que no todos los sistemas médicos permiten la presencia de una pareja de parto.

Si el parto va a ser hospitalario, tu pareja de parto podrá seguir las contracciones en un monitor. Al avisarte de que ya ha pasado lo peor, te ayudará a sobrellevar el dolor entre contracciones.

Datos

A TENER **EN CUENTA**

✓ *Intervención médica*
Puedes renunciar a los fármacos y sentir cada momento del parto. Pero ten en cuenta que este es impredecible y prepárate para la posibilidad de una intervención médica, como la inducción del parto o una cesárea.

✓ *¡Dadme algo!*
No seas estoica si el dolor resulta excesivo. Averigua qué fármacos hay disponibles para poder escoger si es necesario (pp. 102–103).

Máquinas TENS

Las máquinas TENS (siglas en inglés de «electroestimulación nerviosa transcutánea») transmiten impulsos eléctricos que impiden que las señales de dolor lleguen hasta el cerebro. Los cables de la máquina se conectan a electrodos colocados en la espalda. Son más efectivas al principio del trabajo de parto, no se les conocen efectos secundarios y no obstaculizan el movimiento. Se utilizan con frecuencia en el Reino Unido.

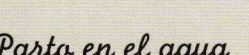

Parto en el agua

El agua templada es excelente para el parto, pues relaja la musculatura. Además, al flotar, se alivia la presión sobre la columna y la pelvis, y puedes moverte más sin cansarte tanto. Por otra parte, disfrutarás de atención personalizada, pues no te dejarán sola en la piscina.

Cada vez más hospitales y clínicas disponen de piscinas de parto; otra opción es alquilar (o comprar) la piscina si deseas parir en casa. En tu casa podrás entrar en la piscina cuando quieras, mientras que en el hospital es posible que tengas que esperar hasta que el parto esté avanzado, o hasta que hayas dilatado 5 cm.

No hay pruebas que sugieran que haya mayor riesgo de infección en los partos en el agua. Además, el reflejo innato de «buceo» del bebé impide que inhale bajo el agua. Esta se mantiene a una temperatura máxima de 37,5 °C para evitar que te sobrecalientes y el bebé sufra.

Todo sobre el
alivio médico del dolor

Los dolores de parto suelen provocar mucha preocupación. Hay varias opciones farmacológicas que pueden facilitarte la experiencia. Comprueba con antelación qué opciones están disponibles en tu región, pues pueden ser distintas de las que se comentan en estas páginas.

¿Qué opciones hay?

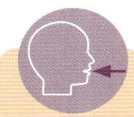

Gas y aire
Se inhala una mezcla de oxígeno y óxido nitroso (marca comercial Entonox o Nitronox) a través de una máscara. Puedes controlarlo tú misma e inhalar durante las contracciones. Aunque tan solo reduce el dolor, es un analgésico útil, sobre todo en las primeras fases del parto, y no parece afectar al bebé. Puede usarse en combinación con el parto en el agua (p. 101). Es una opción bastante habitual en el Reino Unido y Canadá, por ejemplo.

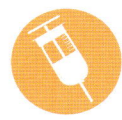

Opiáceos inyectables
Son opioides como la petidina, el meptazinol o la diamorfina. Por lo general, el hospital o la comadrona ofrecen únicamente uno de ellos; y pueden administrarse allá donde vayas a dar a luz. Se inyectan en un músculo grande, como el del muslo, o se administran por vía intravenosa a través de un catéter, para que puedas controlar la dosis. Estos fármacos inducen la relajación y alivian el dolor con rapidez y eficacia, y tiene un efecto de entre dos y seis horas. Te permiten descansar sin afectar a tu capacidad para empujar si se administran al principio del parto, y pueden usarse junto con otros analgésicos, como la epidural.

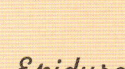

Epidural
Se trata de una anestesia local que se inyecta en el espacio epidura , esto es, entre la membrana que cubre la médula espinal y las vértebras lumbares. Proporciona una analgesia total, anestesiando la parte inferior del cuerpo mientras permaneces despierta y alerta. La epidural actúa en unos 20 minutos y puede «complementarse» a lo largo del parto, si es necesario.

Bloqueo espinal
Es otro anestésico local para la zona lumbar. Al igual que la epidural, proporciona una analgesia total en la parte inferior del cuerpo, pero solo puede administrarse una vez y no puede complementarse. La aguja con que se inyecta es mucho más fina y alcanza el saco dural bajo la médula. Actúa en unos minutos, pero dura solo una o dos horas.

Bloqueo epidural-espinal combinado
Esta opción proporciona el rápido alivio del bloqueo espinal junto con la posibilidad de readministración de la epidural.

😟 POSIBLES EFECTOS SECUNDARIOS

Gas y aire	Opiáceos	Epidural		Bloqueo espinal
Puede provocar náuseas y vértigo. El dolor se reduce, pero no desaparece.	Provocan somnolencia y náuseas. No indicados en la fase expulsiva: pueden ralentizar la respiración y la frecuencia cardíaca del bebé.	Puede prolongar la fase expulsiva e impedir que notes las contracciones, por lo que el personal médico tendrá que decirte cuándo empujar.	Quizás notes las piernas pesadas y tengas que orinar con un catéter; y puede dolerte la espalda (o rara vez la cabeza) durante uno o dos días.	Puede bajarte la presión sanguínea y ralentizar el ritmo cardíaco del bebé.

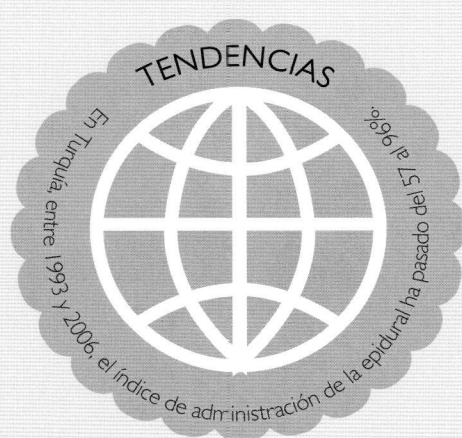

TENDENCIAS En Turquía, entre 1993 y 2006, el índice de administración de la epidural ha pasado del 57 al 96%.

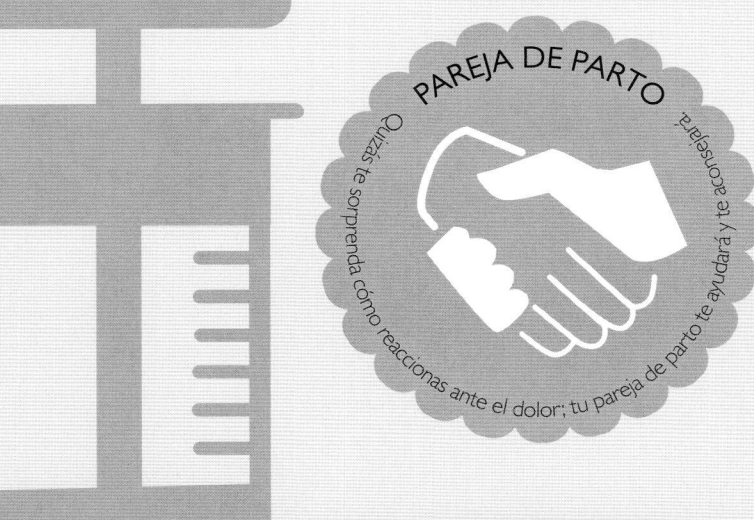

Datos

En EE UU, la epidural es la forma de analgesia principal en los partos.

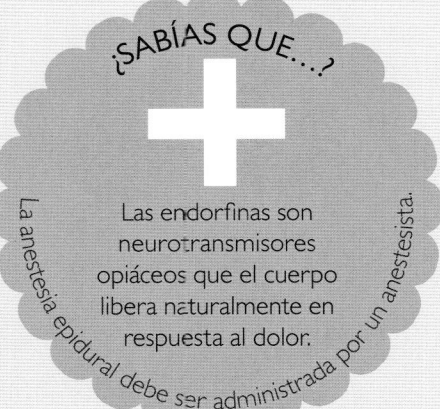

¿SABÍAS QUE...? Las endorfinas son neurotransmisores opiáceos que el cuerpo libera naturalmente en respuesta al dolor. La anestesia epidural debe ser administrada por un anestesista.

PAREJA DE PARTO Quizás te sorprenda cómo reaccionas ante el dolor; tu pareja de parto te ayudará y te aconsejará.

A TENER **EN CUENTA**

✓ Atención médica

Es bueno que conozcas las distintas opciones de analgesia. Algunas mujeres se sienten de algún modo ajenas al proceso del parto si usan una analgesia médica, y prefieren un parto sin ella. Por el contrario, otras sienten que controlan más su propio cuerpo y el parto si, tras informarse bien, han decidido optar, por ejemplo, por la epidural.

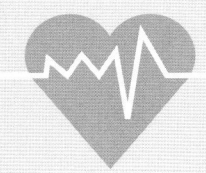

Todo sobre
la cesárea

Los partos por cesárea son cada vez más habituales en el mundo desarrollado; en Europa occidental, uno de cada cuatro o cinco bebés nace así. Las cesáreas pueden ser programadas o de urgencia, y pueden salvar la vida tanto al niño como a la madre. Aunque son rutinarias, no dejan de ser un procedimiento quirúrgico invasivo que requiere un tiempo de recuperación.

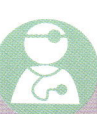

¿Qué es una cesárea?

Una cesárea es una operación en la que se abren el abdomen y el útero para acceder al bebé y sacarlo. El corte suele hacerse en horizontal sobre el pubis (también puede hacerse en vertical) y se cose inmediatamente después.

¿Cuál es el proceso?

Te depilarán la zona púbica y te introducirán una sonda vesical. Te colocarán un gotero intravenoso para administrarte fluidos y medicación. Se suele administrar una anestesia local en la zona inferior del cuerpo, de modo que permaneces despierta. Puede que coloquen una pantalla delante de ti, detrás de la cual el cirujano te abrirá el abdomen y el útero para sacar el bebé y luego la placenta. La operación suele durar entre 30 y 45 minutos. Ten presente que puede haber variaciones de protocolo según la región donde te encuentres.

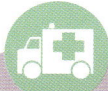

¿Por qué podrías necesitarla?

Se habla de cesárea electiva si se programa antes de la fecha prevista para el parto. Esto sucede cuando el bebé está en una posición de parto complicada (por ejemplo, de nalgas), se trata de un embarazo múltiple, la placenta tapa el cuello del útero, o si tú o el bebé corréis algún otro riesgo médico. Pero también es posible que el parto empiece de forma natural y que después se requiera practicar una cesárea de urgencia si, por ejemplo, hay sufrimiento fetal, si el latido cardíaco del bebé es anómalo o si el parto no avanza.

POSIBLES RIESGOS

Riesgos para la madre

Infecciones, hemorragia excesiva, trombosis, daños accidentales en vejiga, ovarios o útero.

Riesgos para el bebé

Alrededor de 35 de cada 1.000 bebés nacidos por cesárea presentan problemas respiratorios tras el parto, frente a solo 5 de cada 1.000 nacidos por vía vaginal.

VÍNCULO CON EL BEBÉ

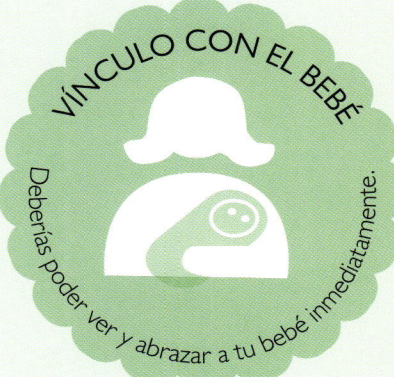

Deberías poder ver y abrazar a tu bebé inmediatamente.

OTRA VEZ

Antes se decía que si el primer parto era por cesárea, los siguientes también tenían que serlo. Comenta los riesgos de un parto normal frente a otra cesárea con el médico o la comadrona.

Las probabilidades de éxito de un parto normal tras una cesárea son del 76%.

La cesárea ha salvado la vida a innumerables madres y bebés de todo el mundo.

Datos

En EE UU, el temor a las demandas puede influir en la decisión médica de recomendar una cesárea.

RECUPERACIÓN

6 semanas

Podrás levantarte unas horas después del parto, pero te recuperarás del todo en seis semanas.

A TENER **EN CUENTA**

 Invasiva
La operación es traumática: necesitarás tiempo para recuperarte y volver a la normalidad.

 Atrapada en casa
No poder conducir durante seis semanas puede ser problemático.

✓ **Decepción**
Hay quien se siente decepcionada por la experiencia del parto por cesárea. Pero cuando tengas a tu bebé en brazos, carecerá de importancia cómo haya llegado.

TENDENCIAS

18,5 millones

de bebés nacen anualmente por cesárea. Brasil y China presentan los índices más altos, con casi uno de cada dos bebés nacidos por cesárea; en EE UU, solo uno de cada tres bebés nace así.

Cada vez hay madres más mayores y más embarazos múltiples, por lo que hay más cesáreas.

Inducir *el parto*

A lo largo de la historia, las mujeres han probado varios métodos para inducir el parto tras salir de cuentas. Tanto si prefieres evitar la inducción médica como si tu pelvis se queja o estás impaciente por tener a tu bebé en brazos, puedes darle un empujoncito a la naturaleza.

Ensaladas

Las «ensaladas de parto» son la última moda en EE UU, donde algunos restaurantes ofrecen distintas recetas para inducir el parto. Una de las clásicas consiste en lechuga romana, col roja, berros y vinagreta balsámica. Parece que el vinagre balsámico es el ingrediente clave, aunque no se sabe por qué. De todos modos, seguro que sabe bien.

Acupuntura

Hay quienes optan por la acupuntura para inducir el parto cuando han salido de cuentas. Esta antigua técnica china consiste en la inserción de finísimas agujas en determinados puntos del cuerpo para activar la energía del organismo y hacer que actúe en órganos o sistemas específicos.

Al rico té de frambuesa

Se cree que el té de hojas de frambuesa fortalece los músculos del útero. Debes beberlo durante el último trimestre del embarazo. Si no te gusta el sabor, puedes comprarlo en cápsulas.

Liberar oxitocina

El orgasmo provoca la liberación de oxitocina, la hormona que desencadena y regula las contracciones. Si no te atreves con las relaciones sexuales plenas una vez has salido de cuentas, tienes la opción de estimular los pezones: se trata de hacer creer al cuerpo que estás dando el pecho, lo que provocará contracciones.

Levántate del sofá

El ejercicio físico suave, como caminar a paso vivo o hacer las tareas de la casa, quizás sea lo que necesitas para ponerlo todo en marcha: el peso de la cabeza del bebé sobre la pelvis ayuda a preparar el útero. También puedes botar sobre una pelota de gimnasia o conducir por una carretera con baches.

Picantes

En teoría, las especias picantes, como el curry, pueden estimular los músculos del estómago y los intestinos, sobre todo si no estás acostumbrada a la comida picante. Esta estimulación se transmite a los músculos del útero, que inicia las contracciones.

¿SABÍAS QUE...?

La oxitocina se conoce como la hormona del amor: interviene en el orgasmo, el parto y el amamantamiento, y al parecer ayuda a las parejas a formar un vínculo estable tras la relación sexual.

Si tu cuerpo no está listo, ningún medio de inducción natural funcionará.

Excita

La estimulación de los pezones libera oxitocina, que puede activar las contracciones. Para simular mejor la succión del bebé, masajea también las areolas.

Activa

La estimulación de los músculos del sistema digestivo —tomando curry o aceite de ricino, por ejemplo— puede estimular a su vez los músculos del útero.

Contrae

El orgasmo libera oxitocina y provoca contracciones en el útero y la vagina para impulsar el semen hacia las trompas de Falopio, pero también puede provocar el parto.

Ablanda

El semen contiene prostaglandinas, que ayudan a relajar los músculos lisos; depositadas cerca del cérvix durante la relación sexual, pueden ayudar a que se ablande y se dilate.

Durante el embarazo, el útero «ensaya» el parto mediante las contracciones de Braxton Hicks.

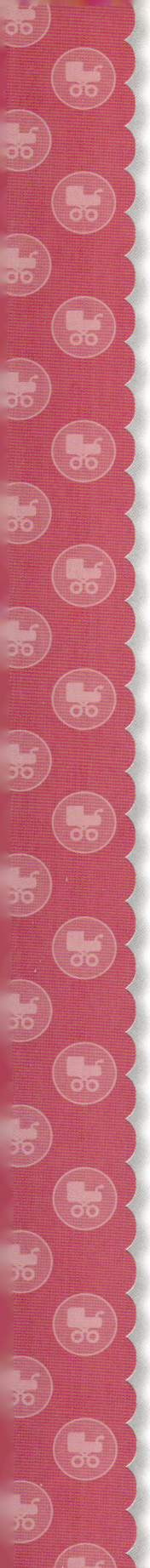

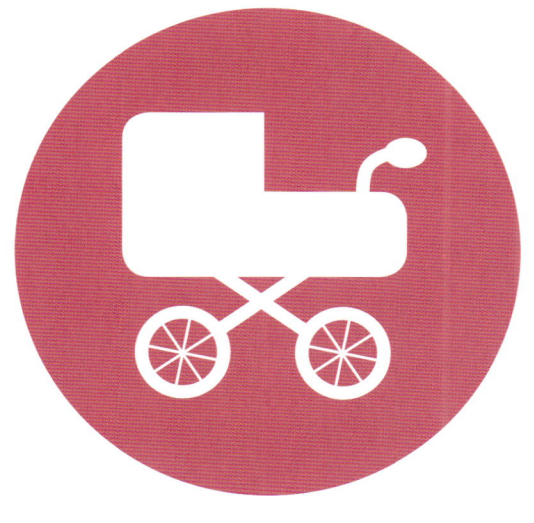

Respira *hondo*

El embarazo y el parto
en el mundo

Cada día nacen más de 350.000 bebés. Y resulta interesante cómo las distintas culturas viven la maravillosa experiencia del parto.

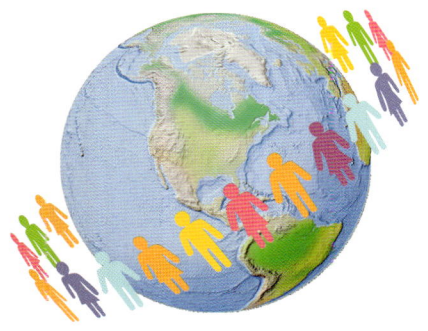

Nuestro mundo acoge una multitud de culturas de una diversidad maravillosa, distintas por su idioma, religión, filosofía y forma de entender la vida. Sin embargo, el hecho de dar a luz y traer una nueva vida al mundo es común a todas. Y aunque las actitudes y las costumbres en torno al embarazo y el parto difieren enormemente de unas culturas a otras, no cabe duda de que todas tienen mucho que aprender del **conocimiento y experiencia** de las demás.

Todas las mujeres sienten una mayor necesidad de protección —propia y del bebé que crece en su seno— durante el embarazo, e intentan **evitar el estrés y los riesgos innecesarios**. Pero el extremo al que llevan esto puede variar mucho. En Centroamérica, algunas mujeres, sobre todo de ascendencia maya, tienen tal temor a la enfermedad, los malos espíritus e incluso las malas intenciones de los demás que pueden pasar los nueve meses recluidas en casa. En algunos países asiáticos se cree que el estado mental de la embarazada puede **influir en la personalidad del futuro bebé**, por lo que evitan los funerales, las relaciones sexuales, los ataques de ira e incluso los chismorreos. En el otro extremo del espectro se hallarían aquellas mujeres, como las de Etiopía, que encuentran más tranquilizador considerar el embarazo como una **parte natural de la vida** por lo que cambian lo mínimo posible sus rutinas diarias.

En muchos lugares el parto va acompañado de **costumbres antiguas** que pretenden facilitar el proceso. Por ejemplo, las madres indias se dejan el cabello suelto y se quitan tocados y joyas para librarse de todo constreñimiento y **entregarse a la experiencia natural del parto**; todas las puertas y ventanas de la casa se abren para facilitar simbólicamente la entrada del bebé. En Marruecos, se frota el vientre de la embarazada con aceites y se le dan infusiones para aliviar el dolor. Las guatemaltecas beben cerveza en la que se ha hervido una cebolla lila para acelerar el parto, mientras que las nativas americanas utilizan *squaw root*, una planta que se cree que fomenta las contracciones uterinas. En algunas culturas, el parto es un acto sagrado; y muchas comunidades consideran **la placenta y el cordón umbilical** como órganos dotados de la capacidad de influir en el futuro del bebé. En Japón, el cordón umbilical se limpia y se guarda en una caja especial, con la creencia de que fomentará una sólida **relación madre-hijo**. En Malí se cree que la placenta está íntimamente relacionada con el bienestar del bebé y, tras el parto, se limpia y se coloca en una cesta que el padre entierra.

En Siria, se receta a las madres perejil para que les suba la leche. En India, algunas madres se bañan en leche de vaca tras el parto.

El periodo inmediatamente posterior al parto es de transición, y la mayoría de las mujeres reciben un gran apoyo durante este tiempo. En muchas culturas se observa un **periodo de confinamiento**. Así, por ejemplo, en Italia y Colombia se espera que el bebé y la madre permanezcan en casa durante 40 días, para evitar la exposición al frío y los gérmenes. En China se protege a las madres recientes de las corrientes de aire e incluso del aire acondicionado y los ventiladores, porque se cree que debilitan el cuerpo y le hacen más vulnerable a las enfermedades. En Vietnam, la **suegra** se traslada a la casa de su nuera durante un mes para prepararle sopas y estofados nutritivos con ingredientes medicinales como jengibre y sésamo (ambos asociados a la salud de la madre). Para muchos padres, tal grado de

En el tercer día su vida, a un bebé tibetano se le regala té de manteca de yak, vino de cebada y queso, que representan el deseo de una vida de abundancia.

atención puede constituir una verdadera intrusión, un impedimento para la intimidad familiar; además, es un deseo común el de tener la libertad para cometer errores y aprender por sí mismos. Con todo, pocas personas se quejarían de la costumbre de Holanda, donde **a todas las madres recientes se les asigna una enfermera de maternidad** que visita al bebé en casa a diario durante los diez primeros días. También resulta grata la tradición indonesia, según la cual las madres recientes reciben **masajes diarios de 90 minutos** con una mezcla de plantas especiales que alivian el dolor y el estrés e incluso reducen el riesgo de trombosis.

Cada cultura tiene su propia manera de **dar la bienvenida a las nuevas criaturas**, desde la tradición balinesa de asegurarse de que los pies del bebé no toquen el suelo durante 105 días, hasta la costumbre inuit de saludar al recién nacido con un apretón de manos. Sin embargo, parece que todos los grupos humanos tenemos el instinto de **reunir a la familia y los amigos** para que conozcan al bebé y para darle la bienvenida a la comunidad. Algunas **costumbres se repiten** aquí y allá por todo el globo con variaciones mínimas en el modo de practicarlas, lo que indica que son tantos los ideales y las creencias que nos distinguen como los que nos asemejan. Sea como sea, cada día nacen muchísimos bebés en todo el mundo, y hombres y mujeres emprenden la crianza de sus hijos a su manera, tal y como se ha venido haciendo durante milenios en este mundo nuestro, cada vez más pequeño.

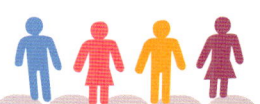

Afrontar el *miedo*

El parto: la última frontera. El último obstáculo antes de poder abrazar a tu bebé parece colosal, debido a la incertidumbre acerca del momento y el desarrollo y al temor respecto al dolor. Si te sientes optimista, segura, tranquila y acompañada, te resultará más fácil afrontarlo.

El parto me asusta

Las experiencias vitales de esta intensidad son muy escasas, por lo que es normal que tengas miedo. Algunas mujeres viven el parto como una lucha por la supervivencia; otras lo ven como una oportunidad de crecimiento personal. Es muy difícil predecir cómo reaccionará tu cuerpo, sobre todo si es la primera vez, de manera que familiarízate con todas las opciones de analgesia y prepárate para la posibilidad de modificar tu plan de parto.

¿Cómo empieza el parto?

Durante las últimas semanas del embarazo, las hormonas ablandan el cérvix en preparación del parto. La liberación de oxitocina desencadenará las contracciones.

¿Y qué pasa luego?

El parto vaginal suele presentar **tres fases**. En la primera (fase latente), el útero empieza a contraerse y el cérvix se adelgaza y se acorta, hasta pasar sobre la cabeza del bebé (borrado uterino) antes de estirarse y abrirse (dilatación). Al final de esta fase, el cérvix está totalmente dilatado y las contracciones son fuertes, pero aún no se tiene la necesidad de empujar. Es posible que ahora manifiestes que no puedes más y que **quieres irte a casa**, pero las comadronas lo interpretarán como una señal positiva de que estás en «transición» y de que el **parto es inminente**. En esta segunda fase, la intensidad de las contracciones empuja al bebé hacia el canal del parto y al exterior. En la tercera y última fase, se expulsa la placenta y se corta el cordón umbilical.

¿Me dolerá mucho?

El dolor de las contracciones es intenso. En un estudio de 2005, las mujeres lo puntuaron entre 6,7 y 9,6 sobre 10. ¡Ay! El estrés, la ansiedad y la sensación de impotencia pueden agravar cualquier dolor. Trata de recordar que este dolor tiene un objetivo y que pasará pronto. Cada contracción te acerca más al bebé. Concéntrate en los intervalos indoloros entre contracciones y pide analgesia si la necesitas.

¿Y si doy el espectáculo?

Las parturientas pueden gritar, decir palabrotas y hacérselo encima. El personal médico ni se inmuta, ya lo ha visto todo. Por tu parte, estarás demasiado ocupada como para sentir vergüenza, y es poco probable que recuerdes después los detalles.

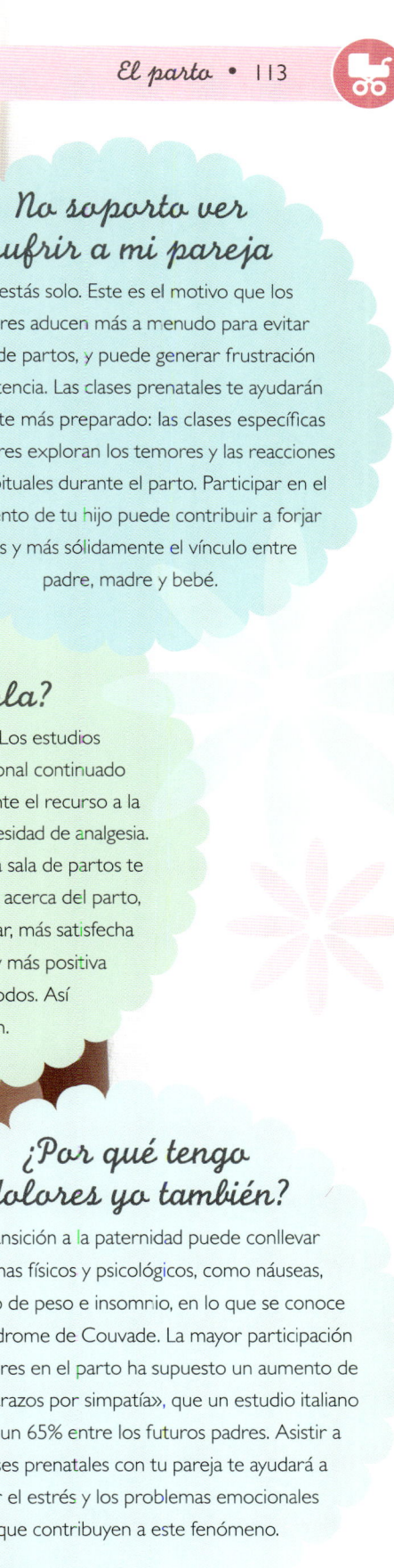

No soporto ver sufrir a mi pareja

No estás solo. Este es el motivo que los hombres aducen más a menudo para evitar la sala de partos, y puede generar frustración e impotencia. Las clases prenatales te ayudarán a sentirte más preparado: las clases específicas para padres exploran los temores y las reacciones más habituales durante el parto. Participar en el nacimiento de tu hijo puede contribuir a forjar antes y más sólidamente el vínculo entre padre, madre y bebé.

¿Sabré cómo ayudarla?

Tan solo tienes que estar ahí. Los estudios demuestran que el apoyo emocional continuado en el parto reduce significativamente el recurso a la cesárea y al fórceps, así como la necesidad de analgesia. Saber con qué te encontrarás en la sala de partos te ayudará mucho. Cuanto más sepas acerca del parto, más preparado estarás para ayudar, más satisfecha estará tu pareja con tu ayuda y más positiva será la experiencia para todos. Así que infórmate bien.

¿Por qué tengo dolores yo también?

La transición a la paternidad puede conllevar síntomas físicos y psicológicos, como náuseas, aumento de peso e insomnio, en lo que se conoce como síndrome de Couvade. La mayor participación de los padres en el parto ha supuesto un aumento de los «embarazos por simpatía», que un estudio italiano cifra en un 65% entre los futuros padres. Asistir a las clases prenatales con tu pareja te ayudará a aliviar el estrés y los problemas emocionales que contribuyen a este fenómeno.

¿Cómo puede ayudarte
tu pareja de parto?

Si quieres un parto más corto, más tranquilo y más feliz, búscate una pareja de parto. Habla con él o con ella de todo, para que tenga muy claro lo que necesitas. Pregúntale a tu médico si existe esta opción, pues algunos sistemas sanitarios no lo permiten.

Tu **pareja de parto puede ser** tu pareja, tu madre, una hermana, una buena amiga, una doula (asistente de partos) o la comadrona. Sea quien sea, tu pareja de parto ha de ser una persona **fiable y tranquila**. Su trabajo consistirá en apoyarte, hablar por ti si es necesario, satisfacer tus necesidades básicas de bebida y comida, **reforzar tu confianza en ti misma** y aportar una continuidad si las comadronas cambian de turno. Idealmente, tu pareja de parto debería asistir contigo a las clases prenatales, porque así sabrá qué puede esperar y podréis comentar con antelación cómo deseas que vayan las cosas. El apoyo emocional es clave, si bien es sencillo: animarte, tranquilizarte y, sencillamente, acompañarte. El apoyo y el consuelo de tu pareja de parto **reducirán tu ansiedad y estrés** e incluso el dolor físico.

Contar con una pareja de parto es igualmente importante en los partos por **cesárea**, ya sea programada o de urgencia. Podrá estar contigo en el quirófano, hablar contigo y tranquilizarte, además de hablar en tu nombre con los médicos y anestesistas.

La pareja de parto sigue desempeñando una función importante **después del parto**; tendrás con quien hablar sobre cómo ha ido y con quien compartir tu felicidad. A veces, las madres (y los padres) sienten que el parto no ha cumplido sus expectativas o no ha ido según lo previsto. Te irá bien tener alguien con quien hablar acerca de tus emociones: **te ayudará a tener una visión más positiva** de la experiencia.

Parejas, probad esto…

✱ Ayúdala con las técnicas de relajación y respiración, llévale la pelota de gimnasia, ayúdala con la máquina TENS, sostenla en una postura cómoda durante el parto, métete en la piscina si te lo pide.

✱ Distráela. Habla con ella o léele un libro o un artículo de un periódico o revista. Utiliza el humor para mantenerla animada, pero respétala cuando necesite que permanezcas en silencio.

{ *Utiliza las técnicas de masaje suave que has aprendido en las clases prenatales y frótale la zona lumbar, las manos o los pies, según te pida. Ayúdala a aprovechar el descanso entre contracciones para estirarse y cambiar de postura.* }

✱ Proporciónale agua y tentempiés fáciles de comer. Lleva comida y bebida para ambos para evitar tener que salir de la sala de partos.

✱ **Ponle su música preferida para distraerla y ayudarla a relajarse.**

✱ **Durante la fase inicial, meditad juntos para ayudarla a relajarse y aislarse del bullicio ambiental, si lo hay.**

✱ Actúa de abogado de tu pareja. Si está demasiado cansada o le duele tanto que no puede comunicarse con los médicos o las comadronas, pide ayuda, transmite sus deseos y pide explicaciones.

Posturas para facilitar *el parto*

Las posturas que adoptes durante el parto pueden ayudarte a controlar el dolor y la velocidad del parto, y ayudar al bebé a salir lo antes y más fácilmente posible. Mantenerte activa y en movimiento tanto tiempo como puedas debería facilitar el parto.

ACTIVA

Según un estudio, andar, sentarse y arrodillarse puede acortar la primera fase del parto en una hora y reducir la necesidad de epidural en un 17%, en comparación con permanecer acostada.

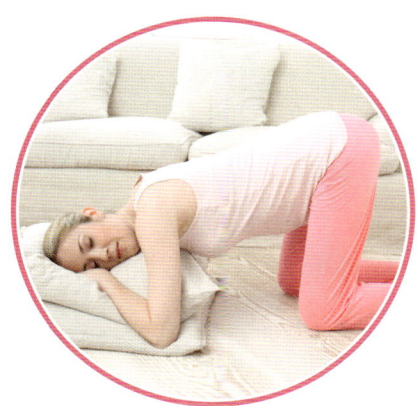

Inclinada hacia delante

Tanto de pie como arrodillada, inclinarte hacia delante puede aliviarte el dolor lumbar y facilitarte el descanso, al tiempo que la pelvis permanece en una postura correcta. Intenta apoyar los antebrazos en una cama, sofá o almohadón, lo que tengas más a mano.

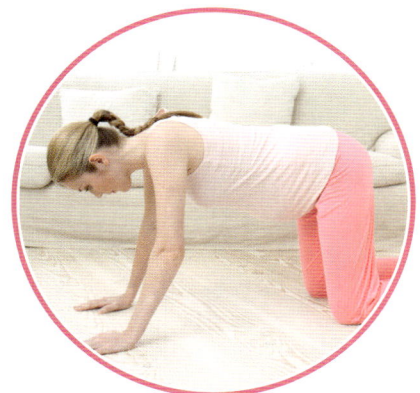

A cuatro patas

Balancearte a cuatro patas te aliviará el dolor de espalda y puede resultar un cambio de postura agradable. Apoya los pies y las rodillas en toallas dobladas o almohadas; y si te duelen las muñecas, yérguete un poco y apóyate sobre una pila de cojines, una pelota de gimnasia o tu propia pareja.

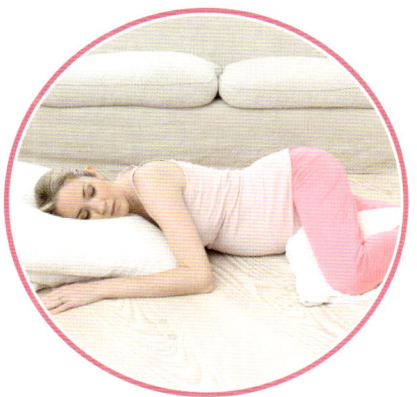

De lado

Si quieres quedarte en la cama y descansar, intenta recostarte sobre un lado (mejor el izquierdo) con la pierna opuesta elevada. Así mantendrás los huesos de la pelvis separados y el bebé podrá avanzar por el canal del parto. Al parecer, esta es la mejor postura para evitar cesgarros.

En Asia, África y América, la postura preferida para dar a luz es en cuclillas.

En cuclillas

Esta postura permite que la pelvis se abra completamente y que el cóccix y el sacro se desplacen hacia atrás. Además, la gravedad facilita el descenso del bebé. Si no estás acostumbrada, esta postura puede resultar cansada, por lo que en la fase inicial del parto puedes sentarte sobre una pelota de gimnasia, y en la segunda fase (cuando empujes), en una silla de parto o un taburete. Una posición erguida acorta la segunda fase del parto y reduce la necesidad de parto asistido y de episiotomía, pero puede aumentar ligeramente el riesgo de desgarros de segundo grado y hemorragia al empujar.

Boca arriba

La postura menos práctica para dar a luz es tendida boca arriba: reduce el espacio en la pelvis y obliga al bebé a ascender, y el peso del útero y del bebé puede obstaculizar el flujo sanguíneo a la placenta. Dicho esto, esta es la postura de parto más habitual en las instalaciones sanitarias de todo el mundo. La razón puede ser que las mujeres prefieren tenderse boca arriba en la fase final del parto, o que es la más cómoda para el equipo médico. Aunque acabes dando a luz en esta postura, intenta pasar tanto tiempo como puedas de pie y en movimiento durante la primera fase.

En movimiento

Estando de pie se amplía ligeramente el diámetro de la pelvis, se reduce la presión sobre los nervios de la columna y se facilita que la gravedad ayude al bebé a descender. Cuando andas, la cabeza del bebé avanza por el cérvix de un modo más directo y regular, por lo que las contracciones son más eficientes. Anda despacio, balancéate y desplaza el peso de un pie al otro. Respira a conciencia mientras te mueves, pues te relajará y mejorará tu circulación sanguínea. Resiste el impulso de contener la respiración y tensar el cuerpo cuando experimentes una contracción.

Bienvenido al
mundo

Tu bebé está a punto de llegar al munco, y después
de nacer experimentará drásticos cambios físicos.

LA VIDA EN EL INTERIOR

Respiración

Durante nueve meses, tu bebé permanece cómodamente
resguardado en un mundo líquido donde no necesita
respirar. El cordón umbilical y la placenta le hacen llegar
oxígeno y eliminan el dióxido de carbono residual.
Durante las últimas semanas en el útero, sus diminutos
pulmones practican la respiración, pero lo que fluye por
ellos es líquido amniótico, no aire.

Latidos

Dentro del útero, la circulación sanguínea del bebé sigue
un recorrido diferente al habitual: como no necesita llevar
oxígeno a los pulmones, la mayor parte del flujo sanguíneo
se los salta. La sangre oxigenada procedente de la placenta
pasa de un lado al otro del corazón a través de un pequeño
orificio, el foramen oval. Su sangre es impulsada por el
latido de su corazón, no del tuyo.

Calentito

El bebé está calentito y cómodo en el útero. El líquido
amniótico que le envuelve está a 37,6 °C —es ligeramente
más cálido que tu temperatura corporal—, y se mantiene
constante independientemente del tiempo que haga fuera.

Tengo hambre...

En el útero, el bebé recibe una alimentación continua, que
llega desde la placenta a través del cordón umbilical.

Sano y salvo

El útero es relativamente estéril, por lo que la salida al mundo
supone un asalto al sistema inmunitario del bebé. La placenta
le transfiere tus anticuerpos a través del cordón umbilical, que
los hace llegar a su torrente sanguíneo, para ayudar al sistema
inmunitario a estar preparado para lo que se avecina.

¡Puedo ver!

Los párpados del bebé permanecen unidos en el primer
trimestre, pero hacia las 28 semanas abre los ojos por primera
vez. Las capas de la retina, incluidos los bastones y los conos
sensibles a la luz, ya se han desarrollado; puede diferenciar
la luz de la oscuridad a través de la pared abdominal.

¡Cuánto ruido!

El oído es uno de los primeros sentidos en desarrollarse,
y hacia las 22 semanas las orejas ya están prácticamente
formadas. A partir de las 25 semanas es posible que el
bebé pueda oír y responder a tu voz.

EN EL MUNDO REAL

Respiración

A los pocos segundos de nacer, el bebé respira por primera vez (lo que suele acompañar con un tranquilizador primer llanto) y se abren sus vías respiratorias. Sus pulmones se vacían de líquido y cada respiración se hace más fácil.

Latidos

Con la primera inspiración, la circulación sanguínea cambia de ruta y ahora fluye desde el lado derecho del corazón a los pulmones, donde se oxigena antes de regresar al lado izquierdo del corazón, que la bombea al resto del cuerpo. El foramen oval debería cerrarse por la presión del flujo sanguíneo que vuelve desde los pulmones al lado izquierdo del corazón.

Calentito

Cuando nace, el bebé ya no puede regular su temperatura corporal: pierde calor con facilidad, pero no puede temblar ni recurrir al movimiento muscular para generar calor. Los bebés que nacen a término cuentan con una reserva de energía en forma de tejido adiposo alrededor del cuello, el tórax y los riñones; es útil para generar calor, pero se consume pronto, por lo que mantener caliente al bebé tras el parto debe ser una prioridad. Mantenerle cerca de tu cuerpo en cuanto nace le ayudará a absorber tu calor corporal.

Tengo hambre…

Poco después del parto, el bebé manifestará una poderosa necesidad de alimento. Los recién nacidos disponen de reflejos primitivos que les ayudan a alimentarse: el reflejo de búsqueda le hace girar la boca hacia ti cuando le acaricias la mejilla, y el de succión le ayuda a extraer la leche del pecho o el biberón. Su estómago es diminuto, como una nuez, por lo que puede que al principio necesite comer cada dos horas.

Sano y salvo

Si le das el pecho, suministrarás al bebé una nueva ración de anticuerpos, que le ayudarán a combatir los gérmenes del mundo exterior. Al nacer, su piel presenta una capa cerosa, el vérnix, que actúa como una barrera frente a las infecciones, hasta que el cuerpo la absorbe.

¡Puedo ver!

Puede que el bebé cierre los ojos ante las luces intensas. Solo ve a una distancia de 20–25 cm, lo suficiente para verte la cara cuando le alimentas, y solo percibe matices de claridad y oscuridad. Además, tardará unas semanas en apreciar los colores. Sus ojos pueden aparecer hinchados por la presión que han sufrido en el canal del parto.

¡Cuánto ruido!

El mundo exterior puede resultar cacofónico para el recién nacido, que se sobresalta ante los ruidos fuertes, pero hay que tener en cuenta que el interior del útero también era muy ruidoso. El ruido blanco, como la estática de la radio, los secadores o los aspiradores, puede calmar a un recién nacido, porque le recuerda a lo que oía en el útero.

El timo del recién nacido es mayor que el de un adulto: produce leucocitos, que refuerzan su sistema inmunitario.

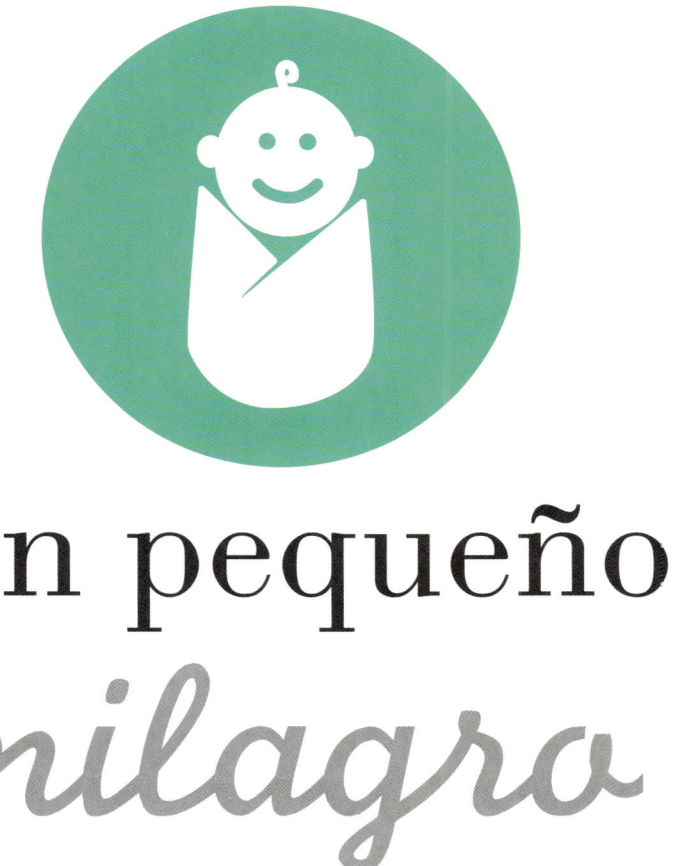

Un pequeño
milagro

Primeros *momentos*

Nada te prepara para ese increíble momento
en que por fin conoces a tu bebé, y lo ves
y lo abrazas por primera vez.

Quizás te sientas abrumada por tus emociones: al enorme alivio que sientes al finalizar el parto le sigue una **oleada de amor** mientras acunas al bebé. Es probable que te sientas exhausta física y emocionalmente; que pases por toda una gama de emociones, y estés eufórica un momento y llorosa y preocupada al siguiente, preguntándote si serás capaz de cuidar del pequeñín. No te preocupes si no sientes un amor absoluto al instante; por lo general, se tarda semanas, incluso meses, en desarrollar un **vínculo profundo** con el bebé. Sin embargo, es muy probable que sientas la necesidad de protegerle y de permanecer junto a él desde el principio.

Prepárate para la primera vez que le veas: aparecerá cubierto de sangre y **vérnix** (la sustancia blanca y cerosa que le cubría la piel en el útero) y quizás tenga manchas de **meconio**, la primera deposición, parecida al alquitrán. Si el parto ha sido vaginal, es posible que tenga la cabeza algo ahuevada, la nariz aplastada y los ojos hinchados por la **presión del canal del parto**. Tranquila: en un par de días habrá vuelto a la normalidad.

En cuanto puedas, sostenlo contra tu pecho **piel con piel**: será muy relajante para los dos, y está demostrado que contribuye tanto a regular la **temperatura corporal** del bebé como a **estabilizar sus niveles de azúcar en sangre**. Podrá oír el sonido de tu corazón, que le recordará al entorno del útero. Al sostenerle tan cerca de ti, ambos os preparáis para el amamantamiento y, de hecho, así aumentas las probabilidades de un amamantamiento exitoso. Esta intimidad **refuerza además su sistema inmunitario**, ya que las bacterias de tu piel pasan a la suya. El contacto piel con piel del bebé con su papá también conlleva muchos de estos mismos beneficios, así que no dejes de ponerle en sus brazos.

¿Sabías que…?

✳ El llanto del bebé refleja el «acento» de su lengua materna, lo que sugiere que los bebés sintonizan con el idioma de sus padres desde el útero: los bebés franceses lloran con acento ascendente, mientras que los alemanes adoptan una inflexión descendente.

{
Aunque suele afirmarse que los recién nacidos se parecen a sus papás, los estudios revelan que no siempre es así. El parecido podría ser una ventaja evolutiva que garantiza la implicación del padre. Por lo general, son las madres las que señalan el parecido, quizás en una respuesta condicionada para que el padre tenga la seguridad de que el niño es suyo.
}

✳ Los recién nacidos no producen lágrimas «reales»: sus lagrimales no han madurado aún y producen la hidratación justa para mantener sano el globo ocular; las verdaderas lágrimas surgirán al cabo de varias semanas.

✳ Si tu bebé tiene alguna marca de nacimiento, no te extrañe: alrededor de uno de cada 10 bebés tiene alguna. Las más habituales son los hemangiomas planos y los nevos en fresa.

✳ Los bebés reconocen a su madre desde el nacimiento, tan solo por el olor y la voz. Muestran una clara preferencia por la leche de su madre y responden a su voz.

✳ La cabeza de los recién nacidos es desproporcionada: supone una cuarta parte de su longitud total, y el cerebro constituye un 10% del peso corporal. Poco a poco, el resto del cuerpo crecerá y se irá proporcionando.

Tu *bebé* de pies a cabeza

Durante sus primeras 72 horas de vida, el médico o la comadrona le practicarán un examen rutinario.

Esta revisión completa del bebé está concebida para detectar posibles anomalías lo antes posible. Además de las pruebas siguientes, le comprobarán el pulso y los reflejos, y le harán un riguroso examen visual de la piel, le contarán los dedos de pies y manos y observarán su estado general.

Cabeza
Además de medir la circunferencia craneal del bebé, examinarán las áreas blandas, o fontanelas.

Ojos Es normal que los ojos del recién nacido estén hinchados. El médico o la comadrona examinarán su aspecto y su posición, y comprobarán el reflejo rojo con un oftalmoscopio.

Orejas Las orejas adoptan múltiples tamaños y formas. Comprobarán que están en la posición correcta y que están intactas, y anotarán si hay apéndices preauriculares.

Boca Para descartar ciertos defectos físicos, le examinarán el interior de la boca y le palparán el paladar, antes de comprobar el reflejo de succión.

Abdomen
Palparán el abdomen del bebé para determinar el tamaño de los órganos internos.

Corazón y pulmones

Le auscultarán el corazón y los pulmones con un estetoscopio, para asegurarse de que todo funciona correctamente.

Cadera y columna

Comprobarán si la cadera del bebé chasquea cuando le flexionan una pierna o la hacen girar. Le pondrán boca abajo para examinarle las vértebras.

Pies

Evaluarán la forma de los pies y observarán si están doblados o girados. Durante la primera semana le extraerán sangre del talón y la analizarán para descartar diversas enfermedades metabólicas raras pero graves.

Genitales

Pueden estar inflamados, tanto si es niño como si es niña. Los examinarán para comprobar que todo es normal.

¡Hola, *bebé!*

Tras las tribulaciones del parto, tú, tu pareja
y tu bebé dispondréis de tiempo para estar juntos
a solas, rehaceros y asimilar la nueva situación.

Quizás te sientas así

Las madres pueden sentirse algo
atontadas y eufóricas durante las
primeras 24 horas después del parto.
El agotamiento se une al efecto de
las hormonas del embarazo y de los
posibles analgésicos, y las hormonas
liberadas durante el amamantamiento
elevan de forma natural el estado de
ánimo. En cuanto a los padres, también
pueden sentirse aturdidos, eufóricos y
agotados. E inmensamente orgullosos,
claro. El bebé, tras un periodo inicial
muy alerta, pasará la mayor parte del
tiempo dormido; se despertará de vez
en cuando y girará la cabeza para
buscar tu pezón. Quizás le notes más
tranquilo en tus brazos: necesita estar
cerca de ti, después de haber pasado
nueve meses dentro de tu útero. Este
periodo de recuperación es perfecto
para estar juntos y forjar vínculos.

Fascinación mutua

¡Qué difícil es dejar de mirar al bebé!
No te sorprendas si, durante unos
días, no haces otra cosa que mirarle
con embeleso. Dedica el tiempo que
necesites a conocerle, a asimilar cada
uno de sus rasgos, desde su naricita

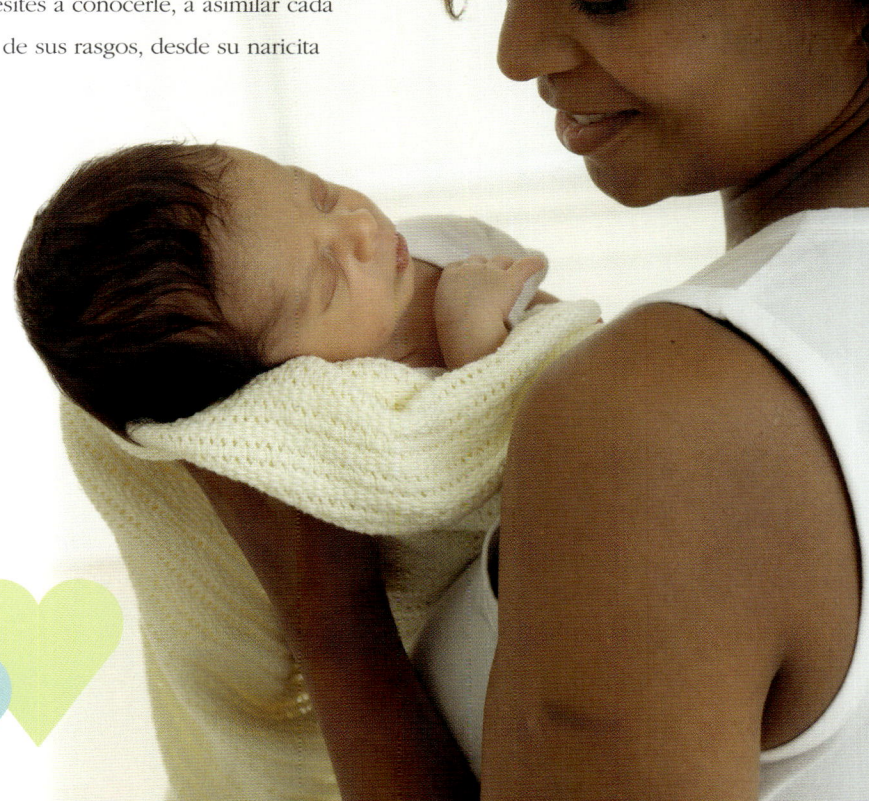

aplastada hasta sus pestañas y sus uñas diminutas. Cuando abre los ojos, los fija en tu rostro; es el principio de una fascinación mutua que crecerá hasta transformarse en un vínculo de amor.

Altibajos

Recordarás estos primeros días como un periodo de emociones intensas. Un momento te embarga la alegría de estar con tu bebé y al siguiente tratas de resolver cuestiones prácticas, como encontrar un rato para ducharte. Quizás te sorprenda lo ajeno que te resulta tu propio cuerpo, mientras te acostumbras a dar el pecho y soportas las molestias del posparto. Es posible que también te sientas extrañamente «vacía». Tranquila: los altibajos emocionales son totalmente normales.

En el hospital

El entorno ejerce una gran influencia en la experiencia posparto. En principio, aproximadamente una hora después del parto te trasladarán al ala posnatal. En función del país, el sistema médico público o privado o incluso el hospital, puede ser que te instalen en una habitación individual o compartida, donde tendrás menos intimidad. Si necesitas quedarte más de un día, tendrás que adaptarte a las rutinas del lugar. Muchas mujeres se sienten más seguras en un entorno hospitalario,

ya que tienen acceso a comadronas y médicos las 24 horas del día, además de contar con la compañía y el apoyo de otras madres y padres recientes. Si has dado a luz en casa, o si regresas a casa pronto, es probable que puedas relajarte y descansar mejor, lo que facilita la recuperación. El hecho de dormir en tu cama y de poder ir a la cocina en busca de un tentempié te ayudará a adaptarte a la nueva rutina cotidiana.

Cuando el bebé llore, confía en tu instinto y haz lo que te parezca correcto y natural.

Sueño REM

Los recién nacidos pasan la mitad de sus horas de sueño en fase REM, el doble que los adultos. Esta fase del sueño se caracteriza por una elevada actividad cerebral, y en concreto, por la estimulación de los procesos asociados al aprendizaje. Durante el sueño REM, los bebés se muestran inquietos y pueden despertarse con facilidad.

Brazos acogedores

Uno de los aspectos que preocupan más a los padres noveles es aprender a sostener y manejar al minúsculo recién nacido. Sostenle la cabeza y el cuerpo, y acerca el tuyo al suyo cuando lo recojas, para que no quede suspendido en el aire. Déjate guiar por su respuesta. A los bebés les encanta que les cojan en brazos, por lo que si parece estar cómodo, es poco probable que le estés apretando demasiado.

¡Menudos pulmones!

Estás a punto de aprender un modo de comunicación totalmente nuevo. Durante vuestro primer día juntos, oirás por primera vez un sonido que acabará siendo de lo más familiar: el llanto de tu bebé. Al parecer, estamos programados para responder con celeridad al llanto de los bebés: se trataría de una respuesta evolutiva que nos impele a ayudarlos. Cuando el bebé llore, sentirás la necesidad de tomarle en tus brazos. Y no creas que se trata de una simple reacción: es una respuesta biológica al sonido de su llanto que aumenta el flujo sanguíneo a tus senos y te hace sentir la necesidad de mecerle. Asimismo, cuando le das el pecho segregas oxitocina, que te relaja y refuerza tu respuesta maternal. Por cierto, los papás presentan el mismo instinto de protección, tanto hacia el bebé como hacia su pareja.

Cómo *calmar* al bebé

Los bebés lloran: es un hecho. La mayoría de los recién nacidos lloran entre una y tres horas diarias, porque es el único modo en que pueden comunicarse. No tardarás en entender lo que intenta decirte.

El motivo más habitual del llanto de un bebé es que tiene hambre o sed, pero también podría estar diciendo que está cansado, que tiene frío o calor, que se encuentra incómodo, que necesita un abrazo, que está aburrido o que se siente solo; o que necesita un cambio de pañal. A medida que vayas conociendo a tu bebé, entenderás mejor por qué llora y es posible que surja cierta rutina. Si llora y te consta que está limpio y cómodo y que ha comido, te resultará útil contar con algunas estrategias para calmarle. Al fin y al cabo, la clave reside en mantener tú la calma, aun cuando en ocasiones no llegues a saber siquiera por qué llora.

Fuera distracciones

Si el bebé está muy cansado, puede que le cueste dormir. Sostenle en brazos de cara a una pared blanca para eliminar distracciones, o cuelga una sábana blanca sobre el carrito o la sillita del coche (sin taparle la cara).

Palabras de consuelo

Háblale con suavidad, en voz baja y tranquila. El «shh… shh… shh…» le recordará los sonidos que oía en el útero. Si está acostado, acaríciale al ritmo de las palabras de consuelo. Cantarle y susurrarle también funcionará.

Succión

El recién nacido necesita succionar, y tu pecho o tu dedo (o un chupete) pueden tranquilizarle. La succión rítmica y profunda ralentiza su ritmo cardíaco y relaja su estómago.

Movimiento suave

Mecerle con suavidad puede obrar milagros, porque ese movimiento le recuerda a cuando estaba en el útero. Camina o siéntate en una mecedora mientras le meces. El movimiento del carrito, del portabebés o del coche puede calmarle y ayudar a conciliar el sueño. Un paseo os beneficiará a los dos: el movimiento, las vistas y los sonidos de un parque pueden ser muy relajantes para ambos.

Cerca de ti

Tú eres su mayor consuelo, así que tómale en brazos y apóyale contra ti: notará el latido de tu corazón, tu calor, y se sentirá reconfortado por tu presencia. Frótale la espalda o el abdomen con movimientos suaves y rítmicos. Es muy posible que también se calme si le llevas en un portabebés, o si te acuestas junto a él. Acostarle en la cuna o el moisés también puede funcionar, sobre todo si está cansado o sobreestimulado por la mucha atención recibida.

Ritmos relajantes

En el útero, el bebé oía el latido de tu corazón y los sonidos de tu estómago, y si lo abrazas contra ti se lo recordarás. Exponerle a otros sonidos repetitivos, como el «sonido blanco» de una lavadora, un aspirador o un secador, también puede relajarle. Puedes descargar aplicaciones para móvil o comprar CD específicos para bebés que contienen música relajante y sonidos naturales, como el del mar.

Caricias

Acaríciale la cabeza, la espalda y la cara mientras le tienes en brazos. Los masajes (pp. 148–149) pueden resultarte útiles, sobre todo si tiene cólicos o se muestra inquieto antes de acostarle.

Con frecuencia, lo único que necesita el bebé es el consuelo y la tranquilidad que encuentra en ti. Saber que estás ahí calma su llanto y le permite relajarse y descansar en la seguridad de tu amor.

✱✱ 𝒥nstintos de supervivencia

El recién nacido es incapaz de controlar sus movimientos o de buscar un lugar seguro. ¿Cómo logra sobrevivir? Mamá y papá acuden al rescate…

Al nacer, tu bebé dispone de una **serie de capacidades** que le ayudan a sobrevivir y que a ti te mueven a cuidar de él. Esos ojazos, esas manitas y ese llanto consiguen que mamá y papá se ocupen de él. El bebé nace además con una serie de **reflejos primitivos** que se remontan a nuestro pasado evolutivo; y aunque en la actualidad su grado de utilidad es diverso, algunos siguen siendo fundamentales para la supervivencia.

Los bebés nacen con unos 70 reflejos primitivos. Los más conocidos son el **de succión** y el **de búsqueda**, cruciales para la alimentación. Cuando le acaricies la mejilla, girará la cabeza en busca de alimento, ya sea del pecho o del biberón, y empezará a succionar automáticamente. El **reflejo de sobresalto (o de Moro)** se activa cuando un ruido o un movimiento le sobresalta: echa la cabeza hacia atrás, extiende los brazos y vuelve a acercarlos al cuerpo. El **reflejo de prensión** es especialmente entrañable: si colocas un dedo en la palma de su mano, lo agarrará con firmeza y no lo soltará; luego te agarrará el pelo y la ropa. Cuando le sostienes de pie sobre una superficie plana, sus piernas se mueven por el **reflejo de marcha**: aunque los bebés de esta edad aún no pueden caminar, nacen con el conocimiento innato de cómo hacerlo.

Que los reflejos del recién nacido funcionen con normalidad indica que su **sistema nervioso trabaja correctamente**, y el médico o la comadrona los comprobarán nada más nacer. A lo largo de las semanas y meses siguientes los reflejos del bebé desaparecen a medida que aprende a controlar sus movimientos; y antes de lo que piensas estará robando galletas y lanzándose a explorar el mundo que le rodea.

¿Sabías que...?

✳ Si se le sumerge en agua, el recién nacido puede contener la respiración y mover las extremidades como si nadara. ¡No lo intentes! Los reflejos de buceo y de nado son solo para la supervivencia y no significan que sepa nadar.

Hay reflejos multifunción: el de prensión es útil cuando los mamíferos necesitan aferrarse al pelo de la madre, pero también fomenta el apego y hace que los padres se sientan queridos. El de succión, crucial para la supervivencia del bebé, es también una gran fuente de consuelo.

✳ Al parecer, los bebés están diseñados para mamar acostados. Un estudio de 2008 observó que los recién nacidos utilizaban 17 reflejos para mamar si estaban acostados, y solo tres si estaban erguidos; por otro lado, las madres informaron de mayor éxito dando el pecho acostadas.

✳ Los niños nacen para la acción, para moverse, bracear y correr. Se ha comprobado que los niños más mayores que aún presentan reflejos primitivos podrían beneficiarse de más ejercicio físico, y que es probable que hayan pasado demasiado tiempo sentados en el cochecito o la trona.

✳ Los reflejos primitivos, especialmente los de búsqueda, prensión y sobresalto, indican que los bebés están diseñados para aferrarse a sus progenitores de forma pasiva. En la década de 1970, un estudio realizado en Colombia concluyó que los bebés se desarrollaban mejor si mantenían contacto piel con piel, y propuso el método de la «madre canguro» para los bebés prematuros.

Dormir como un *bebé*

La cuestión del sueño de los bebés está cargada de opiniones y consejos contradictorios. ¿Cómo saber a quién hacer caso?

Decidir dónde y cómo pones a dormir al bebé puede llegar a parecer complicado. Leerás indicaciones sobre la ropa de cama, la temperatura ambiente, los tipos de colchón y de pijamas… Muchas recomendaciones se derivan del estudio del síndrome de muerte súbita del lactante, y hay países donde los profesionales sanitarios solo pueden proponer prácticas avaladas por dichos estudios.

Nuestros padres y abuelos tenían diferentes costumbres al respecto, del mismo modo que los padres de hoy en día siguen prácticas diversas. Pensemos en la primera cama del bebé. ¿Qué es mejor? ¿Una cuna o un moisés? ¿Debe ser una de aquellas que se acoplan a la cama de los padres? ¿Debes meterle en tu cama o debe dormir en otra habitación? La respuesta depende en parte del lugar. En Japón prefieren los futones adosados, mientras que en Sudamérica, Centroamérica y el Pacífico los **bebés duermen en hamaca**: la envoltura de la tela les calma, permite que el aire circule y les mantiene boca arriba, para su seguridad; y cuando se mueven, provocan un movimiento que les mece y les tranquiliza. Algunos hospitales han incorporado hamacas a las unidades de cuidados neonatales intensivos. **Fajar al bebé con mantas** para dormir es una práctica habitual en países de la antigua Unión Soviética, Sudamérica y Oriente Medio, mientras que los indios americanos **sujetan a los pequeños en sus característicos portabebés**.

¿El bebé duerme con vosotros? Bienvenidos al grupo. Un estudio concluyó que hasta un 71% de los padres de todo el mundo duerme con su bebé en la misma cama. Hay quien lo considera excesivo, pues la cama es uno de los escasos reductos de intimidad que les quedan a los padres. Además, el colecho exige tomar precauciones: las sábanas pueden asfixiar o calentar demasiado al bebé, papá o mamá podrían aplastarle, o podría quedar encajado entre la cama y la pared. Aun así, en muchos países, como Japón y

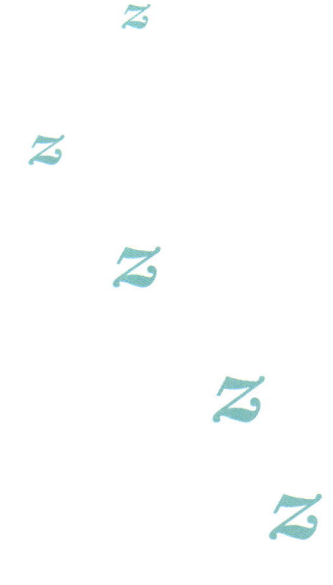

> Los defensores del colecho creen que contribuye a que el bebé se sienta seguro, lo que favorecerá su autonomía cuando crezca.

China, **el colecho es una práctica habitual** hasta que el bebé es ya un niño o incluso un adolescente: se considera que no dormir con los hijos es de malos padres.

Los defensores del colecho han aportado datos que muestran que las **tasas de muerte súbita del lactante más bajas del mundo industrializado** se dan en países donde esta práctica es habitual; se cree que dormir juntos ayuda al bebé a regular su temperatura corporal y que el sonido de la respiración y el movimiento del pecho del adulto facilitan que el bebé adopte las mismas pautas.

Con todo, no te preocupes ni te sientas culpable si perteneces a la multitud de madres y padres que no conciben la idea de compartir cama con su bebé cada noche. Para muchos, trasladar al bebé a **una cuna en otra habitación** es un hito que representa la reconquista de la autonomía. Cuando el bebé está bien instalado en su habitación, los padres pueden retrasar el momento de irse a dormir (el colecho implica no dejar jamás al bebé solo en la cama), recuperan la intimidad adecuada para las relaciones sexuales, o incluso pueden volver a leer en la cama con la luz encendida. Muchos padres prefieren ser **independientes de sus hijos por la noche**, porque creen que así fomentan su autonomía, y en cambio, si les sobreprotegen, no aprenderán a estar solos y dependerán siempre de ellos.

La frecuencia con que se espera que un bebé duerma, descanse y sea estimulado afecta a los patrones de sueño. En EE UU se espera que los bebés estén activos, aprendan y pasen tiempo alejados de sus padres, lo que implica que duermen menos que, por ejemplo, los bebés en China, don-de se insiste más en **el descanso y la tranquilidad**, la protección y la dependencia. En Guatemala, ciertos pueblos dejan que los niños duerman cuando y donde les plazca. En EE UU y Reino Unido, las familias tienden a establecer **rituales para ir a dormir**, que anuncian al bebé que está a punto de separarse de los padres.

Puede que la expectativa que encuentre más dificultades sea la de que el bebé **duerma toda la noche de un tirón**, un anhelo común a la mayoría de los padres. Los expertos sostienen que, biológicamente, el bebé no está preparado para ello hasta que cumple un año, y hasta entonces seguirá despertándose en busca de comida e interacción socioafectiva; está programado para la comunicación sensorial (táctil, visual, auditiva, olfativa) incluso por la noche.

> Los primeros días son de adaptación: aceptar la inevitabilidad de las interrupciones del sueño reduce notablemente el estrés.

Aunque le podéis «entrenar» para que no os moleste por la noche, recuerda que, en cierta medida, **despertarse por la noche es propio del ser humano**. Al nacer, los bebés no están preparados para funcionar de forma autónoma, y como la separación de sus cuidadores es una de las situaciones más amenazantes para su vida, es normal que su cerebro y su sistema nervioso estén programados para protestar. Si estás estresada porque tu bebé no duerme, muchas madres expertas te dirán que hagas caso omiso de las tablas y programas de sueño, que no harán más que confundirte, y que **hagas lo que te parezca adecuado para ti y para tu bebé**, ya sea calmar el llanto o llevártelo a la cama contigo. Mientras esté seguro, seco, satisfecho y sano, tu sistema para ayudarle a dormir no le provocará ningún efecto negativo a largo plazo.

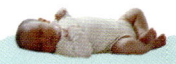

Dar el pecho

Tu cuerpo sigue alimentando al bebé también después de nacer, cuando pasa de alimentarle por la placenta a proporcionarle leche. La producción de leche está en marcha y tus senos están preparados para la tarea.

Aunque la leche tarda unos días en subir, es buena idea empezar a dar el pecho ya, porque al principio segregarás calostro, cuya producción empieza ya a la mitad del embarazo. Al calostro se le llama «oro líquido», por lo extraordinario de su composición; es amarillento y se segrega en cantidades diminutas. El bebé no ingerirá más que el equivalente de unas cuantas cucharaditas de postre, ideal para su pequeño estómago.

Oro líquido

El calostro es rico en nutrientes, contiene el triple de proteínas (incluidos todos los aminoácidos esenciales) que la leche madura, y está cargado de vitaminas y minerales liposolubles. Es pobre en hidratos de carbono, grasa y lactosa, y rico en sodio, potasio y colesterol, que contribuyen al desarrollo del corazón, el cerebro y el sistema nervioso. El calostro actúa además como laxante y estimula el avance del meconio, por lo que reduce el riesgo de ictericia.

La hora de la leche

La frecuente succión de los primeros días estimula la producción de leche, y entre el tercer y el quinto día te «subirá». Esta primera leche, o leche de transición, tiene menos proteínas y anticuerpos que el calostro, pero es muy rica en grasa, calorías y lactosa, para satisfacer las necesidades cada vez mayores. Será su alimento durante la siguiente semana, hasta la llegada de la leche «madura». La cantidad de leche aumenta, por lo que puede que te moleste la sensación de tener los senos demasiado llenos. Dejar que el bebé mame alivia la presión y contribuye a equilibrar la producción.

Comida de dos platos

La composición de la leche cambia durante la toma. Al principio es más líquida, para saciar la sed del bebé. Cuando la succión activa el reflejo de bajada de la leche, se vuelve más espesa y aporta al bebé la energía y las proteínas que necesita para crecer y desarrollarse, al tiempo que le sacia.

Refuerzos inmunitarios

Además de anticuerpos, la leche materna contiene lactoferrina (que combate las infecciones), lisocima (que acentúa la actividad de los anticuerpos), mucinas (que se adhieren a los microbios para eliminarlos) y leucocitos (que combaten activamente los gérmenes). Así pues, dar el pecho es una de las mejores maneras de reforzar la salud del bebé.

Un banquete cambiante

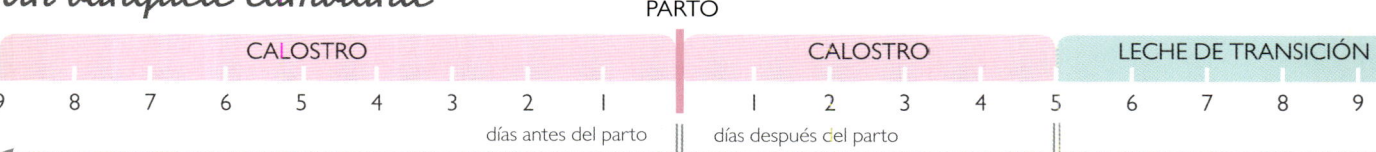

	PARTO		LECHE DE TRANSICIÓN
CALOSTRO	CALOSTRO		

9 8 7 6 5 4 3 2 1 | 1 2 3 4 5 | 6 7 8 9

días antes del parto | días después del parto

Los senos empiezan a producir calostro en algún momento del segundo trimestre.

El calostro está cargado de leucocitos y anticuerpos.

El volumen y la naturaleza de la leche cambian a lo largo de estos 10 días.

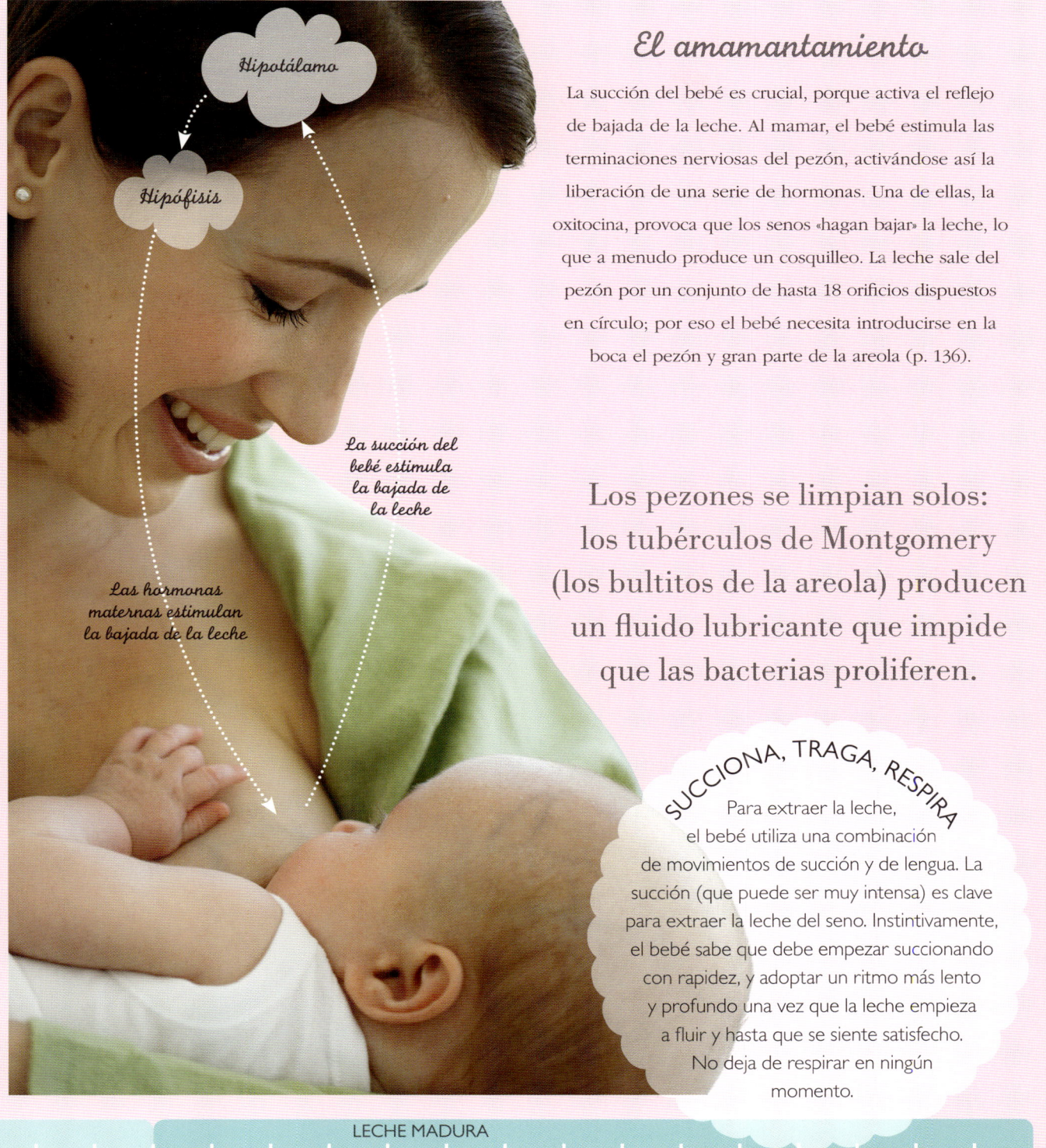

Hipotálamo

Hipófisis

La succión del bebé estimula la bajada de la leche

Las hormonas maternas estimulan la bajada de la leche

El amamantamiento

La succión del bebé es crucial, porque activa el reflejo de bajada de la leche. Al mamar, el bebé estimula las terminaciones nerviosas del pezón, activándose así la liberación de una serie de hormonas. Una de ellas, la oxitocina, provoca que los senos «hagan bajar» la leche, lo que a menudo produce un cosquilleo. La leche sale del pezón por un conjunto de hasta 18 orificios dispuestos en círculo; por eso el bebé necesita introducirse en la boca el pezón y gran parte de la areola (p. 136).

Los pezones se limpian solos: los tubérculos de Montgomery (los bultitos de la areola) producen un fluido lubricante que impide que las bacterias proliferen.

SUCCIONA, TRAGA, RESPIRA

Para extraer la leche, el bebé utiliza una combinación de movimientos de succión y de lengua. La succión (que puede ser muy intensa) es clave para extraer la leche del seno. Instintivamente, el bebé sabe que debe empezar succionando con rapidez, y adoptar un ritmo más lento y profundo una vez que la leche empieza a fluir y hasta que se siente satisfecho. No deja de respirar en ningún momento.

LECHE MADURA

| 12 | 13 | 14 | 15 | 16 | 17 | 18 | 19 | 20 | 21 | 22 | 23 | 24 | 25 | 26 | 27 | 28 | 29 | 30 |

días después del parto

Tu alimentación afecta a la leche que produces, y sabe diferente cada día.

Posturas para amamantar

Una vez tengas práctica dando el pecho, podrás hacerlo en el lugar y la postura que te resulten más cómodos. Durante las primeras semanas, es probable que debas hacerlo hasta una hora seguida, por lo que debes encontrar una postura (hay varias) que te permita relajarte y que no te provoque dolor de brazos, cuello o espalda.

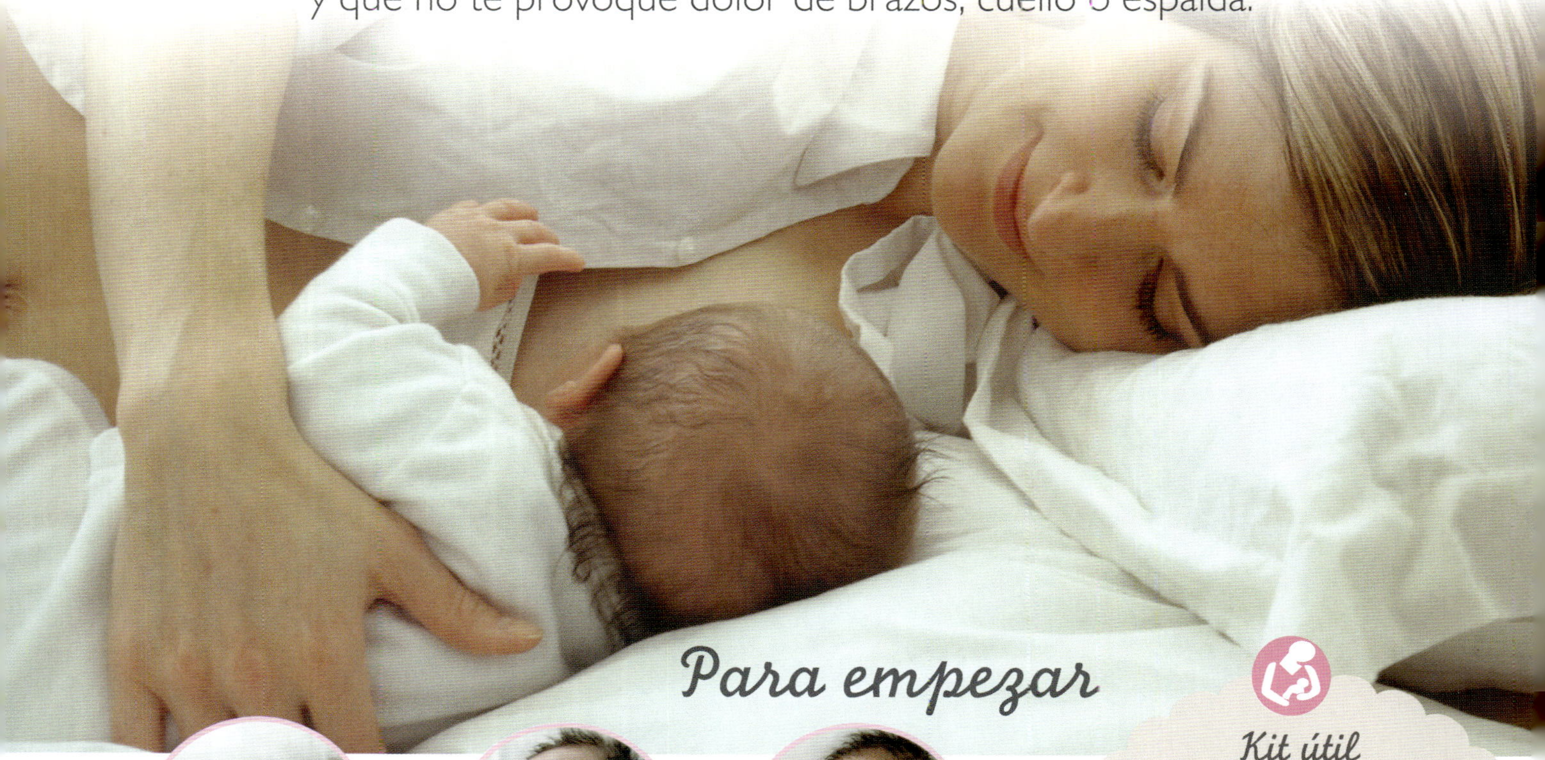

Para empezar

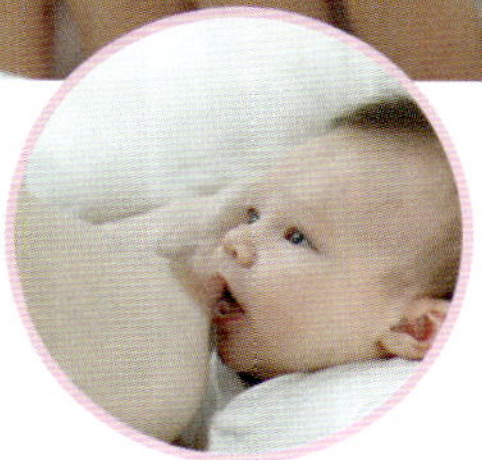

Colocación
Rozando con el pezón los labios del bebé, conseguirás que abra bien la boca.

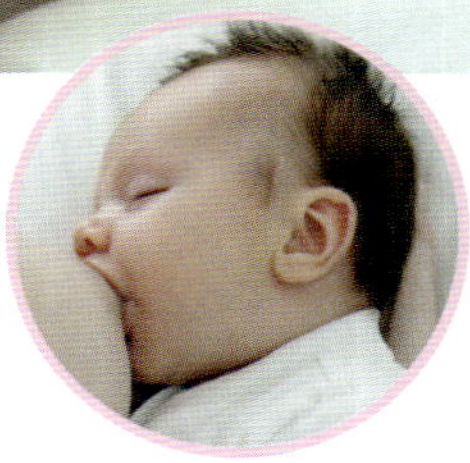

Acople
Cuando la haya abierto del todo, llévala rápido al pezón, de modo que abarque tanta areola como sea posible.

Y… fin
Deslízale un dedo en la boca para interrumpir la succión y sepárale rápido la cabeza del pecho.

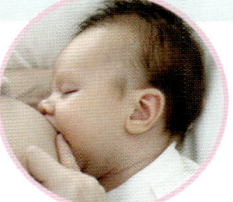

Kit útil
Los **cojines de lactancia** se adaptan a todas las posturas, pero también puedes utilizar cojines normales. Con **gasas o pañuelos de tela** podrás secar la leche y taparle la cabeza al bebé para ayudarle a centrar su atención. Las **cremas de lanolina** van de maravilla, porque hidratan, alivian y protegen los pezones irritados.

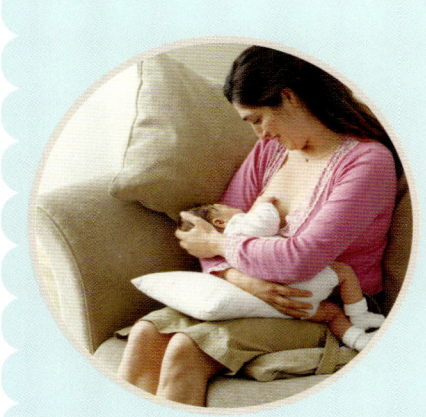

Agarre tradicional

Probablemente será la postura que uses con mayor frecuencia, sobre todo en público. Ponte cómoda en una silla con un cojín en la zona lumbar, para quedar bien derecha y apoyada. Levanta al bebé y acércalo al pecho, para que quede de cara a ti y perpendicular a tu cuerpo. Recuéstale la cabeza en el hueco de tu brazo. Mientras sea muy pequeño, tal vez necesites apoyarle en almohadas para que quede al nivel del pecho.

Agarre de rugby

Esta postura es cómoda cuando se da el pecho en la cama o el sofá, con abundantes almohadas o cojines al lado. Recuesta al bebé sobre tu antebrazo, con las piernas plegadas a tu lado y sobre las almohadas. Acércalo al pecho, con la cabeza y el cuello apoyados en tu mano. Esta postura es ideal después de un parto por cesárea, porque el abdomen no soporta peso alguno.

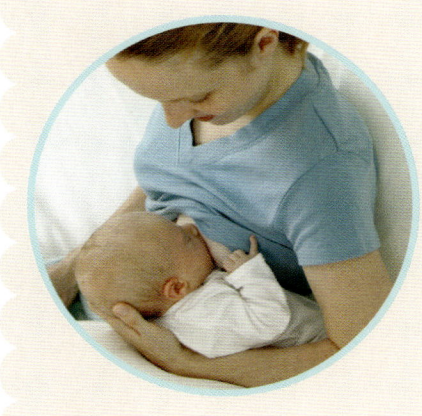

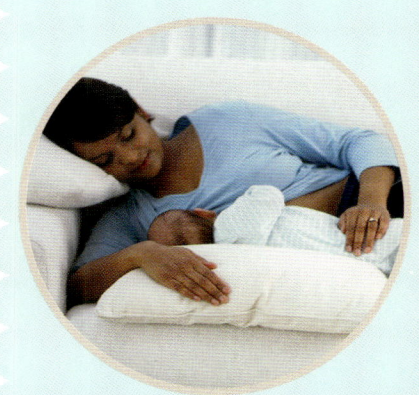

Agarre reclinado

Tendida junto al bebé es un modo fantástico de dar el pecho, sobre todo por la noche, pues te permite quedarte en la cama. Acércatelo al pecho (acuéstalo quizás sobre una almohada para que quede a la altura correcta), con su tripita junto a la tuya, y sujétalo con el brazo para impedir que ruede. Cuando quieras cambiarle de pecho, tendrás que darte la vuelta, así que mueve con cuidado al bebé y recupera la postura.

Paciencia

Dar el pecho requiere práctica, por lo que no te desanimes si no acaba de ir bien las primeras veces. Es posible que los pezones te duelan hasta que se acostumbren, pero si el dolor es excesivo, quizás sea porque el bebé no se acopla bien. Pregunta a la comadrona o al médico si es necesario.

Al aire libre

Las madres dan el pecho con normalidad en clínicas, grupos de juego y clases para bebés, por lo que no tienes por qué preocuparte por dar el pecho en público. El agarre tradicional resulta especialmente práctico. Una chaqueta larga, un chal o una camiseta de lactancia te ayudarán a sentirte menos expuesta; y puedes practicar frente a un espejo para comprobar lo que se ve (o no).

¿SABÍAS QUE…?

En Reino Unido, entre 2005 y 2010, el porcentaje de recién nacidos que empezaron tomando el pecho ascendió del 78 al 83%.

Usar distintas posturas te ayuda a vaciar completamente los pechos.

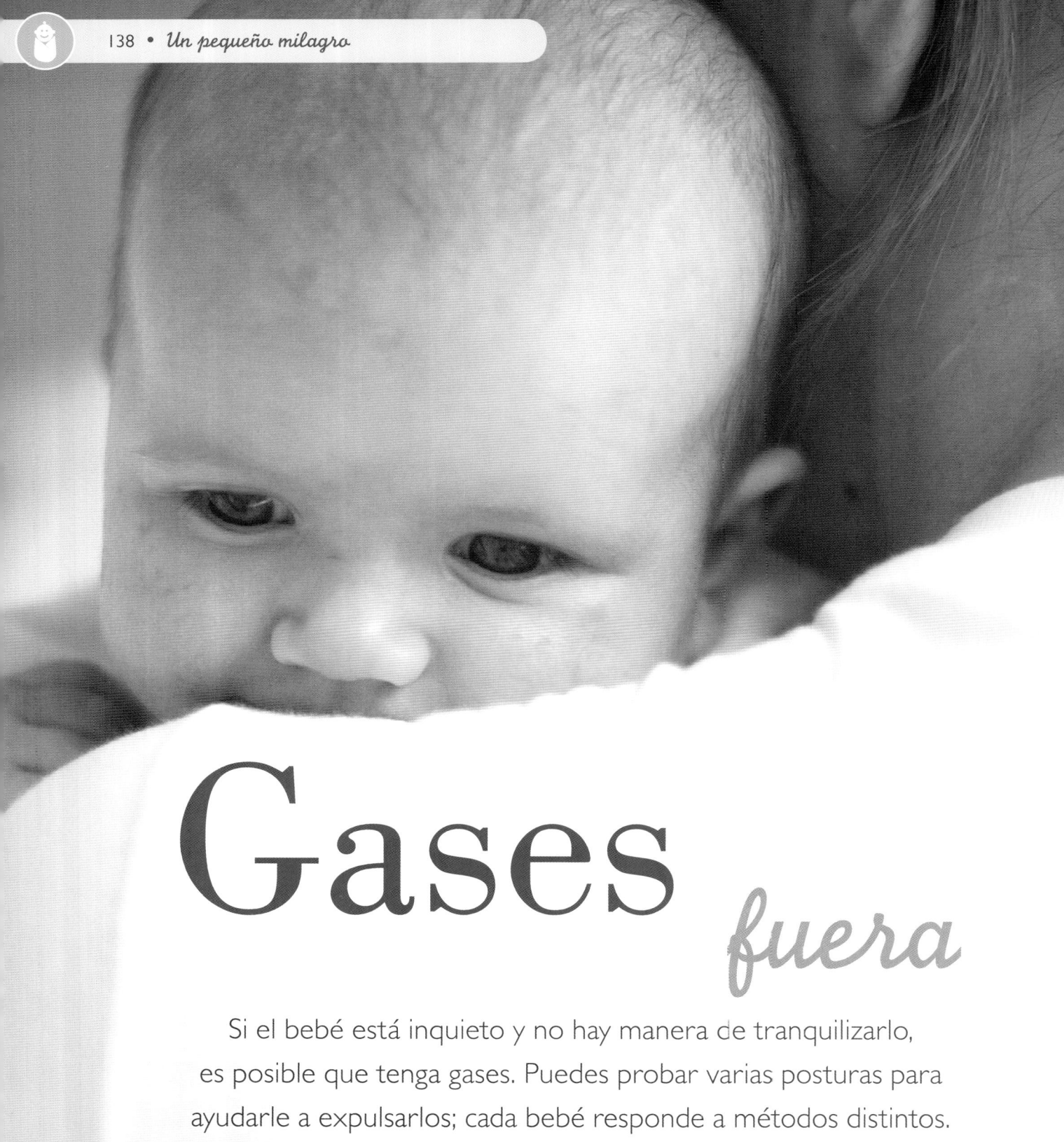

Gases *fuera*

Si el bebé está inquieto y no hay manera de tranquilizarlo,
es posible que tenga gases. Puedes probar varias posturas para
ayudarle a expulsarlos; cada bebé responde a métodos distintos.
Experimenta con estas posturas para ver cuál le va mejor.

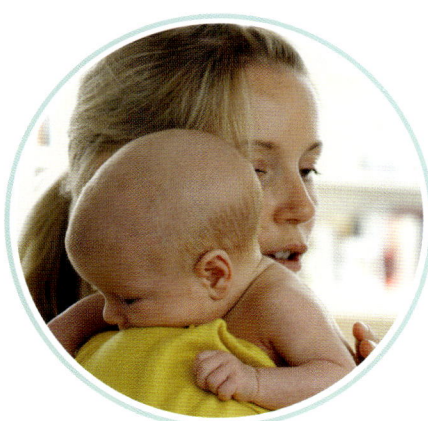

Apoyado en el hombro

Colócalo de modo que su abdomen (no su pecho) descanse sobre tu hombro y golpéale con suavidad la espalda para movilizar los gases. Es una postura cómoda y relajante, y te permite caminar durante la operación.

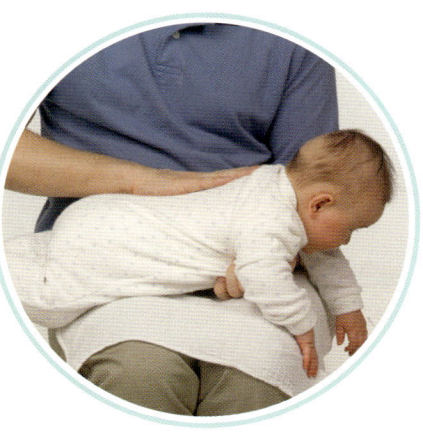

Tendido en el regazo

El propio peso del bebé le presiona el abdomen. Sostenlo a la altura de las axilas y frótale la espalda para movilizar los gases.

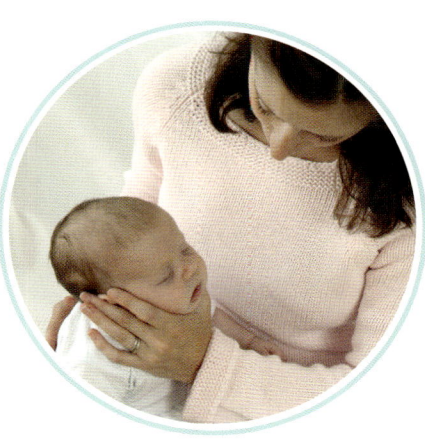

Sentado y alzando la barbilla

Estirarle el cuerpo puede ayudarle a expulsar los gases. Siéntalo y ve inclinándolo hacia delante mientras lo sujetas y le subes la barbilla. Frótale la espalda con movimientos circulares firmes.

> No importa por dónde expulse los gases, siempre que acaben saliendo.

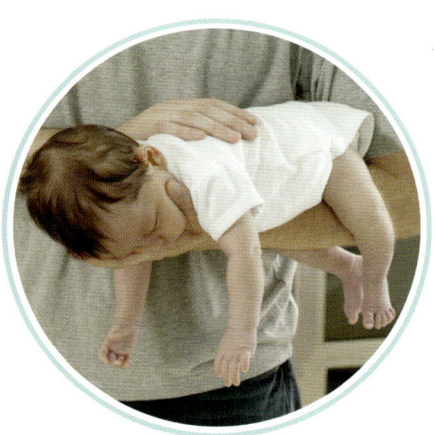

Tendido en el antebrazo

A los bebés les gustan las vistas que les ofrece esta postura. Apóyalo contra el ángulo de tu codo y con el abdomen a lo largo de tu antebrazo y frótale la espalda. Caminar también puede ayudarle a expulsar los gases.

Pedalear en el aire

Es una manera divertida de expulsar el aire y aliviar el dolor de tripa. Estírale una pierna mientras le acercas la otra al cuerpo al tiempo que la flexionas; alterna las piernas para emular el pedaleo.

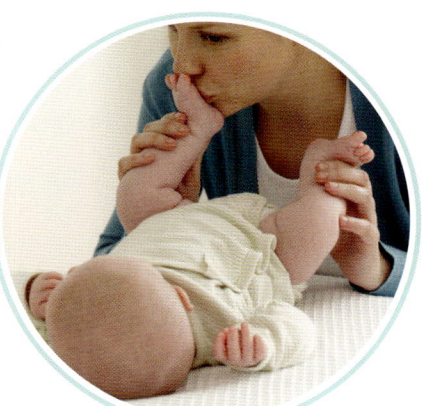

Piececitos contra nariz

Llevándole los deditos de los pies a la nariz le aliviarás el dolor de los gases. Tiéndelo en el suelo o en tu regazo y échale las piernas atrás hasta que los dedos de los pies le toquen la nariz. Es tan efectivo como divertido.

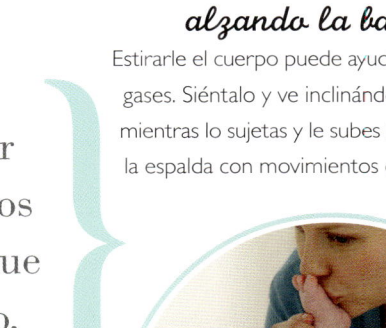

La hora del biberón

La mayoría de los bebés tomarán el biberón antes o después, ya sea desde el principio, al retirarle el pecho o cuando mamá regrese al trabajo. Papá, ponte las pilas: ¡ahora te toca a ti!

Enseñar al bebé a tomar el biberón puede ser enormemente beneficioso para ti, para el bebé y para tu pareja. Si no le das el pecho, aprenderá a tomar el biberón desde el primer día, pero si le amamantas, puede que le cueste más. Alimentar al bebé es una experiencia maravillosa que refuerza el vínculo entre ambos, y una de las mayores ventajas del biberón es que permite que tu pareja (y otros, como abuelos, tíos o amigos) tenga la oportunidad de disfrutar de ella. Resulta liberador pensar que su alimentación no solo depende de ti, día y noche; y ello significa que, de vez en cuando, ¡incluso podrás salir a cenar! El biberón permite que el bebé forje vínculos con ambos progenitores y flexibiliza tu vida.

Del pecho al biberón

Cuando el bebé se haya acostumbrado a tomar el pecho (normalmente hacia las seis semanas), puedes intentar extraerte leche. Puede que necesites grandes dotes de persuasión para que el bebé acepte el biberón, y tal vez al principio prefiera que se lo dé otra persona, pues te asocia con el pecho y huele tu leche, lo que puede irritarle.

Labores de extracción

El proceso de extraerse leche es fácil, indoloro y relativamente rápido. Si la intención es hacerlo esporádicamente, te bastará con un sacaleches manual; pero si quieres hacerlo con regularidad, por ejemplo porque vuelves al trabajo, quizás sea buena idea invertir en un sacaleches eléctrico, más rápido y eficiente. El momento ideal para hacerlo es por la mañana, cuando el bebé haya terminado de mamar, porque la leche será más rica y nutritiva. Los senos se autorregulan, por lo que si te acostumbras a extraerte leche cuando el bebé haya terminado de mamar, tu cuerpo se acostumbrará a producir más leche en ese momento del día.

Ante todo, comodidad

Al bebé le encanta estar cerca de ti mientras le alimentas. Asegúrate de tener la espalda bien erguida y eleva al bebé hasta la altura del pecho para que pueda mirarte a los ojos; apóyalo sobre una almohada para no tener que encorvarte. Háblale mientras le alimentas y dale un respiro si necesita descansar o expulsar gases. Y ve cambándole de lado para descansar alternativamente los brazos.

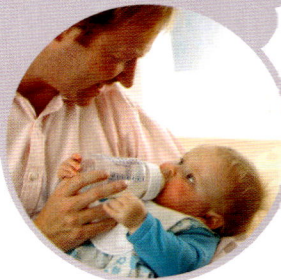

La etiqueta de la leche

Tras extraerte la leche, debes guardarla en la nevera (o el congelador) para que no se estropee. Puedes conservarla en la nevera hasta cinco días, en bolsas estériles sellables. Si el bebé no se acaba una dosis, tendrás que tirar el resto. Si usas leche preparada, debes prepararla cada vez; si la compras en envases ya preparados, puedes guardarlos en la nevera hasta 24 horas una vez abiertos. La leche puede darse templada, fría o a temperatura ambiente.

Congelar

Puedes conservar la leche en la nevera entre tres y cinco días, o en el congelador hasta seis meses; compra bolsas estériles y sellables. No es seguro congelar la leche preparada.

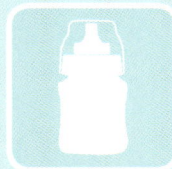

Esterilizar

Debes limpiar y esterilizar con cuidado sacaleches, biberones y tetinas hasta que el bebé tenga, al menos, un año. Puedes comprar un esterilizador o esterilizar el material en el lavavajillas (con el agua lo más caliente posible) o hirviéndolo en una olla durante 10 minutos.

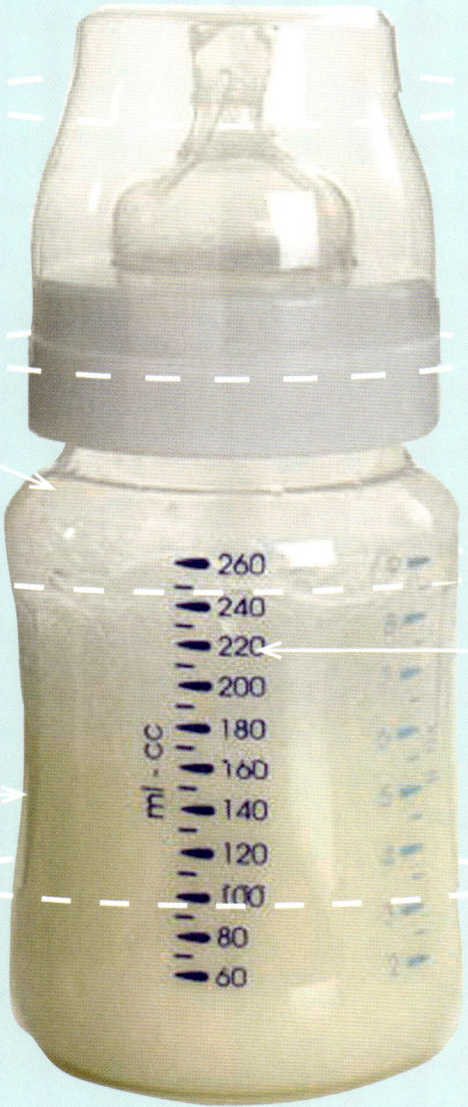

Preparación del biberón

1. Hierve agua y luego deja que se enfríe una media hora.

2. Pasa el agua hervida ya templada a un biberón limpio.

3. Añade la cantidad adecuada de cucharadas rasas de leche en polvo.

4. Cierra bien la tapa y agita el biberón para mezclar bien.

5. Antes de dárselo al bebé, comprueba la temperatura del biberón en tu piel.

Medidas

La precisión es crucial con la leche preparada: si la cargas demasiado, el bebé puede deshidratarse; si no la cargas bastante, se quedará con hambre. Las marcas suelen admitir unos 30 ml de agua por cucharada. En general, un bebé debería tomar entre 150 y 200 ml de leche preparada por kilo de peso.

Alimentos energéticos
para mamá

Como madre reciente, necesitas toda la energía que puedas obtener. No tengas prisa por perder los kilos del embarazo; come alimentos nutritivos y energéticos a intervalos regulares y acelerarás tu recuperación posparto.

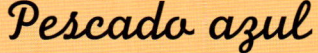

Pescado azul	Carne	Lácteos bajos en grasa

 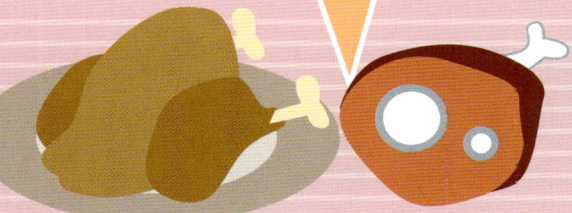 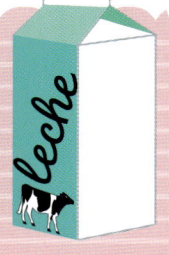 

El pescado azul —atún, bonito, salmón, sardinas, arenques— es rico en un ácido graso (ácido docosahexaenoico o **DHA**), crucial para la función cerebral y la salud cardiovascular. Se ha comprobado que además contribuye a **prevenir la depresión posparto** y a **mejorar el estado de ánimo.** Limítalo a unos 340 g semanales para evitar una sobreexposición al mercurio. Los huevos enriquecidos con omega-3 son otra fuente de DHA.

El déficit de hierro a causa de las pérdidas de sangre durante el parto puede dejarte sin fuerzas. La ternera magra es **rica en hierro,** y te ayudará a recuperar los niveles saludables. Por otro lado, toda la carne contiene **proteínas, que reparan el cuerpo** (también las proteínas vegetales), por lo que inclúyela en tu dieta para rehacerte tras el esfuerzo del parto.

Si das el pecho, la leche tendrá la misma calidad independientemente de lo que comas, porque tu cuerpo prioriza los nutrientes para el bebé y obtiene de tu organismo lo que falte en tu dieta. Ingerir abundantes **alimentos ricos en calcio,** como **yogur, leche y queso** (además de verduras de hoja verde), garantizará que tus huesos sigan fuertes.

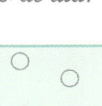

Eres 2/3 de agua

Procura beber alrededor de 1,2 litros de líquido al día.

Otros líquidos

No tienes por qué limitarte al agua: la leche y los zumos también cuentan.

La deshidratación es una de las principales causas de falta de energía, así que procura ingerir líquidos. Si no sueles beber agua, añádele una rodaja de limón o lima para darle sabor. Además, obtendrás alrededor de un litro de agua a través de la comida.

Aunque parezca contradictorio, beber mucha agua previene la retención de líquidos.

Cereales integrales

Fruta y verdura

Chocolate negro

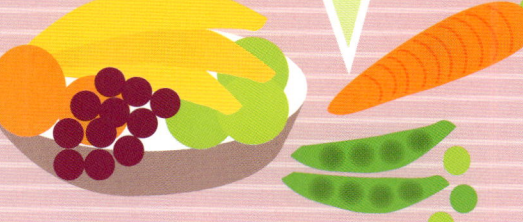

Cuidar de un recién nacido supone perder muchas horas de sueño reparador, por lo que necesitas comenzar el día con una **buena dosis de energía.** Los cereales integrales **proporcionan energía,** y muchos de ellos están enriquecidos con vitaminas y nutrientes esenciales. Si hace frío, prueba la crema de avena con arándanos, ricos en antioxidantes.

Una pieza de **fruta** te dará energía inmediatamente y además te aportará **fibra,** que mantiene en movimiento tu tracto digestivo. Las **verduras de hoja verde,** como las espinacas, las acelgas y el brócoli, están cargadas de **vitaminas (A y C), hierro y calcio,** por lo que son un perfecto alimento posparto.

El chocolate negro de alta calidad (con un **mínimo de 70% de cacao) es un placer muy beneficioso. Puede mejorar tu estado de ánimo, porque **aumenta los niveles de serotonina** en el cerebro; según algunos estudios, activa además la liberación de **endorfinas,** que actúan como antidepresivos. Sin embargo, el chocolate contiene cafeína, por lo que escoge bien el momento del día en que disfrutas de él.

Papá lo hace así…

Papá, arremángate y únete al club de los padres del siglo XXI,
que participan activamente en la crianza de sus bebés.

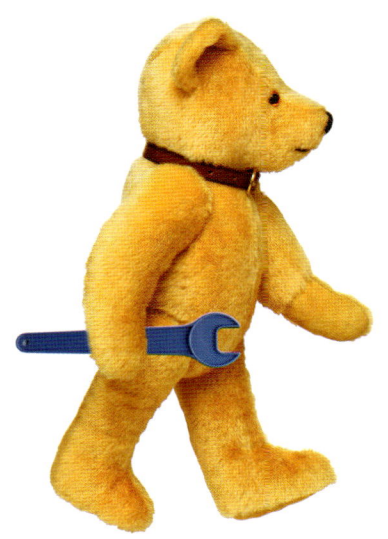

Los papás que se implican activamente en la crianza de su bebé no solo contribuyen al desarrollo físico y mental de su hijo, sino que además tienen la llave de la solidez de la unidad familiar e incluso de la conducta futura del niño y de sus posibilidades de éxito en la vida. Los niños cuyos padres se vincularon estrechamente con ellos a una edad temprana tienden a tener más éxito académico y más seguridad emocional, y son menos propensos al consumo de alcohol o drogas y a las acciones delictivas. ¿Te parece poca presión? Quedan muy lejos aquellos días en que se esperaba que los padres se limitaran a **proteger, sustentar y disciplinar** a sus hijos, sin implicarse en absoluto en su crianza.

El desarrollo cerebral y emocional del niño está relacionado con la implicación del padre durante sus primeros años.

Sin embargo, ¿se trata únicamente de repartir las tareas, de compartir las responsabilidades más penosas, de colaborar con las exigencias prácticas de tener un bebé? Al contrario: los expertos afirman que el padre es indispensable, ante todo, para el establecimiento de vínculos afectivos. Que conste que hablamos del **cariño** de toda la vida. Y esto puede ser un reto para algunos, cuyos padres quizás no se vincularon con ellos, encorsetados por las costumbres de otra generación.

Los expertos insisten en que no hay que intentar convertirse en una especie de «segunda madre». Eres el padre, así que hazlo a tu modo: eso es lo que necesita el bebé. Las madres suelen ser más organizadas y, por ejemplo, se anticipan a la necesidad de sueño, consuelo o entretenimiento del bebé. Los padres tienden más a improvisar, bajo el lema de que si te falta algo, siempre puedes comprarlo. Los hombres juegan más **«a lo bruto»** con sus hijos, y alientan una conducta más arriesgada. Asimismo usan un **vocabulario distinto**, a menudo con palabras más complejas (las madres, en cambio, simplifican su vocabulario), con lo que ayudan al niño a ampliar su léxico. Todas estas diferencias se complementan, no se contradicen, y los bebés se benefician así de ambos estilos de crianza. Mamá es el ying y papá es el yang.

Los padres que se familiarizan con su bebé y sintonizan con sus necesidades se sienten más seguros en la relación con su hijo.

Forjar un vínculo afectivo puede ser sencillo: darle el biberón de la noche, bañarle, esconderte para provocar una sonrisa… Puedes llevar al niño en un portabebés, cantarle, leerle y escuchar música con él. Si quieres forjar un vínculo realmente especial, podrías empezar una actividad nueva con él, como natación para bebés o **lenguaje de signos para bebés**. Los bebés usan las manos para expresar necesidades y emociones, y si entiendes y utilizas ese lenguaje, estaréis más unidos.

Investigadores canadienses e israelíes han hallado que los hombres también experimentan un aumento de hormonas «afectivas» cuando nacen sus hijos. Incluso durante el embarazo de sus parejas, los hombres sufren cambios en sus niveles de cortisol, la hormona del estrés, y de prolactina, asociada a la crianza. Al mismo tiempo, experimentan una subida de la oxitocina, una hormona que puede **diluir la actitud de macho alfa** de los hombres y fomentar una conducta más orientada a la crianza. Es una respuesta evolutiva que transforma a los «muchachos» en padres.

Pese a todo, muchos padres pueden sentirse realmente abrumados ante la responsabilidad económica y emocional que supone la paternidad. Tradicionalmente se ha asociado la **depresión posparto** a las madres, pero los expertos creen que es posible que hasta uno de cada cuatro padres la sufra también. Por lo tanto, si acabas de ser padre y sufres cambios de humor o ataques de pánico, o sientes ganas de llorar, no te preocupes, es normal, pero es importante que hables de ello con tu pareja, con un amigo de confianza, con tu médico o incluso con tu jefe. **Los padres necesitan tanto apoyo** como las madres, y también tiempo para descansar.

Quizás puedas inspirarte en cómo lo hacen los padres de otras partes del mundo. Al parecer, los padres suecos son los más «implicados» de Europa, en parte porque disfrutan de la **baja de paternidad** más prolongada. En general, en los países del norte de Europa los padres tienden a implicarse más que en los del sur de Europa, como Grecia, donde **las familias son más extensas** y las abuelas, tías y hermanas contribuyen mucho a la crianza de los niños.

De todas maneras, a lo largo de las últimas décadas y en todo el mundo se ha visto un aumento del grado de implicación de los padres. Entre los años 1965 y 2000, en EE UU, los padres casados **duplicaron con creces el tiempo** que dedicaban a las actividades de crianza, pasando de 2,6 a 6,5 horas semanales. En Reino Unido, los padres de las familias biparentales se encargan de un 25% de las actividades relacionadas con la crianza de los hijos durante la semana, y del 30% durante el fin de semana. Los hombres aka, un pueblo nómada congoleño, pasan con los bebés el 47% de su tiempo: **los toman en brazos, los mecen y juegan** con ellos al menos cinco veces más que los padres de otras sociedades. Seguro que saben que han dado en el clavo; así que toma ejemplo, arremángate, vincúlate y disfruta de tu faceta de padre.

Con los cinco *sentidos*

Tu bebé ha llegado a un mundo asombroso y está deseando explorarlo. Sus órganos sensoriales empezaron a desarrollarse ya en la sexta semana de embarazo, y está preparado para aprender.

Oír para creer

Los ruidos inesperados pueden sobresaltar al bebé, que, en cambio, se tranquiliza con los zumbidos constantes. Las voces familiares que ya oía en el útero también le tranquilizan, porque sabe que le proporcionan alimento y consuelo. Cuando nacen, los bebés aún no coordinan la vista y el oído, por lo que no miran hacia el lugar de donde procede un sonido. Escuchar música le ayudará a afinar el oído.

Con mucho tacto

Durante los primeros tres meses, el bebé explorará por primera vez las distintas texturas del mundo que le rodea. Te buscará a ti por la calidez de tu tacto, y le enseñarás que con él se puede transmitir amor, consuelo y tranquilidad. Se ha demostrado que los bebés que reciben caricias enferman menos y sonríen más, y que los que reciben masajes se desarrollan más rápidamente. Por si necesitabas una excusa para achucharle aún más...

Sabores

Obviamente, el bebé se alimenta de leche y está programado para disfrutar de su dulce sabor. Más adelante, cuando empiece a comer, es posible que se muestre más abierto a otros sabores si ha tomado el pecho, porque se habrá acostumbrado a los cambios de sabor en función de tu dieta.

Tu aroma

Instintivamente, el bebé se aleja de los olores desagradables y se siente atraído por los agradables. Reconocerá tu olor natural y la fragancia de los cosméticos que uses; sabrá que eres tú aunque no pueda verte.

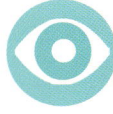

Y se hizo la luz

Los ojos del recién nacido son muy sensibles a la luz, por lo que es más probable que abra los ojos en la penumbra. Al nacer son muy miopes y ven mejor a una distancia de 20 a 30 cm, lo cual es perfecto para mirar tu rostro mientras le das el pecho. Al principio, sus ojos están descoordinados, por lo que es posible que vea doble, y su capacidad para percibir los colores se irá desarrollando durante los primeros cuatro meses. Además de las caras, lo que más le gusta mirar son los contrastes cromáticos.

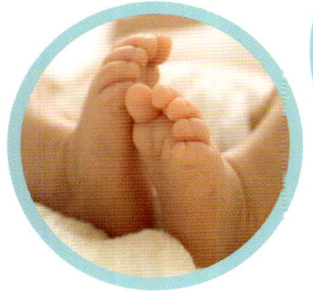

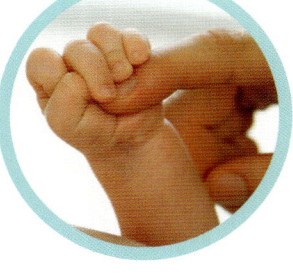

El sentido del olfato de un bebé de una semana es tan agudo que puede distinguir la leche de su madre de la de otra mujer.

Los sentidos del bebé

Oído

Este sentido se desarrolla en el útero, pero al nacer, el bebé no puede distinguir aún sonidos particulares si hay mucho ruido de fondo. Su función auditiva no madurará hasta al cabo de cinco o seis meses.

Tacto

Los bebés utilizan el tacto para explorar su entorno inmediato. Sus receptores táctiles más sensibles se encuentran en y en torno a la boca.

Movimiento

La estancia en el útero acostumbra al bebé al movimiento del cuerpo de la madre; por eso se tranquiliza cuando le mecen.

Presión y temperatura

Los receptores de la piel perciben la presión, el calor y el frío. Pero aunque el bebé perciba la temperatura, aún no puede decir si tiene demasiado calor o frío.

Rango de visión del recién nacido; 20-30 cm

Vista

Los músculos oculares del recién nacido son débiles e incapaces de enfocar, pero se desarrollarán en cuestión de semanas. A los tres meses ya puede mirarse las manos cuando las usa; este paso crucial le permite descubrir la asombrosa destreza de las manos y le ayuda a desarrollar la coordinación visomanual.

Gusto y olfato

Los recién nacidos tienen las papilas gustativas plenamente desarrolladas; en un primer momento están programadas para preferir los sabores dulces y rechazar los amargos, pero a medida que crecen sus preferencias evolucionan.

¿SABÍAS QUE...?

Además de los cinco sentidos básicos, el bebé nace con la capacidad de percibir gran cantidad se sensaciones, como el calor, el dolor, la gravedad y el movimiento. A las seis semanas se aprecian en el feto rudimentos de ojos, orejas y extremidades.

En la boca

Durante los próximos meses, el bebé se lo llevará todo a la boca, explorando texturas, formas y sabores.

El poder del *tacto*

Tanto si decides llevar al bebé a sesiones de masaje como si optas por un método más casero, no dudes de que notarás en ti y en tu bebé el poder relajante del tacto.

Te aconsejamos esperar hasta que el bebé tenga unas seis semanas, cuando ya dispondrás del tiempo y la energía necesarios para disfrutar dándole un sencillo masaje e incorporarlo a la rutina cotidiana.

Los masajes ofrecen beneficios importantes para la salud del bebé: reducen las hormonas de estrés, alivian los síntomas de resfriado, cólico y dentición, mejoran el tono muscular y estimulan la liberación de hormonas del crecimiento.

Y también ofrecen beneficios para los padres: dar un masaje te ayuda a relajarte, y se ha comprobado que puede aliviar la depresión posparto.

El mejor momento para ponerse manos a la obra es después de haberle bañado o por la mañana, cuando está descansado. Tiéndelo sobre una toalla en una habitación caldeada y usa aceite de masaje para bebés o aceite de girasol orgánico, para que tus manos se deslicen sobre su piel.

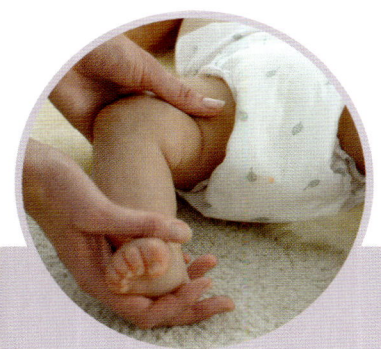

Piernas

Las piernas son menos sensibles que las manos y el torso, así que empieza por aquí, para no sobresaltarle. Toma un poco de aceite, caliéntalo con las manos, luego rodea con ellas uno de sus muslos y tira hacia abajo con suavidad, primero con una mano y después con la otra, como si le estuvieras ordeñando. Aprieta con suavidad. Haz lo mismo en la otra pierna.

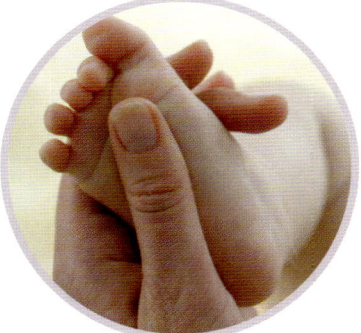

Pies

Cógele un pie y muévelo suavemente en círculo, varias veces en cada dirección; haz lo mismo con el otro. Acaríciale el empeine de ambos pies. Con el pulgar, traza pequeños círculos en la planta de cada pie, con firmeza, para no hacerle cosquillas. Para terminar, pinza cada dedo con tu índice y tu pulgar y tira suavemente, hasta que el dedito se escurra.

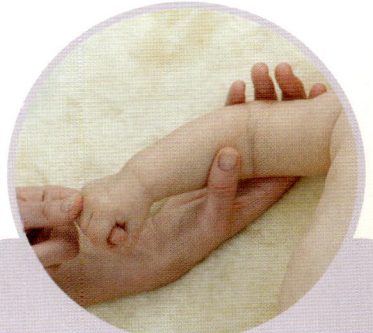

Brazos

Aplica el mismo masaje suave que en las piernas. Empieza en la axila y baja hasta la muñeca. Agárrale la mano y muévela suavemente en círculos varias veces en cada dirección. Luego traza círculos con tu pulgar sobre la palma de su mano. Haz lo mismo en el otro brazo. Para terminar, pinza cada dedo con tu índice y tu pulgar y tira con suavidad, hasta que el dedito se escurra.

Un masaje suave puede
ayudarle a expulsar gases.
Si le hace falta, añade un
paso a la secuencia (después
del paso 4) y frótale la tripa
con movimientos en el
sentido horario.

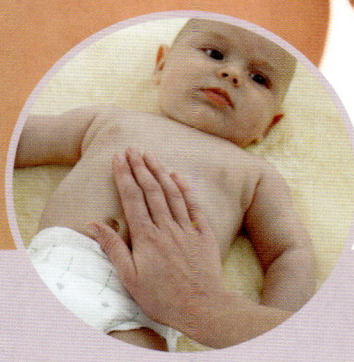

Pecho

Pon tus manos sobre su pecho con
las palmas hacia abajo y acaríciale con
amplios movimientos circulares hacia
fuera. Repítelos varias veces. Pon una
mano sobre su pecho y deslízala hacia
sus muslos, y repite el movimiento
alternando las manos rítmicamente.

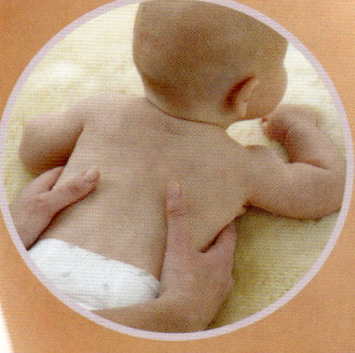

Espalda

Con suavidad, ponle boca abajo. Con
las yemas de los dedos, traza pequeños
círculos a lo largo de su columna con un
movimiento descendente. Luego traza
movimientos más amplios (como en el
pecho) desde los hombros hasta los
pies, con ritmo regular.

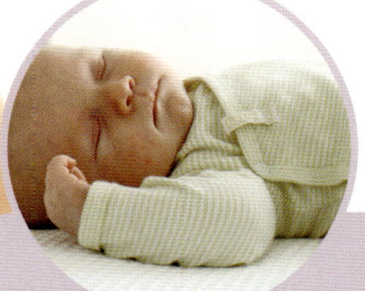

Ahh... qué bien

Ponle boca arriba y abrázale. Ya
estará preparado para comer y luego
irse a la cama, o para echarse una siesta
reparadora. Sea como sea, el resultado
es un bebé satisfecho y relajado.

Duérmete, *niño...*

Las nanas obran su magia en el cerebro del bebé gracias a su ritmo sencillo y a su lentitud, que las hacen idóneas para su sistema auditivo.

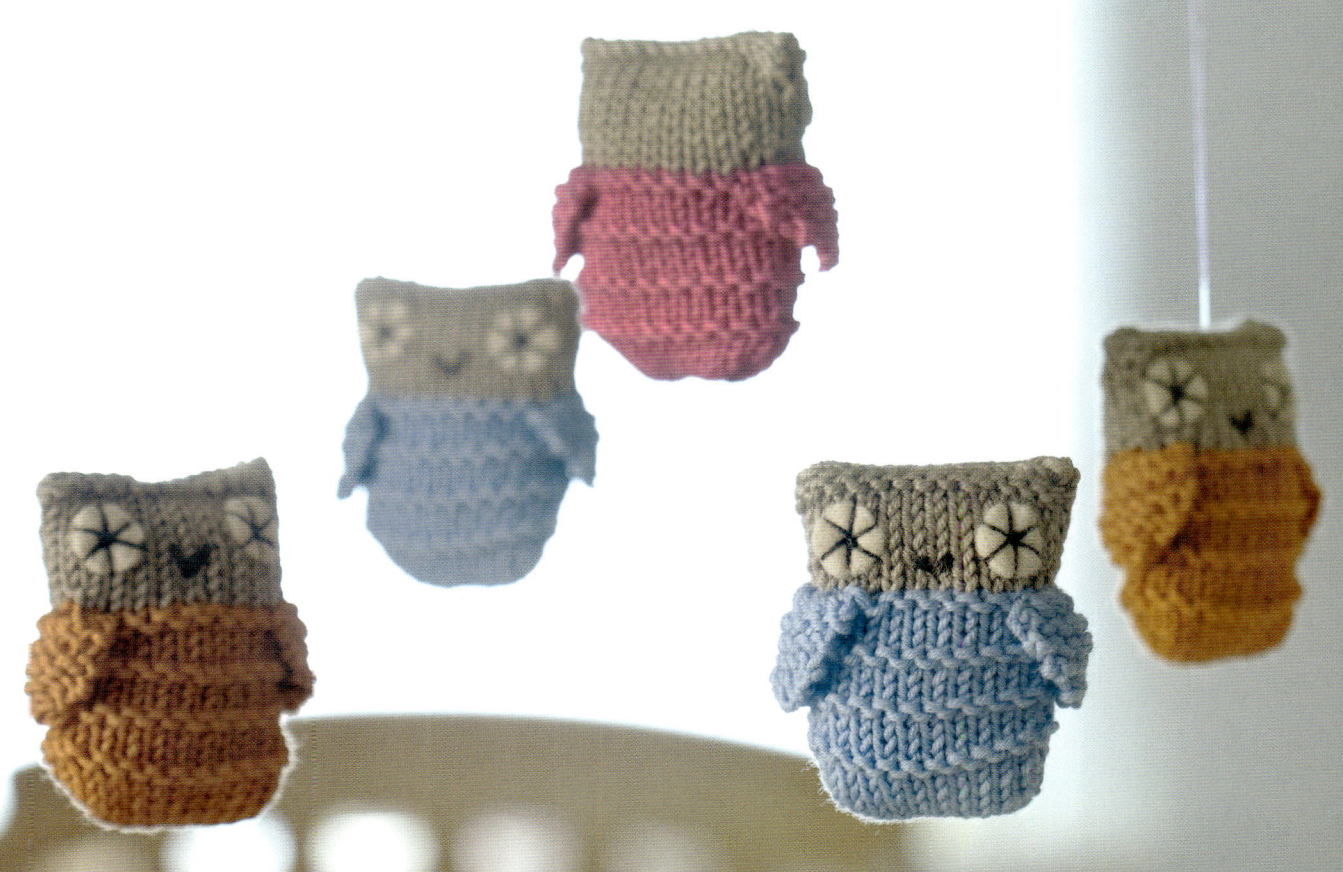

Durante las primeras semanas de vida, el bebé dormirá un máximo de cuatro horas seguidas. A los cuatro meses, ya dormirá más de ocho horas de un tirón.

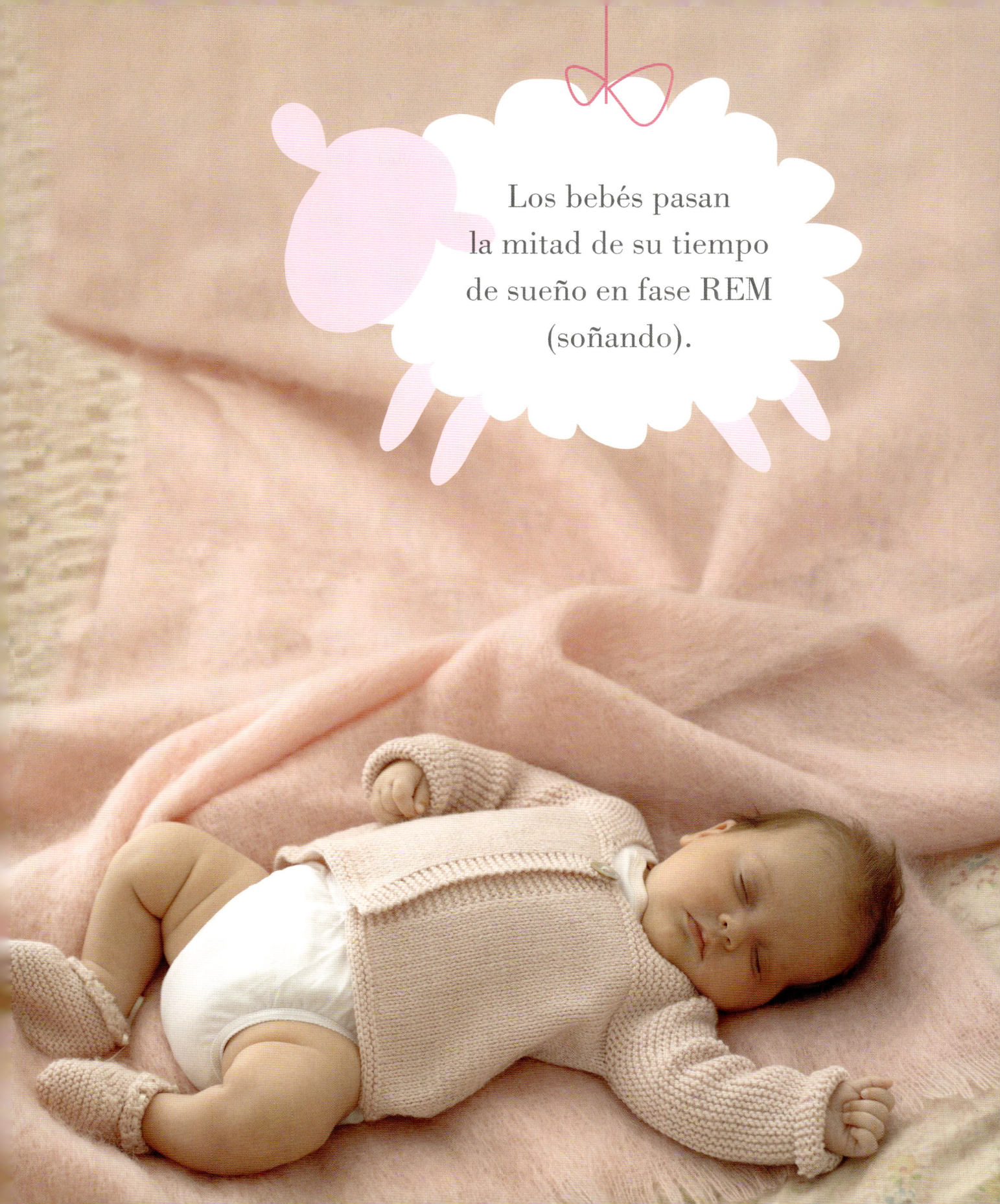

Los bebés pasan
la mitad de su tiempo
de sueño en fase REM
(soñando).

La hora
del baño

Ya sabes cómo alimentar a tu bebé, cómo sostenerle y cómo cambiarle el pañal; pero ahora llega la temida hora del baño. ¡No te preocupes! No tardarás en desear que llegue esta oportunidad para relajarte con tu bebé.

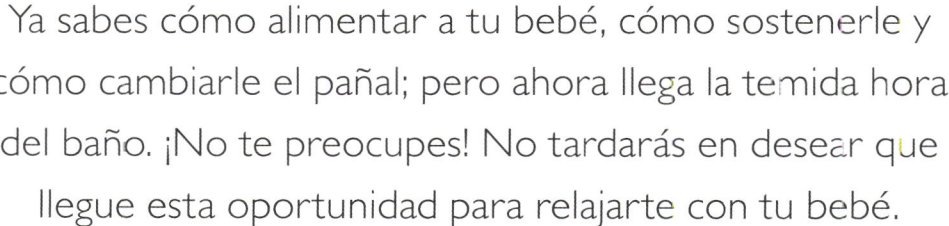

Al agua, patos

¡No te apresures! Antes de sumergir al bebé desnudo en el agua y de sujetarlo con firmeza mientras lo lavas, debes estar bien preparada. Antes de empezar, busca una toalla, un pañal limpio, una muda y todo lo que necesites, para poder prestar toda tu atención al bebé durante el baño. Y mantén la calma por mucho que proteste: tu actitud relajada le enseñará que se trata de algo absolutamente normal.

Templada, pero no muy caliente

Debes tener mucho cuidado con la temperatura del agua: no quieres que tiemble de frío, pero tampoco puedes sumergirle en agua demasiado caliente. El agua debe estar templada y acogedora; comprueba la temperatura con el anverso de la muñeca o con el codo; si quieres asegurarte bien, utiliza un termómetro de baño, que debe marcar 38 °C. Una habitación caldeada y sin corrientes de aire contribuirá a su comodidad y relajación. ¡Es fácil tener frío cuando se está desnudo!

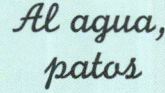

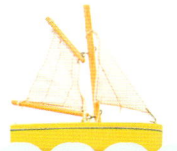
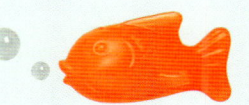

Qué necesitas

Las bañeras para bebés son cómodas y asustan menos al bebé que las normales (y además hacen sufrir menos a tu espalda), pero no son indispensables; mientras el bebé sea lo bastante pequeño, puedes usar el lavabo. Una innovación reciente es un recipiente antideslizante en forma de cubo, que sostiene al niño con seguridad en el agua, como cuando estaba en el útero. Los juguetes para el baño hacen las delicias de los bebés más mayores; cuando el tuyo empiece a disfrutar del baño, bastará con un par de vasos de plástico o un cubo de playa para que se lo pase en grande.

Baño para dos

Bañaros juntos puede ser una experiencia mágica para los dos: le encantará disfrutar de la experiencia de estar contigo en el agua y tu presencia le tranquilizará; y el contacto mientras os sumergís en el agua templada será muy relajante para ambos. Esta experiencia puede ser especialmente gratificante para los padres, pues es una oportunidad única para fomentar la intimidad y el vínculo afectivo con el bebé. Y, con la supervisión adecuada, los hermanos mayores quizás estén encantados de compartir el baño con su hermanito.

¿Demasiado limpio?

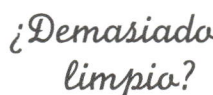

Los bebés de pocos meses tienen pocas ocasiones de ensuciarse, por lo que no hace falta bañarles a diario. De hecho, los expertos lo desaconsejan, pues atribuyen el aumento de la incidencia del eccema a lo largo de los últimos 50 años a la higiene excesiva, que destruye la hidratación natural de la piel. Dos o tres baños a la semana, usando los productos más suaves, y la limpieza diaria de cara, cuello, axilas, manos y trasero son más que suficientes. Por el contrario, si el bebé ya tiene eccema, se supone que bañarlo y aplicarle a diario una crema emoliente puede aliviarle.

Naturalmente suave

La delicada piel de los bebés tiende a resecarse. Si crees que la de tu bebé necesita hidratación o te parece que le pica, prueba con algún remedio natural, como un baño relajante en agua de avena: la celulosa y la fibra de la avena suavizan el agua.

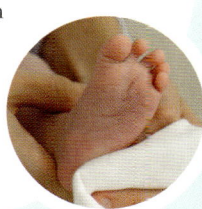

Un ser único

Aunque los seres humanos compartimos el 99,9% del ADN, el 0,1 restante basta para hacernos únicos.

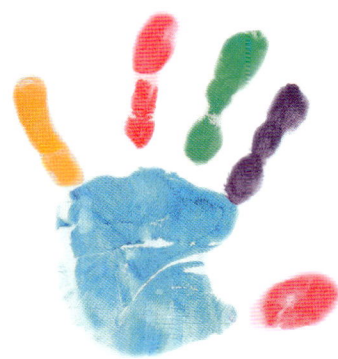

Todo en la miríada de variaciones que presentamos viene determinado, al menos en parte, por lo que hay **escrito en nuestros genes**. Quizás desees que el bebé tenga tus ojos, las pecas tan graciosas de su padre y la habilidad futbolística de su abuelo, pero ya sabemos que las cosas no son tan sencillas.

La primera célula del bebé se forma cuando un espermatozoide se une a un óvulo; a partir de esta primera célula se desarrollan todas las demás. En el núcleo de cada célula hay **46 cromosomas agrupados en 23 pares**; cada progenitor dona uno de los cromosomas de cada par. Los cromosomas son una especie de recetario o manual de instrucciones para la construcción de ciertas proteínas que se convertirán en la **base del cuerpo y sus distintas funciones**. Si se examinan de cerca, los cromosomas son como una larga hilera de cuentas (cada una representa un gen) con forma de doble hélice. Los genes están hechos de ácido desoxirribonucleico, más conocido como **ADN**, y cada gen contiene información importante sobre nuestra salud y nuestro desarrollo. Las **estructuras cromosómicas** son tan vastas y complejas que si el ADN contenido en una sola célula humana se desplegara en toda su longitud mediría 1,8 metros.

Uno de los fragmentos de información más importantes que contienen las células es la instrucción que determina el género; y que el bebé sea **niño o niña** «depende» del padre. Todos los óvulos contienen un cromosoma sexual X, mientras que los espermatozoides pueden contener un cromosoma sexual X o Y, con una distribución aproximadamente similar. Por lo tanto, que el bebé sea XX (niña) o XY (niño) depende de qué espermatozoide consiga introducirse en el óvulo. En teoría, las probabilidades de cada caso son del **50%**, como al lanzar una moneda; y, de hecho, la proporción de hombres y mujeres en el mundo es parecida, si bien cada año nacen

Tus padres deberían tener 1.000.000.000.000.000 bebés para tener otra posibilidad de tener otro como tú.

unos cuantos niños más que niñas (alrededor de un 51%, actualmente). Algunos científicos creen que ello se debe a que los espermatozoides Y son un poco más pequeños que los X, y acaso eso les permite introducirse en el óvulo antes; pero es posible que el **estilo de vida** de los padres también tenga algo que ver. Así, por ejemplo, un estudio reveló que las madres que habitualmente desayunan cereales tienen más probabilidades de concebir un niño que las que no consumen cereales (59% frente a 43%), pero no está claro que la clave sean los cereales y no algún otro factor habitual. Todos conocemos a familias que tienen muchas hijas y ningún hijo, o viceversa; pero lo interesante es que, en el momento de la concepción, las probabilidades de que sea niño o niña son las mismas.

Los genes de tu bebé determinarán también el resto de sus **características físicas** como el grupo sanguíneo, el color de los ojos, la estatura o si desarrollará o no ciertas enfermedades. Los genes influyen asimismo en rasgos como las **habilidades** y la **inteligencia**. Pero qué gen heredará y qué rasgos expresará depende de múltiples factores. Todos heredamos dos versiones del mismo gen, y en ocasiones uno es dominante y el otro recesivo. En el caso del **grupo sanguíneo**, el gen A domina sobre el gen 0. Si tú eres AA (porque tus dos progenitores tenían sangre del grupo A) y tu pareja es A0, tu bebé será del grupo A, porque aun cuando reciba un gen A de tu parte y un gen 0 de tu pareja (sería A0) se expresará el gen A, porque es dominante. Solo se puede ser del grupo 0 si se hereda un gen 0 de cada uno de los progenitores y, por lo tanto, se es 00. Otros ejemplos

de **rasgos dominantes** son el cabello moreno, los ojos castaños o los hoyuelos en las mejillas. Pero no siempre se da una ecuación directa: dos progenitores de ojos azules pueden tener un bebé de ojos marrones o verdes. Para que un **gen recesivo** se exprese hay que tener dos copias, una de cada progenitor; de otro modo, **saltará generaciones** hasta que encuentre a su pareja.

Para complicar aún más las cosas, no todos los rasgos se determinan por un solo gen. Así, por ejemplo, las pecas o la habilidad de doblar la lengua longitudinalmente la determina un único gen, pero otros rasgos, como el color de la piel, la estatura y la masa corporal, parecen resultar de la combinación de **varios genes distintos**. La investigación genética sigue en desarrollo.

Los gemelos comparten todos sus genes; los mellizos, por el contrario, tan solo el 50%.

En muchos casos intervienen también factores ambientales. Así, a medida que la alimentación mejora en un país, la estatura de sus habitantes va aumentando progresivamente. Del mismo modo, lo que hay escrito en los genes de tu bebé no es más que la mitad del manual de instrucciones, pues habrá múltiples **factores ambientales** que afectarán a su desarrollo, empezando por el propio estilo de vida. Por eso es tan importante proporcionar al bebé la mejor entrada en el mundo posible en términos de atención y alimentación; incluso los planes mejor diseñados se tuercen si no encuentran las condiciones adecuadas para desarrollarse. Uno de los privilegios más emocionantes de la maternidad es ver cómo el bebé se convierte en una persona única, familiar en muchos aspectos, pero asimismo **irrepetible**.

Momentos de
intimidad

Tu bebé está dispuesto a todo siempre que sea contigo. Disponéis
de muchas posibilidades de hacer cosas juntos para divertiros y,
al mismo tiempo, reforzar el vínculo entre vosotros.

Reforzar el vínculo con tu bebé te ayudará a entender e interpretar sus necesidades. Tu relación con él es clave para su desarrollo cognitivo y social: le ofrece un primer modelo de relación de afecto, y contribuye a su autoestima y su seguridad en sí mismo. Puede que te abrume la idea de tener que pasar cada día con tu bebé, pero piensa que puedes llevarle contigo a todas partes y tiene una gran capacidad de adaptación, así que no te sientas atrapada en casa. Los bebés absorben todos los estímulos de su entorno, así que, cuantas más cosas hagáis juntos, más aprenderá.

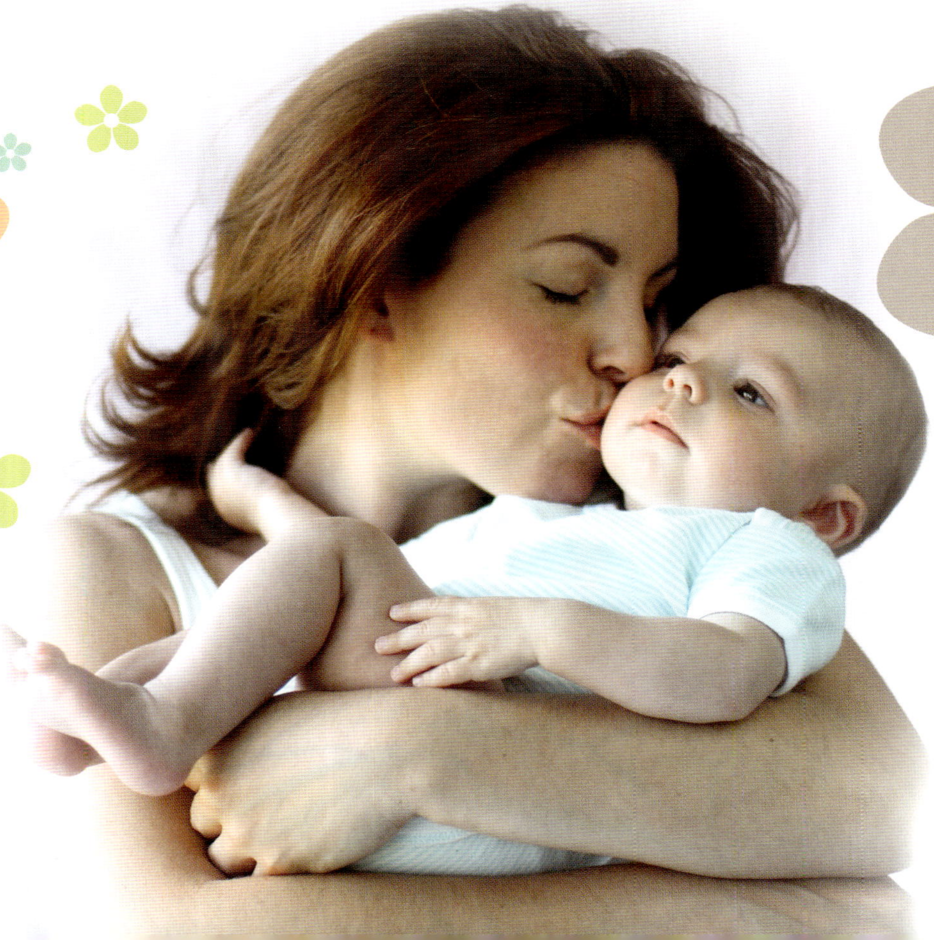

Le encanta el sonido de tu voz, que oyó por primera vez mucho antes de nacer.

Panza abajo

Si le colocas boca abajo durante un minuto tres veces al día, ganará fuerza. Frótale la espalda y háblale, o póntelo sobre el vientre, para estar cara a cara.

Aire libre

Permite que disfrute del aire libre y merendad en el parque, pasead junto al río o salid al jardín con frecuencia. Extiende una manta bajo los árboles y mirad juntos cómo se mueven las hojas y las nubes.

Cuestión de tacto

El tacto es muy importante para los bebés. Sostenerle piel con piel influye positivamente en su desarrollo y su crecimiento, así que tanto mamá como papá deberían dedicar tiempo a mecerle y acariciarle.

Colgado de ti

A los bebés les tranquiliza que sus padres les lleven consigo. Si le llevas en un portabebés, aprenderá información muy valiosa acerca de las rutinas cotidianas, y a ti te será más fácil percibir sus necesidades.

El contacto visual es una forma de comunicación clave. Deja que el bebé estudie tu rostro: memorizarlo será uno de sus primeros logros intelectuales.

Cultura

Mientras el bebé continúe siendo diminuto, aprovecha la oportunidad de mantener el contacto con el mundo cultural: ponlo en el portabebés y ve a ver alguna exposición o alguna película en el cine.

Hermanos

Si los tiene, sus hermanos mayores estarán encantados de ayudarte a bañarlo e incluso de compartir con él juguetes y libros. Según la edad que tengan, quizás puedan darle un biberón o incluso intentar ayudarle a expulsar gases.

En compañía

Apúntate a clases para mamás y bebés; hay mucho para elegir: yoga y masajes para bebés, música para bebés, gimnasia y natación, paseos con carrito por los parques de la ciudad, e incluso grupos de salsa para mamás y bebés. Además de un estímulo fantástico para los dos, estas clases son la manera perfecta de conocer a otras madres recientes.

Escapadas

Cuando te sientas más segura, ¿por qué no aventurarte y pasar todo un día fuera? Tomad el coche o el tren y visitad algún sitio nuevo o disfrutad de un día en el campo o en la playa.

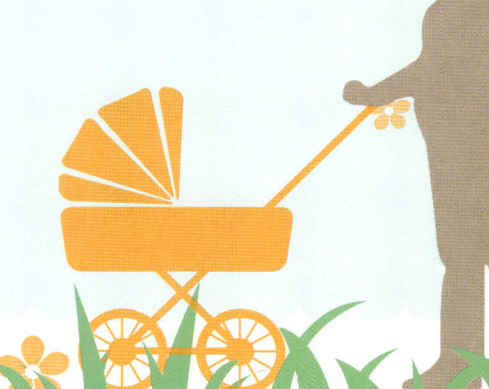

Días buenos y días malos

Tener un bebé pone tu mundo cabeza abajo y cambia tu vida para siempre; y eso es bueno. Sin embargo, como todo periodo de transición, puede ser un poco accidentado.

La llegada de un hijo suele dibujarse como un periodo de alegría inenarrable: un bebé satisfecho y unos padres en una burbuja de felicidad. Sin embargo, esta imagen perfecta omite gran parte de la realidad cotidiana: vulnerabilidad física y emocional, cambios hormonales, malestar, cansancio y la abrumadora responsabilidad de cuidar de un ser diminuto. El periodo posnatal suele ser emocionalmente intenso y el estado de ánimo fluctúa con rapidez; los estudios reflejan que la armonía de la pareja puede verse afectada. Adaptar las expectativas y entender la maternidad como un proceso puede ayudarte a contener la sensación de deficiencia y a aceptar lo maravilloso junto con lo que no lo es tanto.

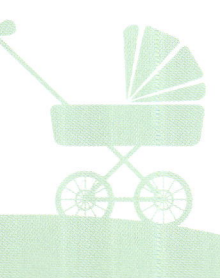

Si crees que algo no va bien, haz caso a tu instinto y habla con tu pareja o tu médico.

Momentos difíciles

Son muchos los futuros padres que descuidan la preparación física y mental que solemos dedicar a otros retos importantes, como correr una maratón. Ser realista acerca de los retos a los que te enfrentas y prepararte para la diversidad de emociones que experimentarás te ayudará a sobrellevarlo todo; por lo tanto, cuando te falte poco para salir de cuentas, presta atención a tu relación de pareja y a tu bienestar y disponeos. Cuando el bebé llegue, reconocer que ambos estáis bajo presión os ayudará a apoyaros, en vez de competir por el «tiempo libre». La buena comunicación es clave. La mayoría de los expertos sostienen que unos padres felices y capaces facilitan que el bebé esté satisfecho y conecte emocionalmente con ellos.

Comparte la carga

Debería haber más días buenos que malos, pero si ves que la balanza se vence hacia el otro lado, habla con alguien que pueda ayudarte. Es crucial que cuentes con el apoyo de otras personas. Es probable que más de una te ofrezca su ayuda; no dudes en aceptarla: ¡aceptar ayuda no es admitir el fracaso! En tanto que adultos independientes, a veces nos cuesta pedir ayuda, pero la gente estará encantada de echarnos una mano.

Dispones de varias opciones para aliviar tu carga: tu pareja puede dar el biberón, quedarse con el bebé que llora mientras duermes, y encargarse de la cocina durante unas semanas; los abuelos pueden prepararte comida, ayudarte con la compra o las tareas domésticas, o cuidar al bebé de vez en cuando. Los grupos para padres recientes van muy bien: ponen en contacto a personas embarcadas en lo mismo y dispuestas a hablar de los entresijos de criar a un bebé.

¿Depresión posparto?

Durante los primeros días después del nacimiento del bebé sufrirás un gran cambio hormonal que puede dejarte llorosa, irritable, cansada o muy triste. Es una reacción muy normal tras el parto, y más de la mitad de las madres recientes presentan estos síntomas, que suelen alcanzar su clímax entre ocho y diez días después del parto y luego desaparecen solos. Si persisten durante más de dos semanas, habla con la comadrona, el médico o la enfermera.

¿Amiga en apuros?

No siempre resulta sencillo detectar los síntomas de la depresión posparto. A continuación encontrarás indicios que puedes buscar en tus amigas que hayan tenido un bebé hace poco, y en sus parejas:

* Llorar con frecuencia sin motivo aparente.

* Descuidar el aspecto físico; no cambiarse de ropa o no ducharse.

* Tener dificultades para vincularse con el bebé.

* Ser incapaz de ver la cara divertida de las cosas.

* Perder el sentido del tiempo; llegar siempre tarde, olvidarse de acudir a citas o no recordar cuándo han hecho algo (¿hace 15 minutos o tres horas?).

* Preocuparse excesivamente por el bebé, hasta el punto de convencerse de que le pasa algo y no poder tranquilizarse.

¿Podría ser algo más grave?

¿Qué ocurre si sigues agotada, triste, sin poder dormir y ansiosa un mes después de haber tenido al bebé? Quizás sufras de depresión posparto. De ser así, no eres una excepción: una de cada seis madres recientes sufre un episodio de depresión posparto. Y los padres tampoco son inmunes (pp. 144–145). La revisión de las seis semanas es un buen momento para hablar con tu médico sobre las dificultades físicas o psicológicas que puedas tener. Si el médico cree que sufres depresión posparto, sigue el tratamiento que te indique y no tardarás en volver a ser tú misma.

La persona que sufre depresión posparto no experimenta todos los síntomas durante todo el tiempo, pero se siente abrumada por ellos.

• *sensación de impotencia* • *ansiedad*
• *irritabilidad* • *culpabilidad* • *llanto*
• *soledad* • *falta de concentración* •
indefensión • *pérdida del sentido
del humor* • *tristeza habitual.*

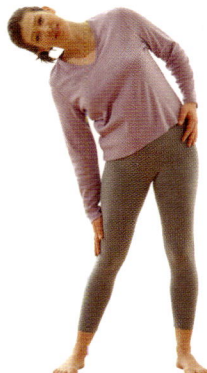

Recuperar la *forma*

Enfrentarse a la imagen que nos devuelve el espejo tras el embarazo puede resultar desalentador: vientre flácido, piel floja y pechos dolorosamente grandes. Quizás dudes de poder llegar a recuperar alguna vez tu cuerpo. Lo recuperarás, pero paso a paso.

Tu cuerpo necesitó 40 semanas para prepararse para el parto, así que es normal que tarde en recuperarse. Pasar de la sala de partos al gimnasio puede ser perjudicial, porque la musculatura necesita recuperarse del trauma. Lo mejor es empezar con suavidad, sobre todo teniendo en cuenta que es probable que debas enfrentarte a noches de sueño interrumpido, a una nueva rutina y al amamantamiento. Hay cosas sencillas que puedes hacer tras el parto; a partir de las seis semanas introduce poco a poco el ejercicio propiamente dicho. El ejercicio regular mejorará tu ánimo y autoestima, reforzará y tonificará tus músculos y te ayudará a sentir que vuelves a ser tú.

DESDE EL DÍA 1

Trabaja el suelo pélvico

Todas las madres recientes pueden ejercitar el suelo pélvico casi desde el principio; recuperar la fuerza en esa zona te ayudará a evitar pérdidas de orina ahora y más adelante. No importa que no lo hicieras durante el embarazo, ahora puedes compensar. Contrae los músculos mientras cuentas hasta tres y relájalos contando también hasta tres. Repítelo diez veces. Ve aumentando el número de repeticiones a medida que vayas ganando fuerza. Intenta hacer este ejercicio a la misma hora, por ejemplo durante una toma, para que se convierta en una rutina de tu jornada.

DESDE LA SEMANA 1

A mover las piernas

Empieza a pasear en cuanto puedas: salir al aire libre te elevará el ánimo y al caminar ejercitarás la musculatura de piernas, glúteos, brazos y hombros, además de mejorar tu circulación sanguínea. Empujar el carro aumentará la intensidad del ejercicio. Te resultará fácil incluirlo en tu jornada: pasea por el parque o ve de tiendas. Así pues, intenta caminar en vez de ir en coche, y haz un esfuerzo consciente por escoger el trayecto más largo cuando sea posible.

BIENVENIDA AL CLUB

Si quieres compañía y motivación, apúntate a clases para mamás y bebés. Suele haber muchas entre las que escoger, así como grupos de paseo con carrito que reúnen a madres para pasear con sus bebés a paso vivo. Otras clases específicas para madres recientes no incluyen a los bebés, pero puedes programarlas en un horario en que alguien pueda quedarse con el niño; será una buena oportunidad para conocer a otras madres de tu zona, perder algo de peso y recargar de energía tu cuerpo y tu mente.

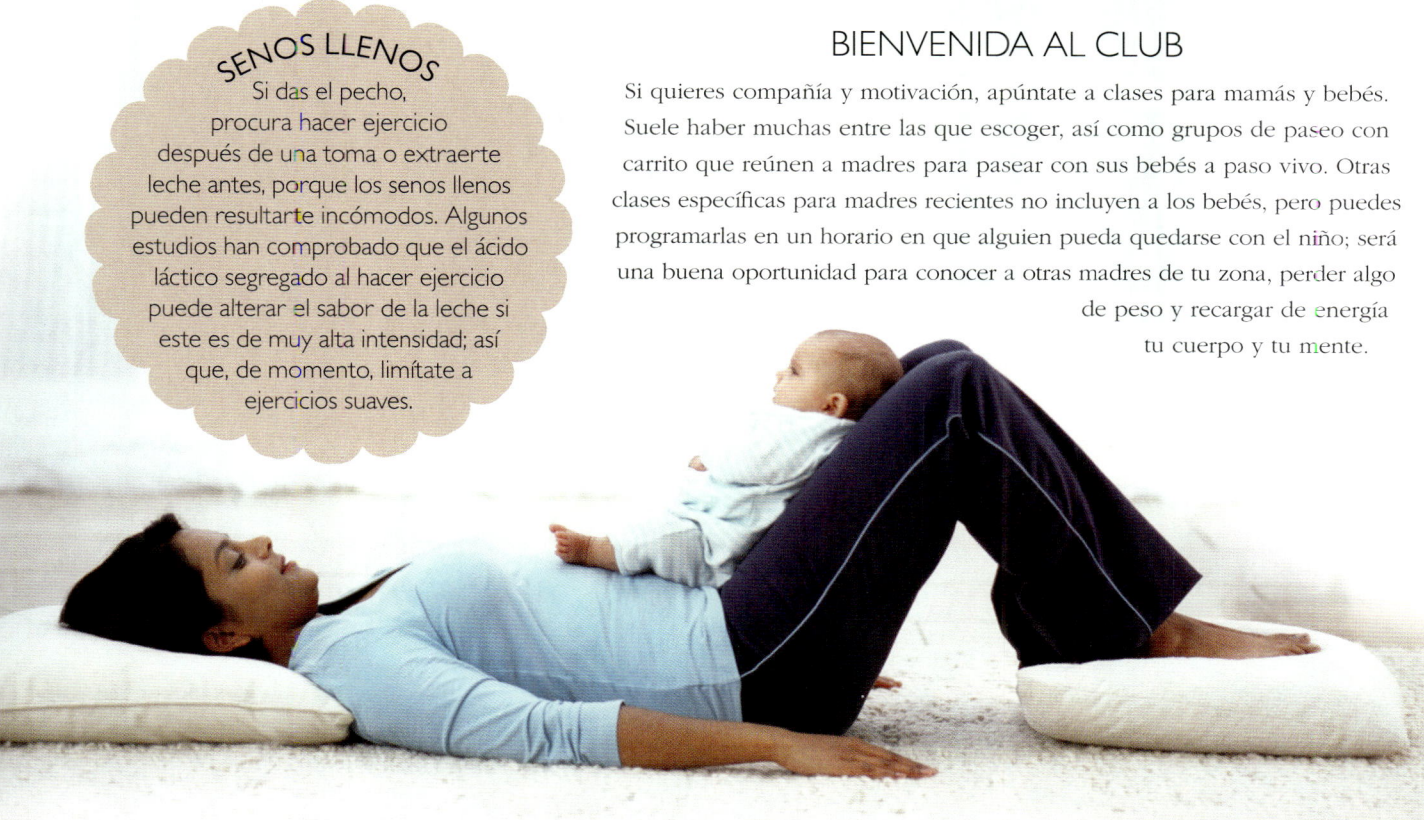

DESDE LA SEMANA 6

Como una sirena

Durante las seis semanas posteriores al parto, el riesgo de infección es mayor, por lo que es mejor evitar la natación durante este periodo. Después, nadar es un modo fantástico de recuperar la forma. Muchas piscinas ofrecen clases posparto y para bebés. No es necesario esperar a haberle vacunado para poder llevar al bebé a la piscina.

DESDE LA SEMANA 12

Pasa al siguiente nivel

Una vez superadas las 12 semanas, puedes empezar con el ejercicio aeróbico y de pesas de baja intensidad. Realiza movimientos lentos y controlados y empieza con pesos muy ligeros (las latas de conserva son perfectas y suelen estar siempre a mano); o apúntate a un gimnasio y pide que te aconsejen una tabla posparto. El yoga y el pilates son perfectos para recuperar la fuerza abdominal y aplanar gradualmente el vientre, así como para reforzar el suelo pélvico, favorecer una buena postura y fortalecer el tronco, lo cual te ayudará a llevar a tu bebé, que crece a toda velocidad. Avisa siempre a los monitores de que acabas de tener un hijo.

Preocupados *por naturaleza*

No es malo que los padres recientes se preocupen un poco: eso les ayuda a estar alerta. La cuestión es no perder la perspectiva.

Quizás se te ponen los pelos de punta por todo. ¿Crees que eres la única? Entra en cualquier foro para embarazadas o madres recientes y, además de manifestaciones de alegría, encontrarás una retahíla de preocupaciones y miedos que estresarían a cualquiera. La temperatura de la habitación, del agua del baño; aquella copa de vino que bebiste durante el embarazo, la que te has tomado poco antes de dar el pecho; cuánto tiempo le tienes en brazos, cuánto le hablas… Estas no son más que algunas de las pequeñas preocupaciones de los padres primerizos. Y luego están las preocupaciones más serias: que se caiga al suelo, caernos por las escaleras con él en brazos, que se nos escurra en la bañera, no quererle bastante… ¿Y si deja de respirar por la noche, se pone enfermo o resulta que es autista?

Muchas mujeres se preocupan por los posibles cambios en las relaciones: ¿Se sentirá excluida mi pareja? ¿Sabremos querer al bebé?

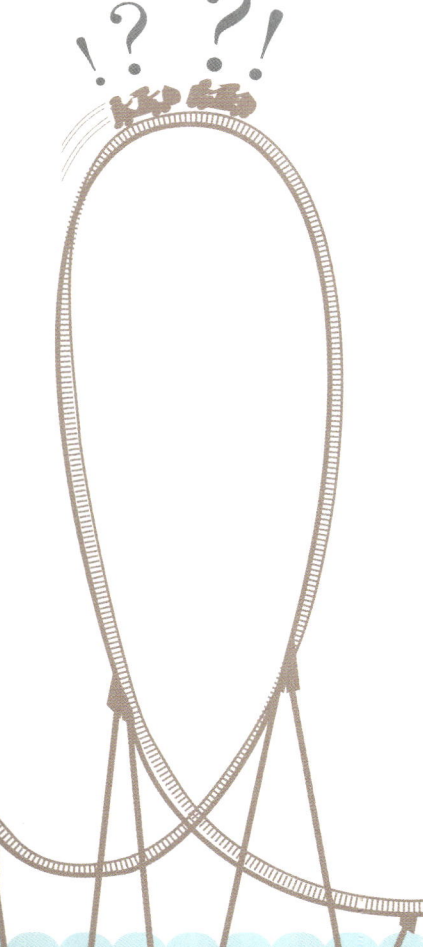

Puedes pensar que **te estás volviendo loca** cuando tu mente sigue esos derroteros, pero ten la seguridad de que embarazo, maternidad y preocupación van de la mano. Un estudio estadounidense de 2003 comprobó que el 65% de los padres recientes están obsesionados por que le pueda suceder algo malo a su bebé. Y, de hecho, el embarazo no es más que el principio de toda una vida de preocupación. La parte positiva es que también es el principio de una relación de una riqueza extraordinaria; la preocupación es solo **una faceta necesaria del amor materno y paterno.**

Es normal preocuparse. Pero ¿por qué lo hacemos? Según un estudio publicado en *Neuroscience and Biobehavioural Review* en 2011, la reacción de miedo después de haber tenido un hijo podría ser un **vestigio evolutivo** de nuestro pasado, cuando el embarazo y la primera infancia (periodos de gran vulnerabilidad aún hoy) eran muy peligrosos: las infecciones, las agresiones y los accidentes eran peligros constantes. Algunos psicólogos sugieren que **el cerebro y las hormonas cambian durante la crianza de los hijos** para que estemos alerta y protejamos a nuestros bebés; ocasionalmente tal atención puede resultar excesiva y provocar ansiedad. Lo cierto es que los bebés humanos son únicos en la naturaleza. Ningún otro animal dedica tanto tiempo y energía a sus crías. La gran cantidad de esfuerzo que invertimos en nuestros hijos implica que son preciosos, y parece lógico que hayamos desarrollado **estrategias para protegerlos**.

Estudios actuales sobre tribus cazadoras-recolectoras concluyen que la enfermedad es una de las mayores amenazas para los pequeños. Un estudio de 2007 sobre una tribu venezolana cifró la tasa de mortalidad de recién nacidos debida a «problemas congénitos» y a enfermedad en el 30%. Si estas sociedades reflejan nuestro modo de vida ancestral, **la preocupación está justificada**.

Los cambios conductuales que presentan las mujeres embarazadas de todo el mundo, como el instinto de preparación del nido o la preocupación por la alimentación y la higiene (pp. 88–89), tienen una explicación: proteger al bebé de agentes patógenos. Del mismo modo, la investigación sugiere que las embarazadas tienden a alejarse de aquellas personas con un aspecto poco saludable, posiblemente para evitar contagios.

La preocupación de las mujeres que acaban de ser madres o están a punto de serlo suele atribuirse a las hormonas, y en parte es así. La preocupación puede aumentar los niveles de la **hormona del estrés, el cortisol**. Pero un aumento moderado no tiene por qué ser perjudicial: es posible incluso que nos haga mejores madres. Las madres recientes con niveles elevados de cortisol reconocen más fácilmente a sus bebés tan solo por el olor; y se ha sugerido que los niveles de cortisol de la madre y su respuesta al llanto del bebé están relacionados. De hecho, es posible que la preocupación sea la pieza clave de un **círculo biológico de retroalimentación de amor**: los padres recientes se preocupan mucho y toman abundantes medidas para proteger a sus pequeños, que «a cambio» manifiestan su apego y provocan amor. La recompensa emocional que el bebé da a sus padres impide que la ansiedad de estos se descontrole.

Un estudio comprobó que la música relaja a las embarazadas con ansiedad.

¿Puede tu estrés perjudicar al bebé? Sí: el estrés agudo y constante durante el embarazo aumenta el riesgo de parto prematuro. Al parecer, las hormonas del estrés, como el cortisol, atraviesan la placenta; y algunos estudios sugieren que los bebés cuyas madres han estado muy estresadas durante el embarazo pueden verse afectados durante la infancia, sobre todo por trastornos de ansiedad y de atención.

¿Cómo puedes mantener en niveles sostenibles la inclinación natural a preocuparte? Puedes pedir ayuda a familiares y amigos, compartir las preocupaciones con otros padres, salir a pasear, hacer ejercicio y escuchar música relajante. Pero recuerda que cierto nivel de preocupación puede ser el modo en que **la naturaleza te prepara para la maternidad**. Por lo demás, muchas de las amenazas existentes en el pasado hoy prácticamente han desaparecido, y nuestros sistemas sanitarios están mejor preparados para abordar cualquier problema. Así pues, cuando compruebes por vigésima vez que tu bebé sigue respirando, respira hondo tú y relájate recordando que **preocuparse es completamente normal**. No te estreses por estar estresada.

Los mágicos
tres meses

Justo cuando piensas que ya conoces a tu bebé, todo cambia; eso es lo que hace la maternidad tan emocionante. A los tres meses, el bebé ya no es un recién nacido, y eso conlleva cambios que hacen tu vida aún más entretenida.

Tu bebé crece

 El bebé ya juega e interactúa más contigo. El lóbulo parietal de su cerebro se desarrolla rápidamente, lo que le permite reconocer objetos y coordinar vista y manos. También empieza a entender la relación causa-efecto, y disfruta haciendo ruido con el sonajero.

Los rostros le fascinan y te observará detenidamente. Quizás ganes algo de sueño si colocas un espejo seguro sobre su cuna, para que pueda ver a «otro bebé».

 Su olfato y su oído se desarrollan, al igual que su capacidad para procesar el lenguaje, porque el lóbulo temporal de su cerebro cada vez está más activo. Si le hablas, establecerá contacto visual y quizás intente responderte. Hablarle a esta edad es fundamental, y tendrá un efecto positivo en su vocabulario y su CI más adelante.

El bebé os reconoce como a sus padres y sabe que sois especiales; por eso, cuando os ve, se emociona y agita los brazos.

Ya tiene más fuerza en el cuello y la espalda, por lo que puede que haga pequeñas flexiones para mirar a su alrededor. Aprende a rodar para darse la vuelta y suele hacerlo sin previo aviso, por lo que debes estar muy atenta cuando le dejes en el cambiador.

Su sentido del tacto también se desarrolla. Siente una gran fascinación por las distintas texturas, y comprobarás que tiende sus manos para tocar todos los objetos. Fomenta este interés y deja a su alcance texturas diferentes, como telas suaves, toallas ásperas, plumas… Los libros de texturas también te servirán.

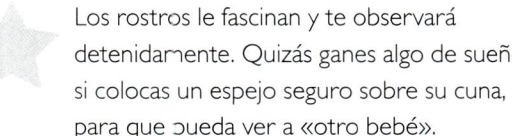 *Responde con entusiasmo al juego*

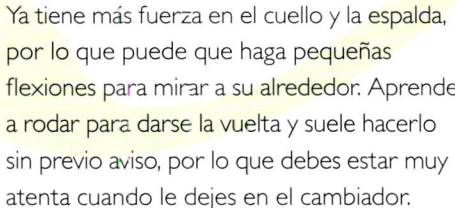 *Su curiosidad aumenta*

La vida se hace más fácil para ti

El bebé duerme durante más tiempo; algunos incluso duermen toda la noche de un tirón o se despiertan una sola vez para comer.

La alimentación se simplifica, porque necesita comer con menos frecuencia y tarda más en tener hambre. Las tomas son más predecibles, por lo que es más fácil programar la jornada.

El bebé ya ha desarrollado sus propias rutinas. Estará más alerta durante el día y es posible que muestre más interés en jugar. Responde más, por lo que la interacción es más satisfactoria para todos.

Has aprendido a leer e interpretar sus señales, por lo que ya no tardas tanto en descifrar por qué llora.

Le vistes, le cambias el pañal o pliegas el carrito de forma automática y en menos tiempo.

Tiene más fuerza en el cuello y puede sostener la cabeza, así que tomarle en brazos es más fácil.

Te estás habituando al rol de madre o de padre y todo parece más fácil, pero el bebé cambia a gran velocidad y aparecen nuevos retos sin cesar. Considéralo una señal de que el bebé se desarrolla adecuadamente.

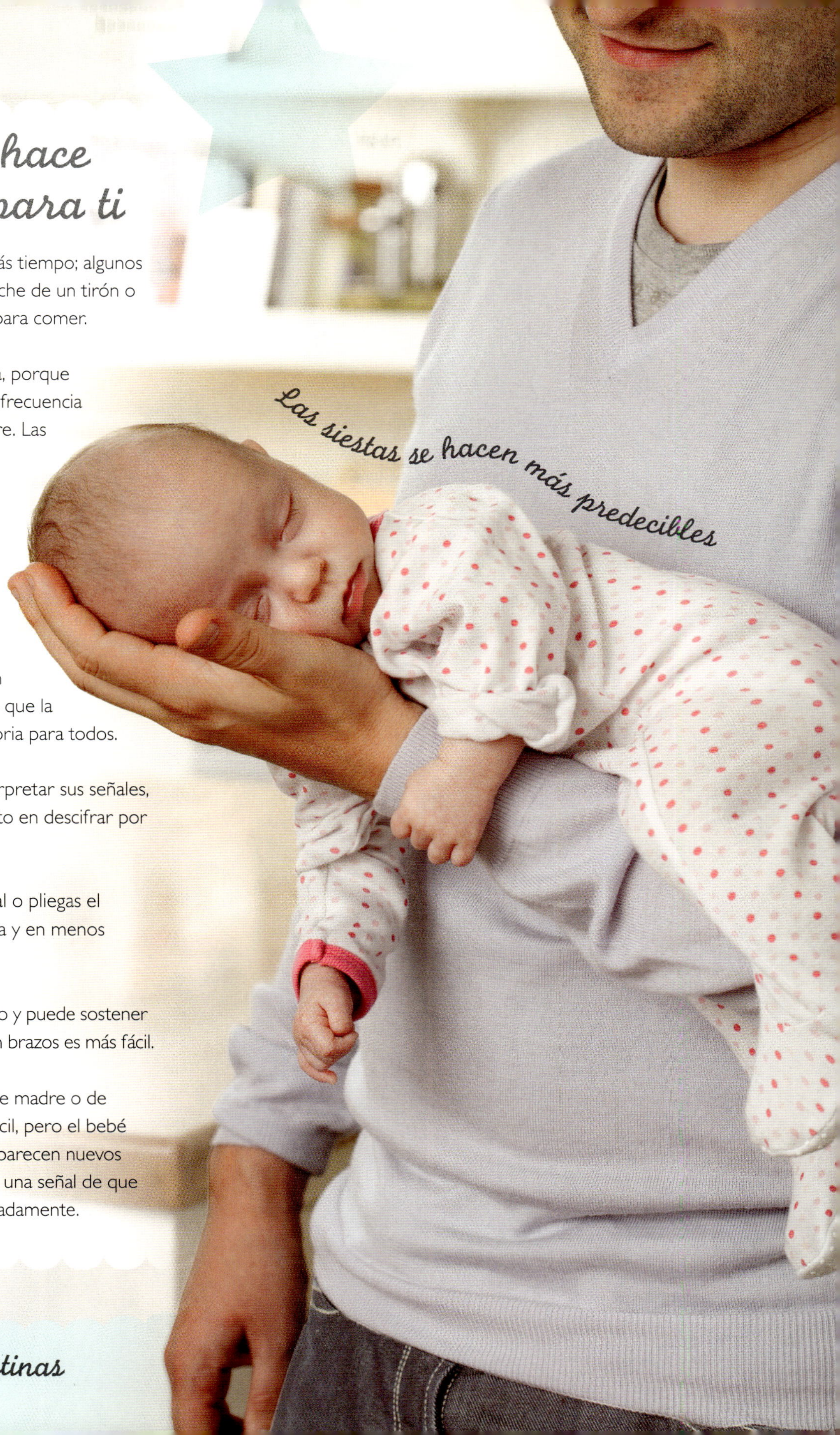

Las siestas se hacen más predecibles

Poco a poco adoptas rutinas

sueño

✳ Entre 10–11 horas de sueño por la noche, despertándose dos o tres veces para comer.

✳ Cinco horas de sueño durante el día, en tres siestas.

alimentación

✳ Necesita unas siete u ocho tomas de pecho o de biberón al día.

✳ Aún no está preparado para los sólidos.

dientes

✳ El primer diente inferior puede aparecer ahora.

expresión

✳ Chilla, balbucea, ríe y, en pocos meses, lo hará a carcajadas.

✳ Sonríe a los conocidos.

✳ Observa los rostros, responde a las expresiones faciales y las imita.

en movimiento

✳ Levanta la cabeza y los hombros si está boca abajo.

✳ Puede rodar para ponerse boca arriba.

✳ Las piernas ya logran sostener su peso si le ayudas sujetándolo.

puede...

✳ Juntar las manos y unir los dedos.

✳ Golpear los juguetes y, a veces, coger uno.

✳ Observar objetos en movimiento a 20 cm.

su mundo

✳ Lo conocido y las rutinas le tranquilizan.

✳ Interactúa más y «habla» con mamá y papá con balbuceos y gorjeos cuando se le acercan.

✳ Cambia el llanto en función de lo que necesite y utiliza el cuerpo para expresar emociones: hambre, aburrimiento, necesidad de afecto…

Tengo 3 meses

¡Mírame!
Sonrío y me río cuando juegas conmigo, y te hago saber si algo no va bien.

*

Los músculos del bebé son más fuertes y sus movimientos más coordinados. Si le pones boca abajo con regularidad, aprenderá a levantar la cabeza y a rodar. Si te tiendes junto a él, le animarás a intentarlo.

*

El bebé percibe más sonidos cada día. Le encantan las canciones y las rimas, que le ayudan a apreciar el lenguaje y a adquirir el ritmo del discurso.

Cada vez es más curioso y está más alerta gracias a sus sentidos en desarrollo constante, que le ayudan a explorar el mundo. Su sentido del tacto es especialmente fino, y disfruta con los distintos materiales y texturas.

*

Tu bebé ha desarrollado un apego hacia ti y tu pareja. Ahora es mucho más sociable y reparte sonrisas por doquier.

*

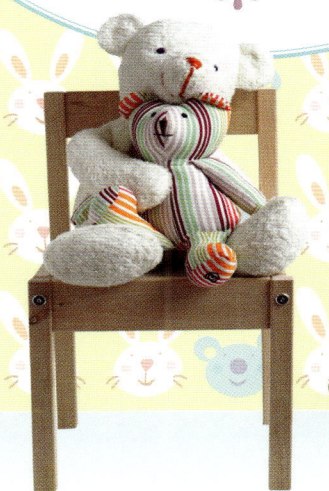
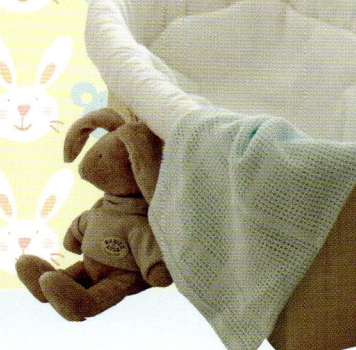

¿Qué clase de *padres* sois?

Criar a un hijo supone ayudarle a ser feliz, a desarrollarse
y a tener éxito. Pero nadie dijo que fuera fácil…

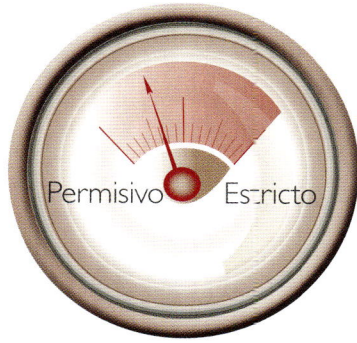

Permisivo — Estricto

Nuestra idea de cómo «se debe» educar a los hijos es el resultado de una mezcla de influencias: recuerdos de nuestra infancia, observación de otros padres (¡reales y ficticios!) y consejos de familiares, amigos, libros y profesionales de la salud. Es muchísima información y, además, a menudo es contradictoria. Nuestra función como madres y padres consiste en discernir lo que es útil y lo que no; y eso no es tarea fácil.

Los antropólogos han estudiado distintos **estilos educativos** para entender cómo funcionan las sociedades; hasta ahí llega la influencia de los padres. Un estudio analizó el control parental en familias italianas (estrictas), francesas (moderadas) y canadienses (permisivas) y lo relacionó con los valores adultos en esas sociedades. La sociedad italiana valora mucho la autoridad y otorga gran importancia a la responsabilidad familiar, mientras que los canadienses valoran más los principios democráticos, la independencia y la negociación.

En la década de 1960, la psicóloga Diana Baumrind diferenciaba tres estilos educativos que siguen vigentes hoy en muchas sociedades occidentales:

- **Estilo estricto o «autoritario»**: los padres valoran mucho la obediencia y dictan cómo deben comportarse los niños. Hay grandes expectativas de logro y las transgresiones se castigan. No hay muchas demostraciones de afecto.

- **Estilo relajado o «autorizativo»**: los padres fijan normas de conducta claras, pero explican el motivo y escuchan a los niños. Cuando estos transgreden las normas, tienden a reaccionar con afecto y a razonar las cosas.

- **Estilo liberal o «permisivo»**: los padres no fijan normas, sino que permiten que el niño se autorregule. Evitan la confrontación y consideran que el niño es su igual. Son muy afectuosos.

¿Qué **cualidades** deseamos ver en nuestros hijos? Casi todos los padres valoran la independencia, la seguridad, la capacidad de expresión y el éxito;

y la investigación sugiere que la opción intermedia (el estilo «autorizativo») da lugar a estas cualidades. Según un estudio de 2012, los hijos de padres autoritarios son más propensos a faltar al respeto y a delinquir. Otro estudio, de 2010, concluyó que los niños españoles medraban con padres permisivos (los investigadores lo atribuían al escaso valor que se concede en España a las relaciones jerárquicas). Algunos estudiosos opinan que, si no hay negligencia, **todos los estilos educativos funcionan**. Lo más probable es que la mayoría de nosotros empleemos una mezcla de los tres estilos.

Evita etiquetarte. Quizás decidas ser estricta con la disciplina, pero relajada respecto al caos doméstico; y puede que todo cambie cuando el niño crezca.

Todas las culturas tienden a creer que su manera de hacer es la mejor, aunque hay grandes diferencias en cómo abordamos incluso **necesidades básicas de la infancia**, como la alimentación o el sueño. En Reino Unido y EE UU, bebés y niños suelen comer aparte, pero en muchos otros países no se concibe dicha separación. En ciertas partes de África, los niños deben participar en las tareas domésticas, mientras que los ache, de Paraguay, llevan a sus hijos en brazos hasta que tienen cinco años. En Japón se presta mucha atención a la relajación del bebé junto a la madre, mientras que en EE UU se estimula al bebé desde muy pronto, con ejercicios de desarrollo intelectual y abundante interacción verbal.

Para saber qué estilo educativo se adapta mejor a ti debes observar tus reacciones e **inclinaciones naturales**. ¿De dónde proceden tus propias ideas? ¿Puedes señalar situaciones específicas de tu infancia que lo ilustren? La tarea de educar a los niños se complica porque suele haber **dos padres**.

Quizás tú y tu pareja tengáis historias parecidas, pero es posible que tu pareja y su familia tengan ideas distintas a las tuyas acerca del cuidado y la educación de los niños. **Aprovecha las posibilidades de colaboración**: ahora tienes la oportunidad de redefinir quién eres y lo que quieres ser.

Por otra parte, hay que tener en cuenta el **temperamento del niño**. ¿Cómo responde al estilo educativo que consideras adecuado? El filósofo Rudolf Steiner (fundador del sistema educativo Steiner-Waldorf) clasificó así las reacciones de los niños a los distintos estilos educativos y de crianza:

- **Los niños introvertidos** pueden carecer de conciencia corporal, por lo que requieren un enfoque comprensivo.
- **Los niños relajados, tranquilos** y con paz interior necesitan un enfoque sereno y fuerte.
- **Los niños sociables** que se distraen con sensaciones y pensamientos necesitan un interés amistoso.
- **Los líderes ambiciosos** con una personalidad fuerte necesitan un enfoque firme.

No siempre es fácil etiquetar a los niños, que, además, pueden cambiar de «tipo de personalidad» de la noche a la mañana, pero lo que Steiner sugiere es que los **padres necesitan ir variando de planteamiento**.

La sociedad evoluciona constantemente, y los referentes educativos cambian sin cesar.

A medida que el niño crezca, **situaciones nuevas** pondrán a prueba vuestra estrategia, con la que intentaréis conjugar las necesidades del niño con las de vuestra familia y la sociedad. Criar a los hijos requiere tiempo, información y conversaciones con familiares y amigos. Y cuando por fin piensas que ya lo tienes todo controlado, llega otro hijo que puede ser totalmente distinto. Y vuelta a empezar.

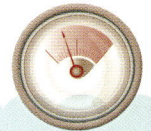

Ya salen los *dientes*

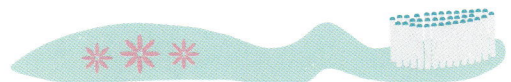

El bebé nace con todos los dientes de leche dentro de sus rosadas encías y con todos los dientes adultos esperando más abajo. ¿Se muerde el puño y empapa de babas las camisetas? Están a punto de salirle los dientes.

¿Cuándo salen los dientes?

El primer diente suele atravesar la encía alrededor de los seis meses de edad, aunque no es raro que un bebé llegue a su primer cumpleaños sin un solo diente, o que el primer diente aparecezca ya a los tres meses; es más, algunos bebés nacen con un diente, lo cual suele ser un rasgo hereditario. Salga cuando salga el primero, los 20 dientes «de leche» deberían estar en su sitio a los dos años y medio de edad.

¿Cómo lo sabré?

Los síntomas habituales de a dentición son irritabilidad, babeo constante, morderlo todo (incluso tus dedos), encías inflamadas, sarpullido del pañal, heces más sueltas, mejillas sonrosadas, despertares nocturnos inusuales y llanto. Si tiene fiebre o diarrea quizás no se trate de los dientes, así que estate atenta.

¿Por qué duelen al salir?

Las encías del bebé están inflamadas, pues los dientes se retuercen para ocupar su sitio y sus afilados bordes empujan bajo ellas. ¡Ay! Sin embargo, y según la experiencia de la dentición definitiva, muchos médicos insisten en que los dientes de leche no duelen al salir. De todos modos, si es que duele, los caninos (p. siguiente) acostumbran a ser los más dolorosos, debido a su tamaño, seguidos de los molares posteriores.

¿Tengo que cepillarle los dientes?

Sí, el cepillado de dientes dos veces al día empieza ahora. Necesitarás un cepillo suave de iniciación y una pizca de dentífrico para bebés (la medida del «guisante» resulta más adecuada a partir de los cinco años). Escoge un dentífrico formulado para esta edad con un máximo de 1.000 ppm de flúor. Los dentífricos para adultos contienen demasiado flúor para los niños, además de irritantes digestivos, como el aceite de menta.

¿Me morderá cuando le dé el pecho?

No necesariamente, pero si lo hace, es muy probable que tu reacción baste para que no lo vuelva a hacer. Dale un anillo de dentición helado si está demasiado distraído para comer.

¿Cuándo se caen los dientes de leche?

Hacia los cinco o seis años de edad comenzará a perderlos, aunque es probable que llegue a la adolescencia sin haber cambiado aún todos los dientes de leche.

¿En qué orden aparecen los dientes de leche?

Por lo general, primero aparecen los dos incisivos inferiores, seguidos de cerca de los adyacentes (los incisivos laterales). Tras una pausa de un par de meses aparecen los molares inferiores, seguidos de los superiores. Los caninos superiores aparecen hacia los 16–18 meses, seguidos de los segundos molares superiores e inferiores, entre los dos y tres años de edad.

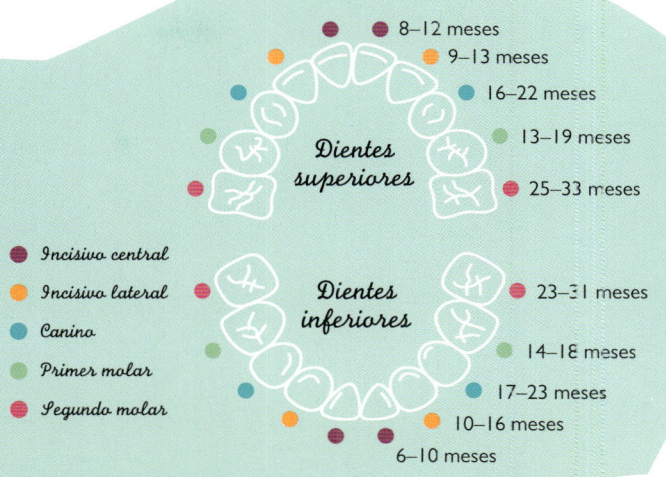

Dientes superiores
- 8–12 meses
- 9–13 meses
- 16–22 meses
- 13–19 meses
- 25–33 meses

Dientes inferiores
- 23–31 meses
- 14–18 meses
- 17–23 meses
- 10–16 meses
- 6–10 meses

● Incisivo central
● Incisivo lateral
● Canino
● Primer molar
● Segundo molar

5 trucos para calmarle

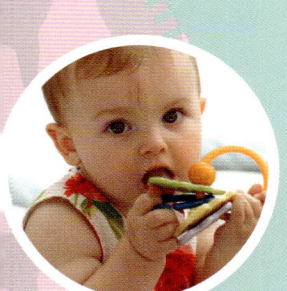

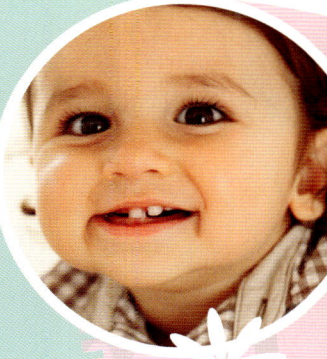

Juguetes y mordedores

Guarda mordedores de silicona en la nevera para refrescarle y aliviarle el dolor. Masticar juguetes con texturas irregulares ayuda a los dientes a salir.

Palitos de zanahoria

Le aliviará mascar palitos de zanahoria pelados y refrigerados, pero deja de usarlos cuando ya pueda partirlos.

Dedos limpios

¡Los tuyos y los de él! Le gustará morderte los dedos, y también puedes apretarle o frotarle las encías para aliviarle la molestia.

Gel para dentición

Si tiene más de cuatro meses, puedes aplicarle un poco de gel para dentición en las encías: tiene un suave efecto anestésico (local) y antiséptico que dura unos 20 minutos tras la aplicación, y puedes aplicarlo hasta seis veces al día.

Remedios homeopáticos

Están hechos a base de camomila y pueden aplicarse en polvo sobre las encías o disueltos en agua hervida y enfriada, con una cuchara. Se pueden administrar cada 15 minutos y hasta seis dosis.

Cómo afrontar la primera *enfermedad*

Uno de los momentos más angustiosos para los padres primerizos es la primera vez que el bebé enferma. Prepárate con antelación y confía en tu instinto si crees que algo va mal.

Primero lo primero

Procura no angustiarte. Si el bebé percibe tu estrés, se sentirá peor. Aunque no estés tranquila, mantener la calma evitará que el bebé se inquiete más y te ayudará a evaluar la situación de un modo racional. Tu presencia le consolará y reducirá su estrés, con lo que su cuerpo podrá centrarse en combatir la enfermedad.

Fiebre

Si el bebé tiene menos de seis meses y no está bien, ponle el termómetro. No ignores una temperatura elevada (superior a 38 °C), porque la fiebre es muy poco habitual a esta edad y los bebés pequeños no pueden regular su temperatura corporal. De todos modos, casi todas las fiebres en bebés se deben a virus que remiten solos sin tratamiento.

Otros síntomas

La fiebre no es una enfermedad en sí misma, sino una señal de que el cuerpo está combatiendo una infección. No te fíes solo de la temperatura para evaluar al bebé, sobre todo si tiene más de seis meses. Además de tener fiebre, quizás llore más de lo normal y duerma mucho (aunque de forma inquieta): el cuerpo descansa y se recupera con el sueño.

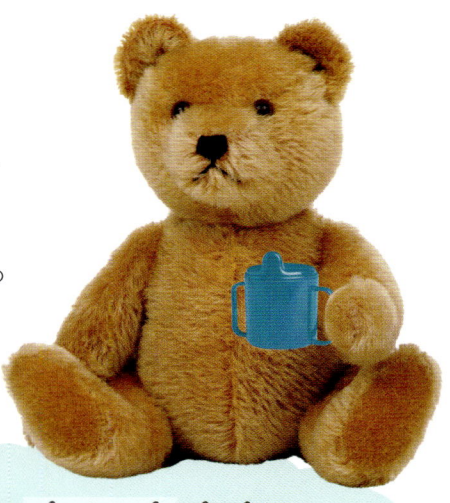

Cómo bajar la fiebre

Dale paracetamol/acetaminofén o ibuprofeno infantiles para bajarle la temperatura y aliviar su malestar. No uses ambos fármacos juntos y consulta antes a tu médico. Recuerda que estos no tratan la causa de la fiebre, por lo que si el niño no se encuentra mal, no hay necesidad de dárselos.

+

Asegúrate de que ingiere suficientes líquidos, para evitar la deshidratación. Aumenta las tomas de pecho si es preciso; si toma el biberón, dale más agua hervida y vuelta a enfriar.

+

Mantenlo cómodo: no le añadas capas; si la temperatura ambiente es normal y te parece que lo necesita, quítale capas. Evita que tirite y que tenga demasiado calor.

No ignores una temperatura superior a **38 °C**.

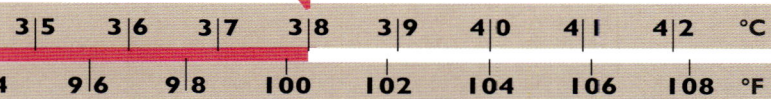

| 3|5 | 3|6 | 3|7 | 3|8 | 3|9 | 4|0 | 4|1 | 4|2 | °C |
| 9|4 | 9|6 | 9|8 | 100 | 102 | 104 | 106 | 108 | °F |

El botiquín del bebé

Si tienes esto en casa, estarás preparada para todo:

+ Termómetro para bebés
+ Paracetamol/acetaminofén infantil
+ Solución salina en gotas nasales
+ Sobres de rehidratación oral
+ Gel para dentición
+ Tiritas/curitas
+ Crema antihistamínica + repelente contra insectos
+ Aceite para bebé / Vicks Vaporub (para la edad adecuada)

¿Inquieta?

No sabes explicarlo, pero tienes la sensación de que algo va mal. No te preocupes por si haces perder el tiempo al médico. Conoces a tu bebé mejor que nadie y el médico respetará tu instinto.

Pide consejo

Habla con el farmacéutico, que podrá tranquilizarte y aconsejarte respecto al tratamiento, o confirmar tu instinto y redirigirte al médico, si es necesario.

Al médico

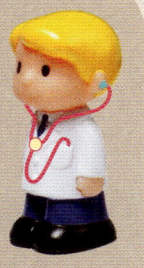

Si el bebé lleva más de 24 horas inquieto, vale la pena llevarlo al médico. También si la diarrea o los vómitos persisten más de 12 horas, o si presentan sangre; si tiene mucha fiebre; si hay signos de deshidratación (menos de seis pañales húmedos al día, orina oscura, letargo, ojos hundidos, fontanela hundida); si el resfriado le impide respirar; si tiene tos seca, los ojos pegados o un sarpullido extenso.

¿Qué medicina?

El paracetamol/acetaminofén infantil alivia el dolor entre leve y moderado y baja la fiebre, y se recomienda para bebés menores de seis meses. No se aconseja el ibuprofeno infantil hasta pasada esta edad, cuando algunos médicos lo prefieren porque es más potente y de acción más prolongada. **Consulta siempre a tu médico.** Si la fiebre responde al fármaco, es buena señal.

Acción urgente

Busca ayuda de inmediato si al bebé le cuesta respirar; si tiene convulsiones; si su llanto es muy agudo o lastimero y le sale un sarpullido púrpura; si se le inflama una fontanela; si no responde, si está hipotónico o si cuesta despertarle.

¿Qué ocurre, doctor?

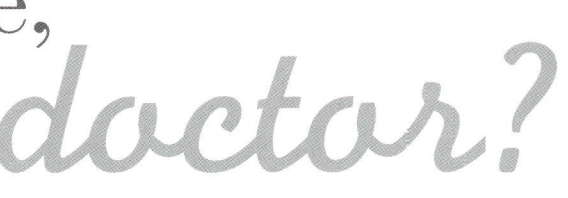

Como vivimos en un mundo repleto de gérmenes, tarde o temprano el bebé sucumbirá a uno de ellos y necesitará que hagas las veces de médico. Por lo tanto, vale la pena aprender unas cuantas cosas y sentirte segura a la hora de reconocer la enfermedad y tratarla.

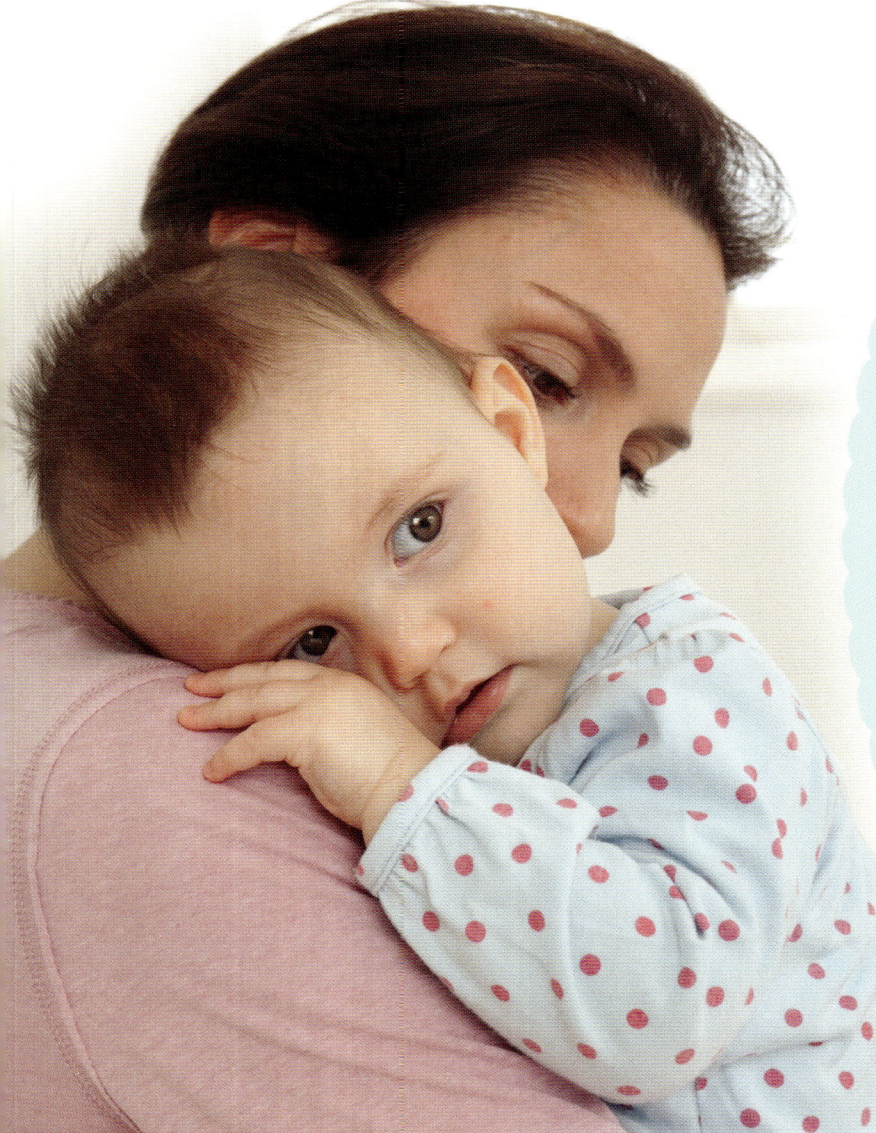

Cuidar a un bebé enfermo

Mantén la calma. Evalúa los síntomas sin alarmarte y consuélale.

+

Infórmate. Aprende qué signos y síntomas exigen atención médica. Confía en tu instinto. No te preocupes por si eres pesada y consulta al médico si crees que el bebé necesita asistencia. Si tiene menos de tres meses, consúltale siempre que se encuentre mal.

+

Asegúrate de que ingiere líquidos suficientes.

+

Olvida las rutinas. Déjale dormir tanto como necesite y no te preocupes por una pérdida temporal del apetito.

+

Sigue siempre las instrucciones del prospecto cuando le des medicamentos.

+

No le abrigues excesivamente. Tápale con una manta ligera o una sábana si lo necesita.

+

Evita las corrientes de aire, pero ventila la habitación. Debe estar cómodo.

Tiene la nariz tapada. ¿Cómo puedo ayudarle a respirar?

Aunque aún no puede sonarse, hay otras maneras de aliviar la congestión nasal. Las gotas de solución salina licúan la mucosidad, y si elevas la cabecera de la cama, respirará mejor por la noche. Una toalla húmeda sobre el radiador encendido aumenta la humedad del ambiente; también puedes sentarte con él durante un cuarto de hora en el baño, lleno de vapor. Asegúrate de que toma suficientes líquidos.

¿Debería dejar a mi bebé con otro que tiene varicela para que la coja ahora?

Aunque hay padres a quienes les parece una buena idea, porque así controlan cuándo su hijo contrae la varicela, o porque creen que si la pasan todos los hermanos a la vez reducen el impacto sobre la familia, los médicos desaconsejan la exposición deliberada, porque ante un mismo virus cada persona reacciona de manera distinta. La varicela suele ser leve, pero puede complicarse y provocar neumonía o infecciones bacterianas; en raras ocasiones llega a ser fatal. Así pues, la propuesta es poco defendible.

¿La tos se pasa sola? Mi bebé tiene tos desde hace una semana. ¿Le llevo al médico?

La tos resulta agotadora, pero suele pasarse sola. Sin embargo, llévale al médico si el bebé tiene menos de tres meses o si la tos persiste pasada una semana. Llévale también si respira aceleradamente, si tiene silbidos, si el moco lleva sangre, si tiene fiebre o si la tos es seca y suena aguda y rasposa.

¿Cómo le pongo gotas oculares antibióticas?

Intenta hacerlo cuando esté tranquilo. Lávate las manos antes. Échale la cabeza hacia atrás o acuéstale sobre la espalda; bájale con suavidad el párpado inferior, mantén el cuentagotas sobre el ojo y deja caer una gota, con cuidado de no tocar el ojo con el aplicador; suelta el párpado, para que parpadee y se esparza el líquido. Si te resulta demasiado difícil, pídele a alguien que le sostenga o prueba cuando esté dormido.

Le han salido placas de piel seca en los brazos y el vientre. ¿Es un eccema?

Un eccema suele ser rojo e irritante, y la piel puede agrietarse y sangrar cuando el bebé se rasca. Si no es así, es probable que sea piel seca, pues su delicada piel tiende a secarse; mantenla hidratada con un gel de baño emoliente, reduce el tiempo que pasa en el agua y dale una crema hidratante ligera y sin fragancia.

Tiene un sarpullido. ¿Será meningitis?

Muchos virus específicos y no específicos provocan sarpullidos, que pueden ser rojizos, abultados o planos, como puntos o en forma de encaje; suelen empezar en el tronco y extenderse desde ahí. Algunos sarpullidos específicos son la varicela, el eritema infeccioso (mejillas rojas) y la rubeola (granos rojos). La erupción plana (llamada púrpura) que puede acompañar a la meningitis es muy distinta y conserva el color púrpura o rojo si la presionas (compruébalo con un vaso), en vez de palidecer. Si es así, acude al médico inmediatamente.

Está irritable. ¿Le duele la barriguita?

Los bebés no pueden decir qué les pasa, e incluso en la primera infancia a los niños les cuesta describir el motivo de su malestar, pero la irritabilidad excesiva podría apuntar a dolor de estómago. Busca más signos: ¿está inquieto después de comer?, ¿tiene vómitos o diarrea? Las causas varían del cólico al estreñimiento (que puede aparecer al cambiar a la leche preparada o durante la introducción de sólidos), la gastroenteritis o el reflujo. Sigue dándole líquidos y acude al médico si continúa alterado. Si el dolor parece severo, ve al médico inmediatamente para descartar un bloqueo intestinal, potencialmente grave pero tratable.

Mi bebé se tira de las orejas. ¿Tendrá una infección de oído?

Podría ser, pero los bebés también se tiran de la oreja cuando les salen los dientes o están cansados. ¡O quizás juegue con ellas! La infección de oído suele presentar otros signos, como fiebre, problemas para dormir, falta de apetito, síntomas de resfriado e irritabilidad.

Preguntas y respuestas

Cómo hacer que tu bebé *sonría*

El bebé derrite a sus padres con su primera sonrisa. Cuando estas sean más habituales, puedes probar a divertirle de distintas formas.

Primeros intentos

Intenta robarle una sonrisa aunque solo tenga unas semanas y sea todo encías. Espera a que esté tranquilo y alerta y te mire a la cara. Sostenle a unos 30 cm (no es capaz de enfocar más lejos) y tiéntale a devolverte la sonrisa hablándole con suavidad.

Los bebés sonríen desde que nacen, lo cual suele deberse a que sus músculos se ejercitan.

La atracción de la novedad

Tu bebé prefiere mirar tu rostro y el de tu pareja (y el de sus hermanitos, si los tiene) más que cualquier otra cosa. Sin embargo, la variedad es la sal de la vida, por lo que si un amigo viene de visita, unos minutos cara a cara con él quizás provoquen varias sonrisas. También se puede divertir observando a la mascota de la casa.

Cucú

El clásico cucú casi nunca falla y, lo creas o no, es educativo: le enseña a tu hijo que las cosas siguen existiendo aunque no las vea; y esta idea, la permanencia de los objetos, es muy importante. También le enseña cómo destaparse la cara, lo cual puede ser vital. Y observar cómo reaparece tu cara por detrás del sofá o entre tus manos le hará estallar de risa.

Cosquillitas

A los bebés les encanta el contacto físico con las personas a las que quieren; además de tranquilizarles, es parte fundamental de la experiencia de apego. Hazle cosquillas con suavidad, flexiónale brazos y piernas, o escríbele mensajes en el pecho con el dedo. Así combinarás el contacto afectuoso con la risa.

¡A que te como!

Otro clásico que hará a reír a tu hijo es hacer como si quisieras comerte los deditos de sus manos o sus pies. Por qué sentimos el impulso de jugar a esto sigue siendo un misterio; se ha sugerido que mordisquear los deditos nos devuelve a nuestras raíces mamíferas (observa a los perros jugar con sus crías) y es el principio de una educación sobre cómo espantar a los depredadores. Prueba también a hacerle cosquillas en el cuello y la barriguita.

Actúa

A los bebés les encanta ver las tonterías que llegan a hacer sus padres para hacerles reír: imitar a animales, cantar (no hace falta tener una voz fantástica), fingir un estornudo gigantesco o bailar salsa con él… Todo eso forma parte de la jornada de una mamá o un papá que disfrutan viendo sonreír o reír a carcajadas a su pequeño.

Entre el primer y el segundo mes, el bebé empieza a sonreír en respuesta a estímulos ambientales.

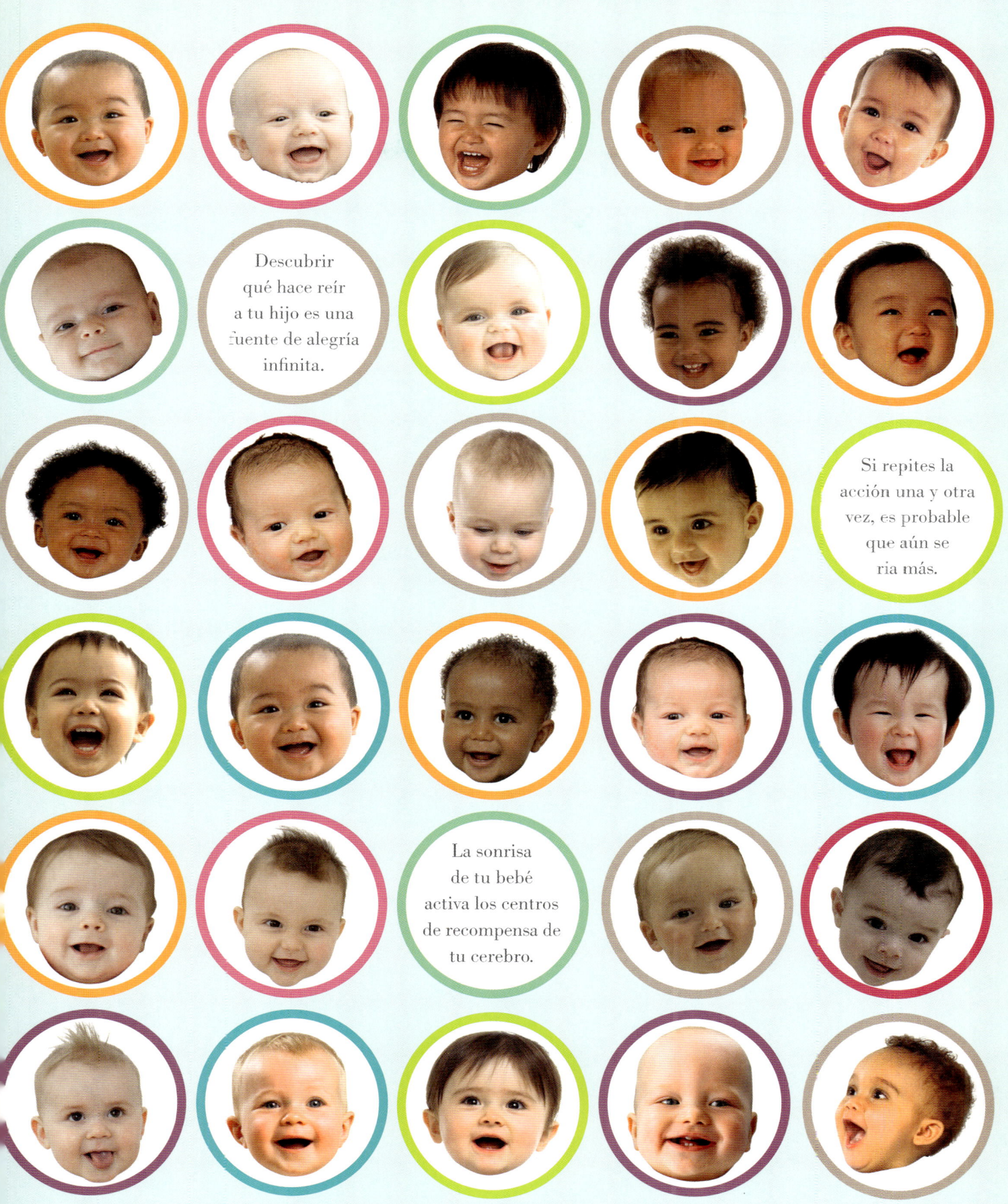

Descubrir
qué hace reír
a tu hijo es una
fuente de alegría
infinita.

Si repites la
acción una y otra
vez, es probable
que aún se
ria más.

La sonrisa
de tu bebé
activa los centros
de recompensa de
tu cerebro.

Ahora que soy más fuerte,

Mamá y papá,

I  you

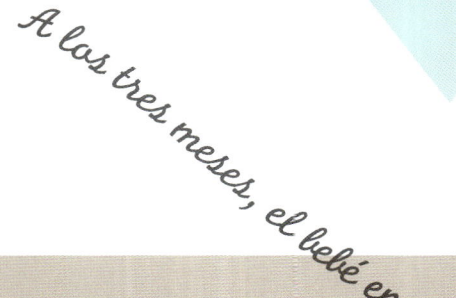

A los tres meses, el bebé empieza a seguir los objetos con la mirada y a reconocer caras.

alcanzo y agarro lo que quiero.

Cada vez hace más ejercicio: flexiones, rodar sobre la tripa, sentarse y lanzarse hacia delante.

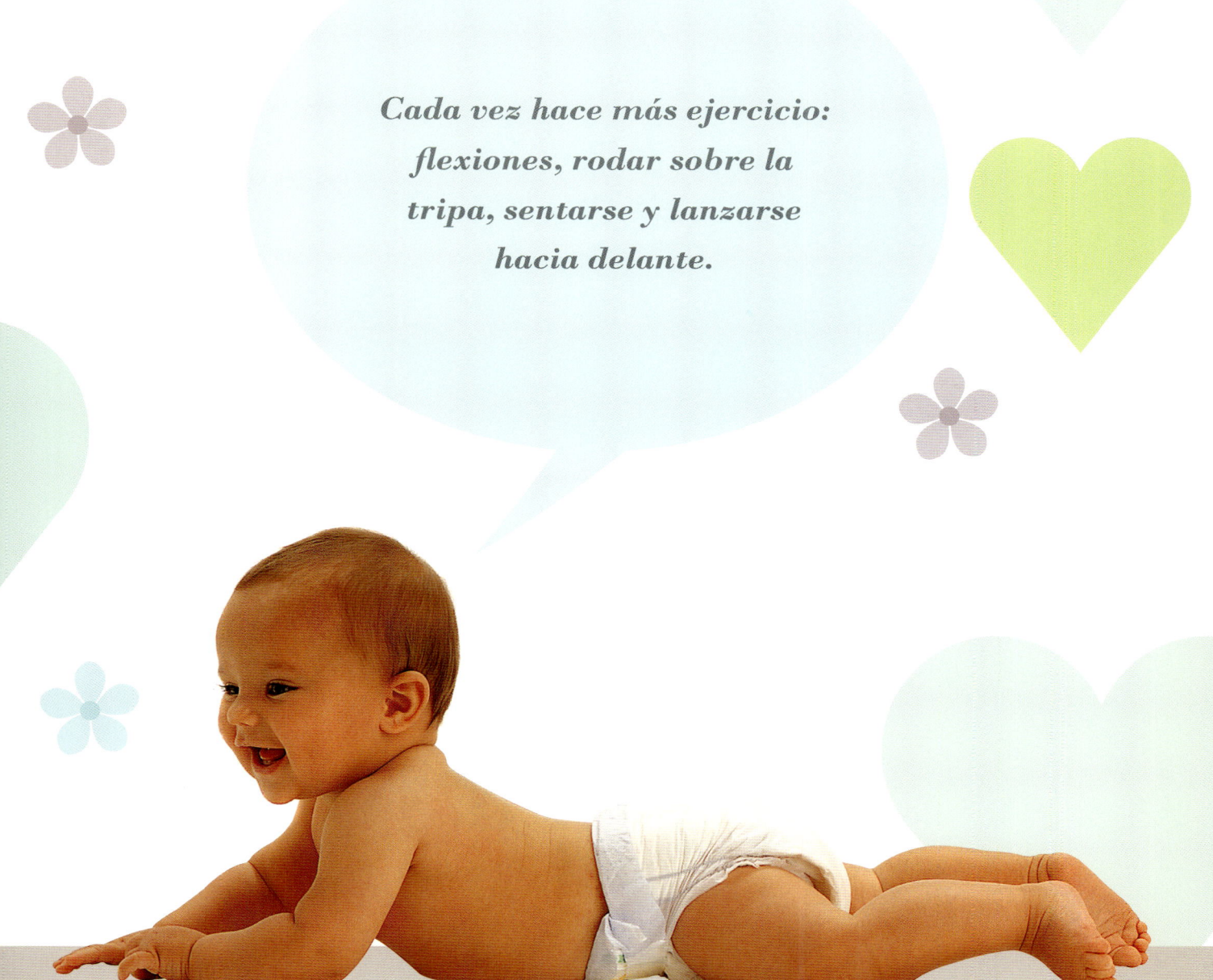

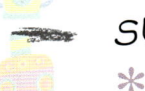

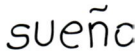

sueño

* Entre 10–12 horas de sueño nocturno, despertándose una o dos veces.
* Dos siestas de hasta dos horas cada una.

listo para los sólidos

* Come una o dos veces al día; son sus «primeros sabores».
* Su nutrición requiere aún la leche.
* Pueden introducirse ahora el trigo y los lácteos, alérgenos potenciales.
* Aparecen los incisivos centrales inferiores.
* Poco después salen los incisivos centrales superiores, y luego un diente al mes.

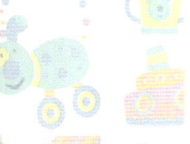

sonidos nuevos

* Parlotea cuando juega.
* Disfruta repitiendo sonidos, como ba-ba-ba.
* Balbucea constantemente, un prerrequisito importante para la adquisición del lenguaje.
* Utiliza la voz de forma expresiva.

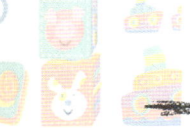

en movimiento

* Sus piernas son más fuertes y soportan su peso si le sostienen de las manos.
* Le encanta saltar.
* Si le dejan sentado se pone a cuatro patas y quizás intente gatear.
* Puede rodar por el suelo.

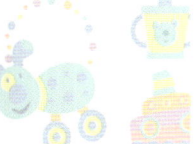
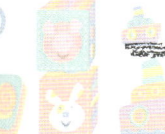

puede...

* Estar sentado unos instantes sin apoyo… o casi.
* Acercar objetos hacia sí.
* Volver a dormirse si se despierta.
* Pasarse objetos de una mano a otra.

su mundo

* Empieza a advertir cuándo se va mamá o papá, lo cual le provoca ansiedad.
* Su curiosidad es insaciable y lo examina todo… llevándoselo a la boca.
* Al no tener miedo, requiere mucha vigilancia.

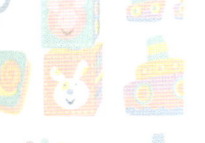
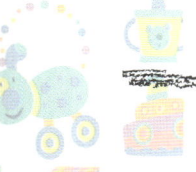
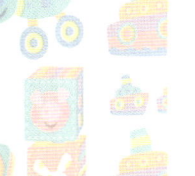

Tengo

6

meses

¡Mírame!
¡Casi puedo permanecer sentado sin apoyo, me gustan los alimentos sólidos, y pronto usaré gestos para pedir cosas!

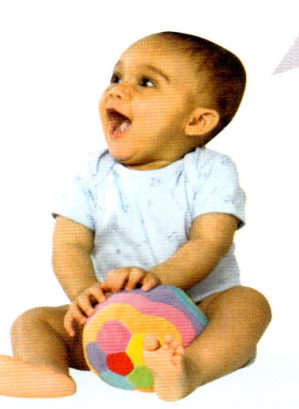

Cada vez es más consciente de que es independiente de ti y eso le resulta abrumador. El peluche o la mantita de siempre le proporcionarán un vínculo con lo familiar, le consolarán y le ayudarán a asumir situaciones nuevas.

Su personalidad se desarrolla y es más expresivo. Se despierta su curiosidad social y muestra interés por otros bebés: le encantará charlar con el «otro bebé» del espejo.

¡Sigue ahí!
Darse cuenta de que las cosas siguen existiendo aunque no las vea es un gran salto cognitivo para el bebé. El juego del escondite cobra sentido ahora.

No tardará en ser realmente móvil, y quizás ya se arrastre o ruede por el suelo. Es un buen momento para poner la casa a prueba de bebés.

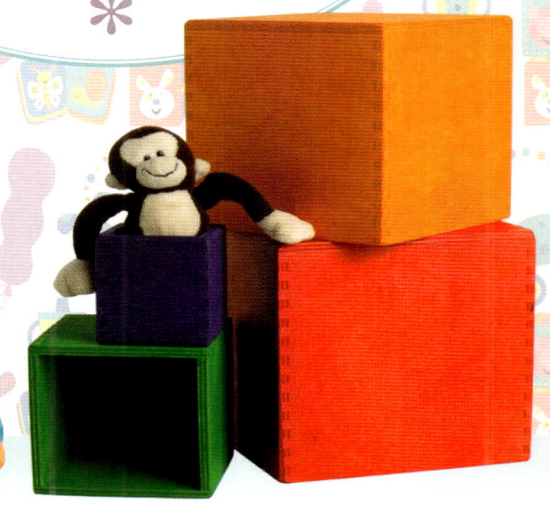

Los secretos de un
buen sueño

Fácilmente los padres se obsesionan con el sueño: cuánto duermen sus bebés y cuánto duermen ellos. Aunque no sigas una rutina de sueño fija, puedes empezar a sembrar las semillas de un sueño saludable. Con paciencia y constancia, todos podréis descansar.

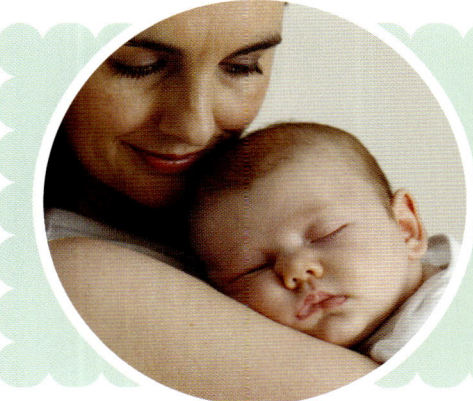

Al final del día...

Seguir una rutina sencilla y relajante antes de meterle en la cama te puede ahorrar problemas en el futuro. Báñale, ponle el pijama y dale el pecho o el biberón y unos cuantos mimos antes de meterle en la cama. Comienza siempre a la misma hora y métele en la cama cuando esté adormilado (así le será más fácil dormirse solo), en lugar de dejar que se duerma en tus brazos.

Edad	Sueño total	Sueño nocturno	Sueño diurno
0–1 mes	16 horas	8 horas	8 horas en varias siestas
1–3 meses	15,5 horas	10 horas	5,5 horas en 3–4 siestas
3–6 meses	15 horas	10 horas	5 horas en 2–3 siestas
6–12 meses	14,5 horas	11 horas	3,5 horas en 2 siestas
12–18 meses	14 horas	11,5 horas	2,5 horas en 2 siestas
18–24 meses	13,5 horas	11,5 horas	2 horas en 1–2 siestas
24 meses	13,5 horas	11,5 horas	2 horas en una siesta
36 meses	12,5 horas	11,5 horas	1 hora en una siesta

Rutina nocturna:

1 Jugad a algo tranquilo

2 Dale un baño calentito

3 Dale un masaje suave

4 Ponle el pijama

5 Léele un cuento mientras mama

6 Cántale una nana

7 Dale un beso de buenas noches

¿Búho o lirón?

Todos los bebés son distintos, y eso incluye las horas de sueño que necesitan. Entre los 6 y los 12 meses, la mayoría ya no necesitan comer por la noche y duermen unas 14 horas diarias, repartidas en 10–12 horas de sueño nocturno y dos siestas durante el día.

Ajustar las siestas

Es posible que, hacia los nueve meses, el bebé empiece a cambiar de hábitos de sueño, por lo que tendrás que adaptar la rutina. Si empieza a despertarse durante la noche, adelanta y acorta la siesta de la tarde. Probablemente siga necesitando dos siestas (2,5 horas en total), la más larga por la mañana.

Vuelve a despertarse por la noche

Aunque haya empezado a dormir de un tirón, puede que, entre los 6 y los 12 meses, vuelva a despertarse por la noche. Ello puede deberse a ciertos hitos del desarrollo físico y mental —como aprender a incorporarse, rodar, arrastrarse y andar—, a la dentición, la ansiedad por separación o el hambre. Si es por hambre, puedes empezar a darle sólidos (pp. 198–199).

Enseñarle a dormir

Si a los seis meses tu bebé aún no duerme toda la noche de un tirón, quizás debas enseñarle a conciliar el sueño. El llanto controlado (dejándole llorar de 5 a 20 minutos progresivamente antes de acudir) suele funcionar en una semana, pero resulta doloroso de escuchar. La retirada gradual (te sientas junto a él y vas alejando tu silla poco a poco hasta que queda fuera de la habitación) es más suave, pero más lenta. Es un tema delicado, pero la constancia es vital: sed fuertes o le confundiréis y angustiaréis.

Una habitación para él

Según algunas autoridades sanitarias, el lugar más seguro para el sueño de tu bebé durante los seis primeros meses es una cuna en tu habitación. A partir de los seis meses, si no antes, probablemente estará listo para pasar a su propia habitación; él estará más tranquilo y tú y tu pareja recuperaréis la intimidad.

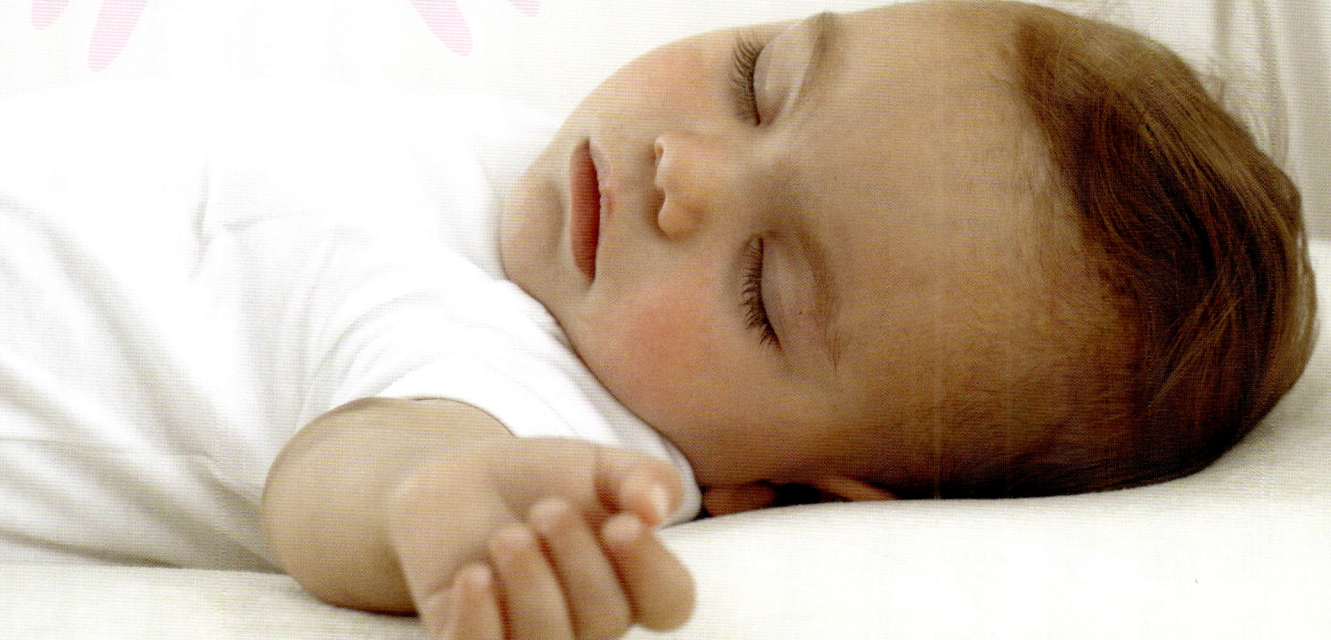

Grandes *progresos*

Durante los próximos seis meses, el bebé se desarrollará de forma asombrosa. Progresa a pasos agigantados física, emocional y cognitivamente, y todo en su mundo le fascina.

Hacia los seis meses de edad, el bebé empezará a intentar sentarse sin ayuda, lo que significa que su abdomen y espalda son lo bastante fuertes y que ha aprendido a mantener el equilibrio. Ayúdale con cojines o parques hinchables, y ajusta el carrito para que se siente erguido. Sus extremidades van ganando fuerza, preparándose para los primeros intentos de reptar, arrastrarse, levantarse y caminar.

Sentarse le permite prestar atención a lo que hace con las manos, y ya puede examinar los objetos y pasárselos de una mano a la otra. A medida que desarrolle la motricidad fina, aprenderá a sostener y a pasar las páginas de libros de cartón.

Expande su mundo

Ayúdale a explorar la relación causa-efecto con juguetes con resortes o con diales e interruptores. Apila bloques para que los derribe o haz burbujas de jabón para que las haga estallar.

Lo siguiente será girarse y alcanzar objetos, además de agarrar, sostener y soltar a voluntad. Hacia los nueve meses, aprenderá a hacer la pinza con el índice y el pulgar para coger objetos.

¡Ya lo entiendo!

La capacidad de comunicación y comprensión del bebé evoluciona muy deprisa. Su lóbulo frontal (responsable del razonamiento, la resolución de problemas y el lenguaje) se desarrolla y su capacidad para entender conceptos complejos aumenta. El bebé descubre que puede meter objetos pequeños en otros mayores y empieza a comprender la relación de causa y efecto: disfrutará empujando objetos y sacudiendo sus juguetes musicales. También entenderá que las cosas existen aunque él no las pueda ver, y jugar al cucú le estimulará.

Aprendiendo a hablar

Sus balbuceos se vuelven complejos y ya sabe imitar sonidos. Comprende más y escucha e intenta responder con

 Oculta un objeto debajo de otro y esper

balbuceos cuando cree que le toca hablar. Usa gestos con sentido, y hacia los nueve meses empezará a señalar y a indicar con exactitud qué le llama la atención. No tardará mucho en deleitarte con su primer «ma-má» o «pa-pá», y puede que, para su primer cumpleaños, ya haya aprendido un puñado de palabras.

Expresión emocional

Cada vez es más consciente de sí mismo y puede expresar emociones de diversas maneras (dando besos, apartando…).

 Le encanta llenar y vaciar cosas, así q

Experimenta ahora cambios emocionales muy complejos: a partir de los nueve meses se da cuenta de que tú y él no sois uno, lo que puede generarle cierta ansiedad, y quizás se angustie si no te ve. También es más sociable, y hacia los 12 meses ya disfrutará de las situaciones sociales y jugará tranquilamente junto a sus iguales (pero no con ellos).

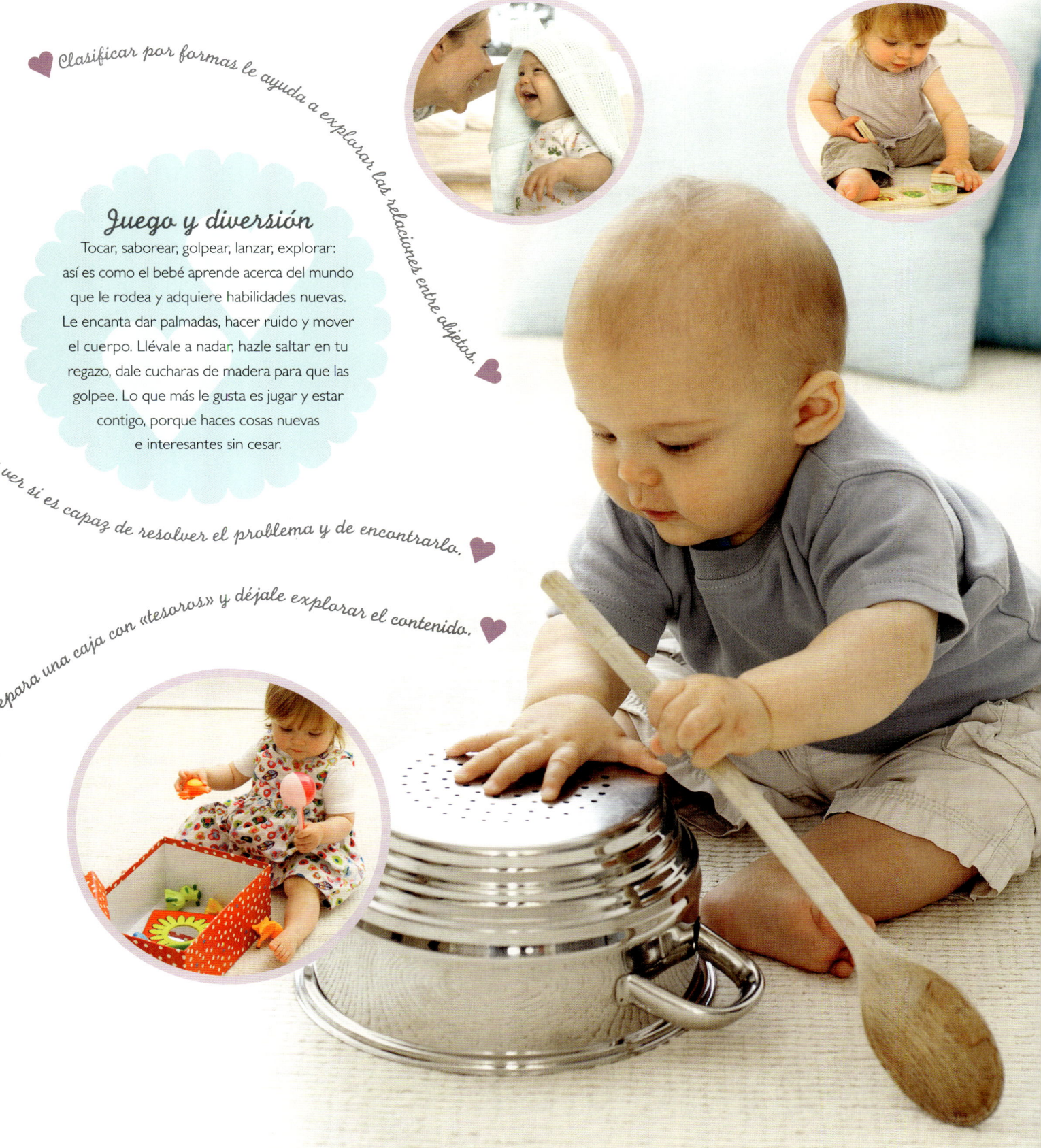

Clasificar por formas le ayuda a explorar las relaciones entre objetos.

Juego y diversión

Tocar, saborear, golpear, lanzar, explorar: así es como el bebé aprende acerca del mundo que le rodea y adquiere habilidades nuevas. Le encanta dar palmadas, hacer ruido y mover el cuerpo. Llévale a nadar, hazle saltar en tu regazo, dale cucharas de madera para que las golpee. Lo que más le gusta es jugar y estar contigo, porque haces cosas nuevas e interesantes sin cesar.

...ver si es capaz de resolver el problema y de encontrarlo.

...epara una caja con «tesoros» y déjale explorar el contenido.

Bravo por la *música*

Cantar y bailar con tu bebé es muy divertido, pero
¿sabías que la música estimula su desarrollo general?

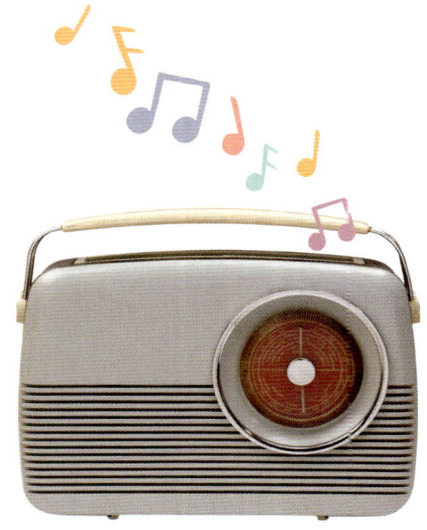

Si albergas la esperanza de que tu hijo** se convierta en el próximo Beethoven o Noel Gallagher, deberías iniciarle en la música lo antes posible. Hay bebés que, a los tres meses, son capaces de imitar una tonalidad, y que a los 12 empiezan a cantar de forma reconocible pequeños fragmentos de canciones. Los niños que crecen rodeados de música y a quienes se anima a usar la voz desde muy pequeños suelen ser capaces de cantar bien cuando alcanzan la edad de ir a la guardería. Por el contrario, si se descuida esta importante veta de desarrollo, el **potencial musical** puede desvanecerse por completo.

Más allá de sentar las bases para el talento musical natural, disfrutar y valorar la música también desempeña una función crucial para el desarrollo de otras habilidades y características deseables e importantes. Así pues, hay múltiples razones por las que **integrar la música en la vida familiar** debería ser parte esencial de la crianza de un bebé feliz y saludable.

> Entre el nacimiento y los seis años de
> edad, los niños desarrollan la capacidad
> de entender y distinguir los sonidos
> de la música de su cultura.

La música contribuye al desarrollo de los **circuitos cerebrales**. El proceso de descodificar y asimilar cómo encajan los distintos sonidos es vital para establecer las conexiones que permiten que el cerebro entienda y cree música. Se cree que este mismo proceso mejora la capacidad del cerebro para entender la complejidad y la estructura del lenguaje. Piensa que el hecho de cantar amplía su vocabulario y que incluso algo tan divertido y sencillo como inventarte una canción sobre una tarea cotidiana contribuye a este efecto. Alentarle a **improvisar** sus propias canciones o a recordar las palabras que faltan en un estribillo conocido mientras se lo cantas es un ejercicio fenomenal para el cerebro y fomenta la creatividad. Tanto si cantas bien como si no, lo fundamental es participar y disfrutar del juego musical, porque así tu hijo también lo hará, independientemente de si afina mucho o poco.

La investigación ha demostrado que balancearse y **moverse al ritmo** de la música contribuye de modo fundamental al desarrollo de las habilidades motoras, e incluso hay pruebas que sugieren que los niños acostumbrados a bailar y a seguir el ritmo con su cuerpo tienen más probabilidades de aprender a tocar un instrumento musical. El **sentido del ritmo** es de una importancia crucial para el desarrollo de la coordinación, y los niños que permanecen inactivos mucho tiempo tienen pocas probabilidades de desarrollarlo, por lo que no adquirirán la coordinación que mejoraría su capacidad deportiva natural. Así pues, en la medida de lo posible deberías bailar y dar palmas con tu bebé, o animarle a que marque el ritmo con un tambor o una cuchara de palo y una sartén. Estas actividades tan sencillas le ayudarán a desarrollar el ritmo y estimularán su cerebro para que establezca las conexiones necesarias para coordinar vista, oído y manos.

Se sabe que la música **mejora el estado de ánimo**; por lo general, escuchamos música relajante cuando queremos tomarnos las cosas con calma y música más animada cuando necesitamos energía. Puedes usar la música de la misma manera para estimular a tu hijo. A los niños que se despiertan de mal humor les sienta bien escuchar algo alegre o divertido mientras se despejan, tanto si lo cantan sus padres como si se trata de un CD. Y del mismo modo que se puede inducir el sueño del bebé con una nana suave, es posible calmar a un niño pequeño que está nervioso o tenso poniéndole la música adecuada. Quizás el impulso natural te lleve a ponerle una nana o una de sus canciones preferidas, pero la música clásica también tiene un efecto profundamente relajante. De hecho, se cree que escuchar música clásica un par de veces al día durante un breve periodo de tiempo reduce las **hormonas del estrés**. Merece la pena tenerlo en cuenta, tanto para los niños como para los adultos.

Hay muchas clases y grupos infantiles a partir de solo

Enriquecer la vida de tu hijo con música le ayudará a apreciar la cultura.

unos meses de edad orientados a disfrutar de la música, a experimentar con **sonidos y ritmos** y a desarrollar las habilidades motoras. Además de mejorar la habilidad musical, estimulan las **habilidades sociales**, ya que fomentan la autoconfianza, la cooperación y la disposición a compartir, pues el material pasa de una mano a otra. La música también ayuda a profundizar en la **comprensión de la emoción y la empatía**; hay pruebas que sugieren que discernir las emociones que transmite una canción entrena el oído y la mente para sintonizar con la emoción que subyace a lo que dice una persona.

Criar a tu hijo en un **hogar bullicioso y musical** tiene múltiples beneficios, y no solo para él. Es muy posible que te des cuenta de que cantar y bailar a menudo también afecta positivamente a tu estado de ánimo. Si permites que tu hijo **produzca su propia música**, le ofrecerás una gran oportunidad para expresarse y, cuando lo haga, te abrirá una ventana a su compleja vida interior y sus emociones. Esta etapa musical temprana es tan importante como la del balbuceo, fundamental para la adquisición del lenguaje. Por lo tanto, cuando tu hijo aporree por enésima vez las sartenes con una cuchara, pon buena cara y anímale, teniendo en cuenta que acaso algún día ese estruendo se convierta en una sinfonía.

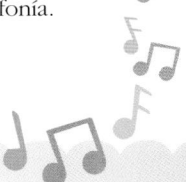

Paso a *paso*

Desde su primer día de vida, el bebé se esfuerza por ponerse
en pie y caminar, como todos los que le rodean.
Lo hará en fases, paso a paso.

Contemplar cómo tu bebé crece, aprende conceptos nuevos y alcanza hitos del desarrollo que le llevarán a convertirse en un ser humano independiente y plenamente funcional es una de las grandes alegrías de la maternidad. Y conocer cuáles son los pasos que seguramente dará a continuación te ayudará a saber cómo apoyarle cuando esté preparado.

Por los suelos

El primer paso en el camino hacia la movilidad del bebé es aprender a sentarse sin ayuda. Irá aprendiendo a controlar la musculatura del tronco, así que anímale y siéntale rodeado de cojines para que no se haga daño al desplomarse. Es muy probable que, en cuanto aprenda a sentarse sin ayuda,

empiece a inclinarse hacia delante si le tientas con un juguete. Esta habilidad motora clave evolucionará en el gateo.

Ponle boca abajo varias veces al día, al principio durante periodos de tiempo muy breves. Hacia los tres meses de edad ya podrá sostener la

cabeza y los hombros para mirar a su alrededor, como si hiciera flexiones. Hacia los seis meses es probable que aprenda a rodar, con lo que establecerá otra serie de conexiones neuronales fundamentales. Estando boca abajo es posible que también se balancee hacia delante y hacia atrás; aunque

no avanzará mucho, lo realmente importante es que estará reforzando la musculatura que más adelante necesitará para gatear.

Gatear ayuda al bebé a desarrollar habilidades «cruzadas» (usar brazos y pies contrarios) y refuerza la espalda. Sin embargo, no todos los bebés

**Es mejor que aprenda a caminar con los
pies descalzos, porque necesita flexionarlos
para mantener correctamente el equilibrio.**

gatean: muchos se saltan esta fase y echan a andar directamente. Puedes incitarle a gatear dejando objetos fuera de su alcance cuando esté sentado o boca abajo, y elogiándole cada vez que logre alcanzar uno. Una vez empiece a gatear, diseña una pista de obstáculos blandos para que se esfuerce y pueda

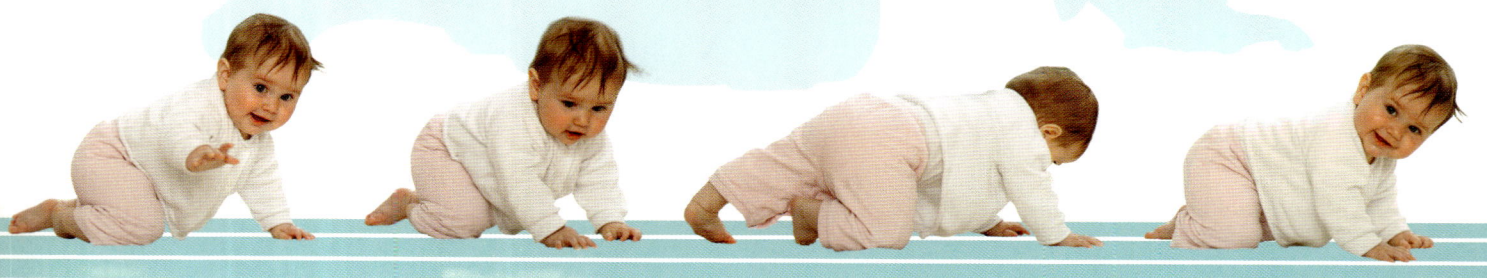

perfeccionar sus habilidades. Existen muchas maneras distintas de gatear: algunos bebés se desplazan utilizando el trasero, otros se arrastran sobre el estómago y otros gatean en el sentido estricto de la palabra, sobre manos y rodillas. Sea cual sea la modalidad de tu bebé, le encantará la libertad y la movilidad que ganará y que le permitirán asumir un papel más activo en su exploración del mundo.

¡En pie!

Hacia los siete meses de edad, las piernas podrán aguantar su peso si le sostienes; deja que bote con suavidad para que adquiera la fuerza que tanto necesita. Ente los 9 y los 12 meses, es posible que empiece a ponerse en pie solo, con la ayuda de muebles o de tus piernas; anímale a ello poniendo juguetes en lugares que sean elevados y seguros, para que tenga que ponerse en pie si desea alcanzarlos. Piensa que, al principio, volver a sentarse puede suponer todo un reto para él; ayúdale a hacerlo, hasta que aprenda una técnica segura.

En marcha

Entre los 9–10 meses es posible que empiece a moverse por la habitación apoyándose en los muebles. Organiza un circuito para animarle. Comprueba que la casa esté a prueba de bebés y retira cualquier objeto que pueda estar a su alcance y no debiera. Conciénciate de que se hará más de un moratón mientras adquiere seguridad.

De paseo

Puede dar sus preciosos primeros pasos en cualquier momento a partir de los nueve meses y hasta los 19. A partir de los 11 es posible que camine si le agarras de las manos y caminas junto a él; luego, pasará a caminar agarrado únicamente de una mano. Es importante no achucharle: necesita adquirir más fuerza, coordinación y seguridad, pero a su ritmo. Puedes ayudarle a pulir sus habilidades con juguetes para empujar o jugando, por ejemplo, a caminar de papá a mamá («Un, dos, tres... ¡vamos!»), además de felicitarle y animarle. Una de las cosas que más le motiva a dominar el arte de andar es el deseo de tener las manos libres mientras se mueve; intenta enseñarle lo útil que es esta habilidad y dale algo para que lo sostenga mientras da un par de pasos.

De carrerilla

Tu bebé ya lleva cosas de un sitio a otro, camina de lado y hacia atrás, e incluso probará a correr y a saltar (aunque al principio le costará levantar los dos pies del suelo). Las escaleras empiezan a ser un peligro, así que enséñale a subir gateando desde abajo o a darse la vuelta arriba y a bajar sobre el vientre. Quédate siempre detrás de él. Cuando haya aprendido a andar perfectamente, estará deseoso de explorar el mundo. Aprovecha todas las ocasiones que tengas para ayudarle, porque no tardará mucho en querer hacerlo todo solo.

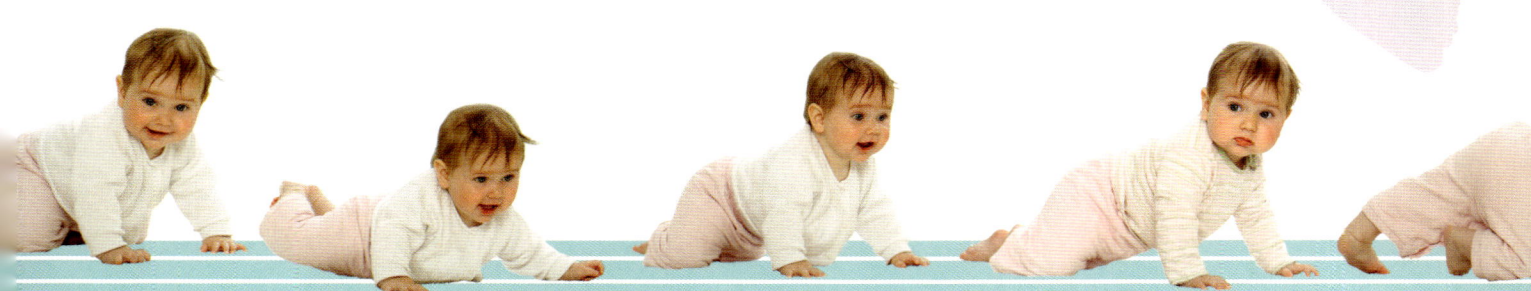

¿Qué ocurre *conmigo*?

Ser mamá es fantástico (la mayor parte del tiempo), pero ya no eres la de antes... ¿Cómo puedes afrontar los cambios?

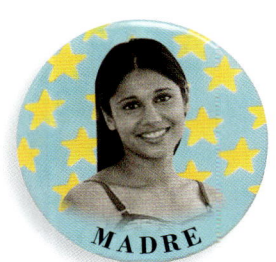

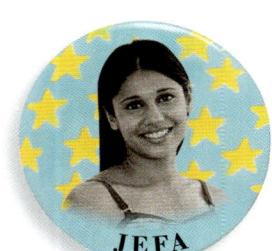

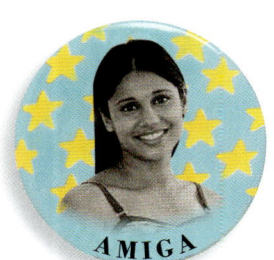

Quizás te prometiste a ti misma que la llegada del bebé no te cambiaría. ¿Habías pensado regresar al trabajo enseguida, realizar un largo viaje, hacer más ejercicio o dedicar más tiempo al piano? Puede que lo consigas en algún momento, pero la llegada del primer bebé cambia la vida a la mayoría de las madres y los padres. Por mucho que te gustara cómo pasabas los días y las noches antes de su llegada, descansando en el sofá o construyendo un imperio, las cosas han cambiado.

Ahora tendrás **menos tiempo**, para ti misma, lo que puede desencadenar cierta crisis de identidad. No puedes hacer las cosas como antes; tienes que pensar qué es ahora lo más importante y establecer prioridades. Por supuesto que ser madre o padre resulta fantástico en múltiples aspectos, pero muchos padres **añoran la época pre-bebé**. Lo más recomendable es que procures encontrar el modo de reconciliar lo mejor de tu vida de antes y de la actual. Tener un bebé puede ser un importante **catalizador para un cambio positivo**, pues puede darte espacio para reflexionar sobre lo que realmente quieres de la vida.

Las primeras semanas resultan agotadoras, pero tranquila, en pocos meses habrás encontrado tu rutina. Es lógico que el bebé pase a ser lo primero y que tus necesidades y las de tu pareja queden en un segundo plano durante un tiempo. Con todo, antes o después sales de la nebulosa del bebé y empiezas a pensar: «¿Y yo, qué?».

Si estás de baja de maternidad, es probable que ahora te des cuenta del modo en que **el trabajo estructuraba tu vida**. De tener una semana organizada, con un horario y unos objetivos, has pasado a estar en casa con un bebé que no sigue ninguna agenda, y hay días que se hacen interminables. Quizás te aburras y no sepas qué hacer con tu tiempo. O tal vez descubras que quedarte en casa te gusta más de lo que pensabas y decidas

No hay experiencia que cambie más la vida que tener un bebé. Tendrás que reconciliar tu «antiguo» yo con tu «nuevo» yo.

pedir una reducción de jornada o cambiar de trabajo, para encontrar un nuevo **equilibrio laboral-familiar**. ¿Cuán importante es para ti tu **identidad laboral**? Si siempre te has definido por tu trabajo, ¿cómo te sientes al haberlo dejado aparcado? Recuerda que todas tus habilidades e intereses laborales siguen ahí; lo que sucede es que, de momento, los utilizas de otra manera. Tener menos ingresos o perder independencia económica puede afectar a cómo empleas el tiempo y a cómo te percibes a ti misma, pero podrás ver que todo eso tiene su compensación.

La **vida social** también cambia, sobre todo mientras el bebé es pequeño: en las clases para padres y en los grupos de bebés conocerás a mucha gente nueva, con la que te relacionarás más durante el día y menos por la noche. Probablemente tengas que esforzarte más para mantener el contacto con tus antiguas amistades. Por lo demás, quizás dispongas de más tiempo para pasar con tu pareja y tu familia, y es posible que los demás descubran en ti a una persona mucho más relajada.

Los cambios físicos también pueden hacer que **te sientas diferente**. Es posible que durante un tiempo tu cuerpo no te parezca tuyo, sobre todo si das el pecho o si ha cambiado de forma. Si estos cambios afectan a tu bienestar, quizás debas emprender la reconquista de tu cuerpo, comiendo bien y añadiendo algo de ejercicio físico a tu jornada. Si pasas frente a un escaparate y descubres que aquella mujer desaliñada y ceñuda que empuja el carrito eres tú, ha llegado la hora de que, durante un tiempo, tú también formes parte de tus nuevas prioridades.

Sé **franca con tu pareja** y buscad tiempo para hablar de cómo queréis que sean los próximos meses y años. A él también le ha cambiado la vida, y es fácil que sin querer descuidéis la relación de pareja. Lo que os unió es vuestra relación como **amigos, compañeros y amantes**; es importante que no lo perdáis de vista. Si la relación es fuerte, es poco probable que relegarla temporalmente cause daños a largo plazo, pero **no dejéis de comunicaros** y de hablar sobre vuestras necesidades (pp. 204–205). Habla abiertamente también con tus amigas. Todos tenemos días mejores y peores, y es crucial poder hablar con franqueza con otros padres. Si compartes lo que piensas y lo que te preocupa, es muy posible que encuentres soluciones y apoyo y que te des cuenta de que lo que te pasa es un **rito de paso natural**.

Si quieres probar algo nuevo, adelante. Pero no hace falta que te lances de cabeza: avanza paso a paso hacia el futuro.

Reservar **tiempo para ti** no es un lujo, es una necesidad. Sí, es un cliché, pero con razón. Con la suma de obligaciones de la crianza de los hijos, el trabajo y los compromisos familiares, las personas (mujeres y hombres) se olvidan de divertirse y disfrutar de la vida. Encuentra tiempo para hacer algo que **te recuerde quién eres**, tanto si es salir a correr, leer el periódico, actualizar tu blog o salir a cenar con los compañeros de trabajo. Si cuidas de ti, toda la familia se verá beneficiada y estarán contentos de que tú también lo estés. Ser madre constituye el núcleo de tu nueva identidad: ahora se hace patente algo que ya estaba allí, esperando a salir. La vivencia de esta nueva etapa vital te permitirá comprender mejor tu evolución personal y te convertirá en la **madre única** que eres.

MALABARISTA

¡Prestad atención! ¡Allá voy!

Antes de empezar a caminar

Gatear activa ambos hemisferios cerebrales simultáneamente y les enseña a trabajar juntos. Más aún, el cerebro empieza a enviar y recibir mensajes con mayor rapidez y claridad, porque el gateo estimula la producción de la sustancia aislante que recubre las neuronas.

gatearé más de 30 kilómetros.

Algunos bebés no gatean, sencillamente se deslizan sobre su trasero.

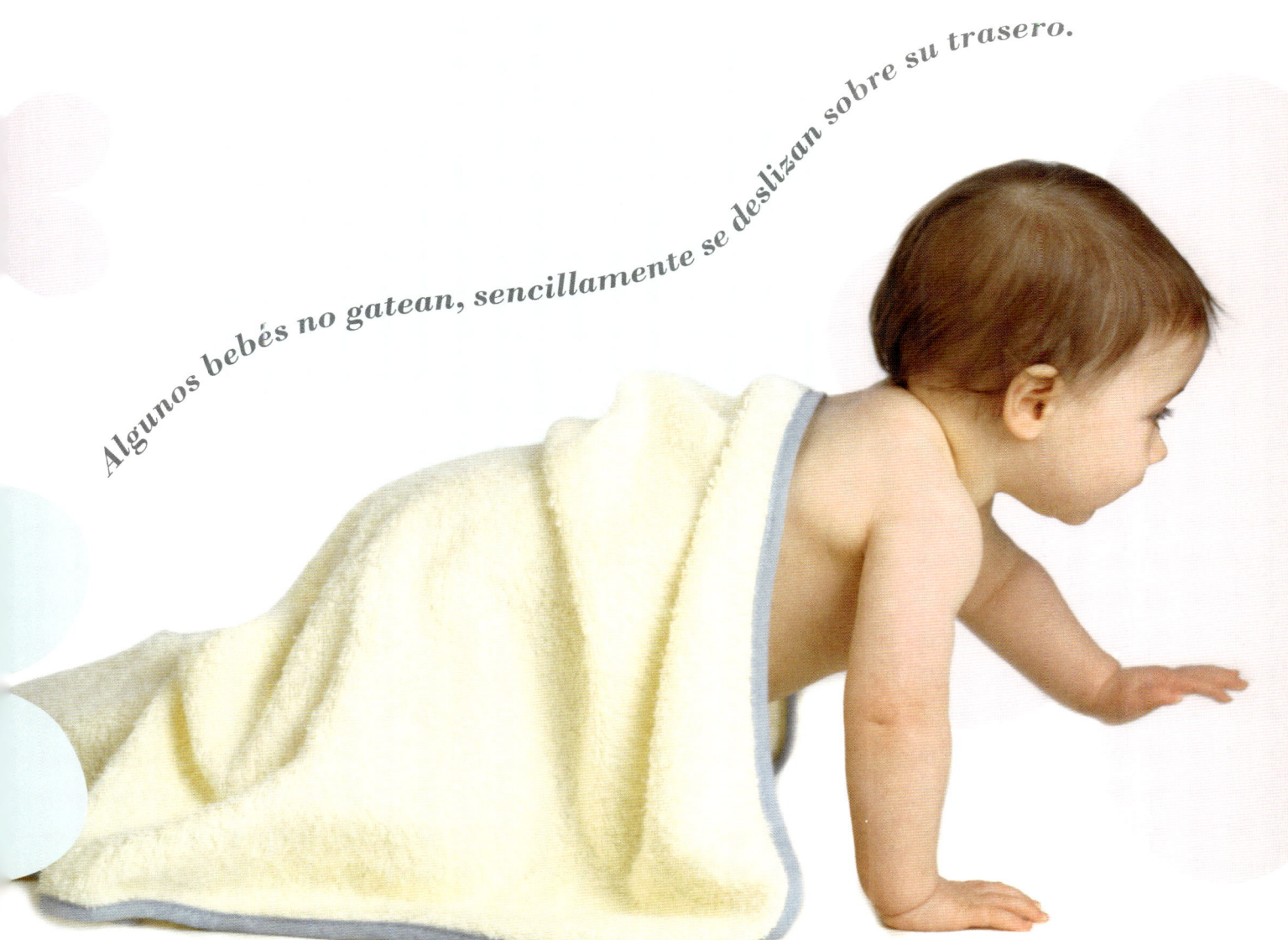

No estás *sola*

Poco a poco la vida se volverá algo más fácil y dispondrás de más tiempo. No te quedes en casa, tienes cosas que hacer y personas a las que ver.

Cuando la vida se asienta y todo parece algo más fácil, te enfrentas a la realidad de lo que es tu vida ahora. Los días siguen una rutina, las semanas se suceden y tienes que ocuparlas. Hay mujeres que disfrutan de esta predictibilidad, pero otras se sienten aisladas o se aburren. Si estás acostumbrada a una exitosa vida laboral, puede costarte admitir que tienes dificultades especialmente porque, a estas alturas los demás asumen que ya te apañas bien. Busca a un grupo de personas que te apoyen y te ayuden a sentirte más conectada con la realidad mientras te adaptas a tu nueva vida. Este es un buen momento para conocer a gente nueva y pasar más tiempo con familiares y amigos.

La rutina no tiene por qué limitarse a siestas y biberones; también puedes quedar con amigas regularmente.

Compañeras de fatigas

No todas las compañeras de las clases prenatales y posnatales estarán en tu misma onda, pero tenéis en común a niños en la misma fase de desarrollo y necesitáis soluciones prácticas para los mismos problemas de sueño, alimentación o dentición. Saber que otras pasan por lo mismo que tú con sus bebés es tranquilizador. Además, en las familias que conozcas ahora puedes encontrar futuros compañeros de juegos para tu hijo y niñeras recíprocos para los próximos años.

Apúntate a clase

Natación para bebés, yoga, música… Es cierto que tu bebé no necesitará esas habilidades hasta que empiece la escuela, pero las clases para bebés estructuran el día de los padres y les ponen en contacto con personas en su misma situación. Además, descubrirás nuevas formas de relacionarte con el bebé que mejorarán tus capacidades educativas, por ejemplo, con el contacto propio de los ejercicios de yoga.

Explora tu entorno

Son muchas las personas que no conocen a sus vecinos hasta que tienen un hijo. De repente, lo miras todo en clave de bebé y descubres parques, ludotecas, cafeterías, galerías de arte y cines adaptados para niños, que son una oportunidad fantástica para conocer a otros padres y para saber qué se cuece cerca de ti. Te sentirás más segura al saber qué te ofrece tu barrio y al conocer a personas que te apoyarán y te ayudarán a sentirte parte de la comunidad.

Recupera viejas amistades

¿Te distanciaste o perdiste el contacto con amigas o compañeras de trabajo cuando empezaron a tener niños? Es posible que ahora tengas más tiempo para verlas y, además, ahora volvéis a tener mucho en común. Los padres de niños algo mayores son una fuente valiosísima de información y consejos prácticos, y suelen transmitir más tranquilidad que los que han tenido un hijo hace poco.

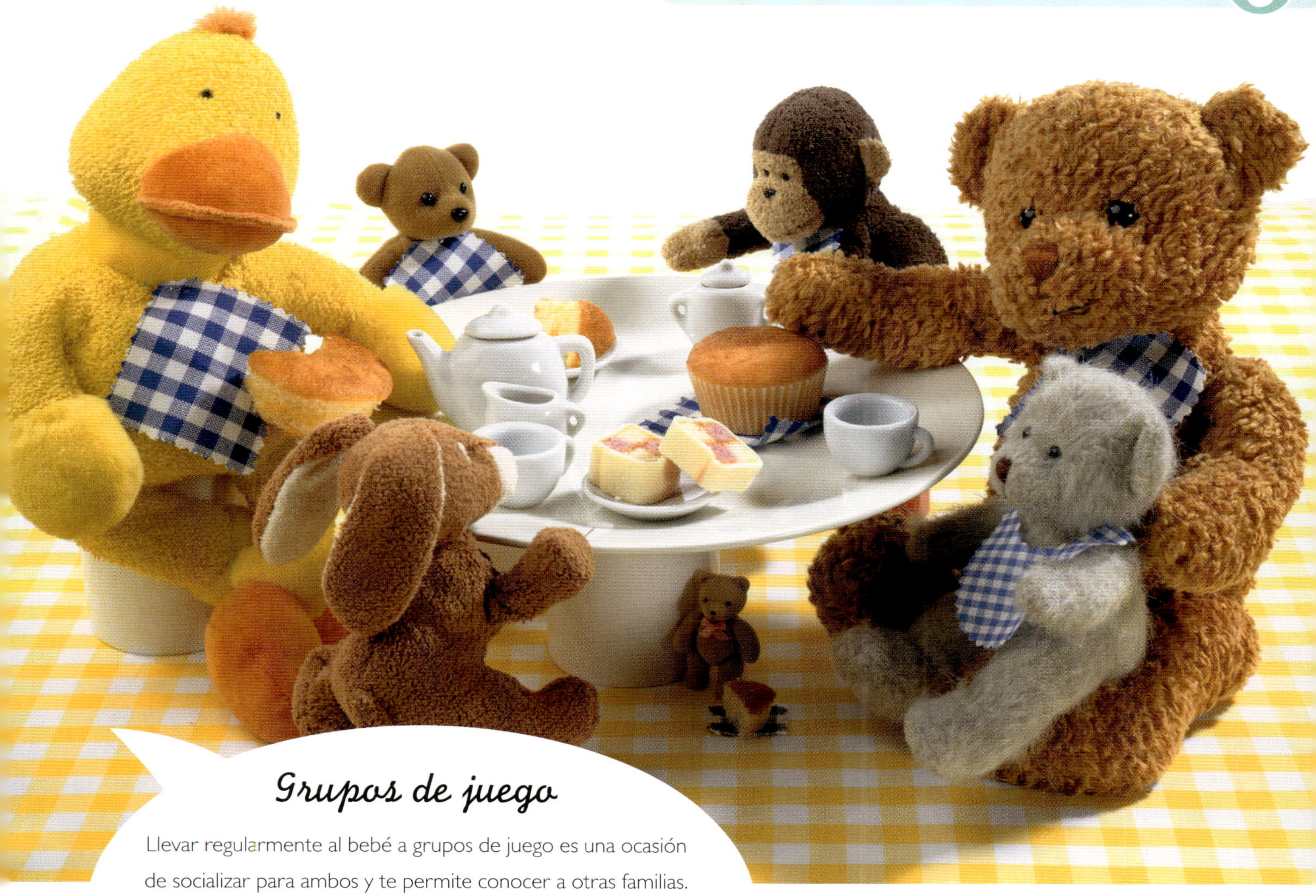

Grupos de juego

Llevar regularmente al bebé a grupos de juego es una ocasión de socializar para ambos y te permite conocer a otras familias. Además, el bebé tendrá acceso a más juguetes y actividades que en casa. Invitar y aceptar invitaciones para reunir a amigas y bebés es una manera fantástica de ponerse al día en un entorno familiar.

Conexiones virtuales

Los foros para padres en Internet son entretenidos y una fuente inagotable de consejos y experiencias. Necesites lo que necesites, siempre hay alguien al otro lado, ya sea en una noche en vela o en un momento de bajón durante el día. De todos modos, si dependes demasiado de las relaciones virtuales no vivirás plenamente en el mundo real: no sustituyen a las personas reales, ya sean amistades nuevas o antiguas, y la soledad que puedas sentir persistirá si no aplicas soluciones a largo plazo.

No te olvides de tu gente

Por tentador que resulte sustituir a los amigos sin hijos por una compañía más orientada a los bebés, es importante recordar quién eras antes de ser madre, y pasar tiempo con tus amigos de antes te ayudará en este sentido. Queda con ellos, arréglate y sal a cenar, al teatro o a bailar, haced deporte juntos, y disfruta anticipando la vida que te aguarda cuando tu hijo haya crecido un poco.

Guerra a los *bichos*

El mundo está lleno de gérmenes, y nosotros mismos albergamos billones de microbios. El sistema inmunitario de tu bebé debe aprender a lidiar con ellos.

Durante el embarazo, el bebé está protegido de los gérmenes por el saco amniótico, pero tras el parto es vulnerable a las infecciones. En previsión, durante los últimos meses de gestación tus anticuerpos atraviesan la placenta para garantizar que el bebé nazca con cierta protección inmunológica. Esta **inmunidad pasiva** le protege de virus y bacterias durante los primeros meses, cuando aún no puede producirlos él mismo. Si le das el pecho, su sistema inmunitario se verá aún más reforzado, sobre todo inmediatamente después del parto, cuando tu cuerpo produce **calostro**, una primera leche más cremosa y especialmente rica tanto en anticuerpos como en otras células que combaten infecciones. La leche posterior también contiene anticuerpos.

Hacia los dos meses, el bebé suele recibir varias **vacunas rutinarias** que estimularán a su organismo a **generar** sus propios anticuerpos. De este modo adquiere cierta **inmunidad activa**: su sistema inmunitario reconoce algunos virus y bacterias y podrá defenderse de ellos en el futuro. Consulte con su médico qué vacunas deben administrarse y cuándo.

Cuando ya tiene unos meses, la inmunidad pasiva empieza a desaparecer, y a partir de entonces su cuerpo tendrá que aprender a **combatir infecciones cotidianas**, como los resfriados. Tranquila: no es necesario mantener la casa ultralimpia; de hecho, la exposición a algún que otro germen y un poco de suciedad pueden reforzar el sistema inmunitario del bebé, que se desarrolla y madura de forma gradual. Por lo demás, hay otros medios para reforzar su salud, como sacarle al aire libre con frecuencia y comer tú misma fruta y verdura fresca (p. siguiente).

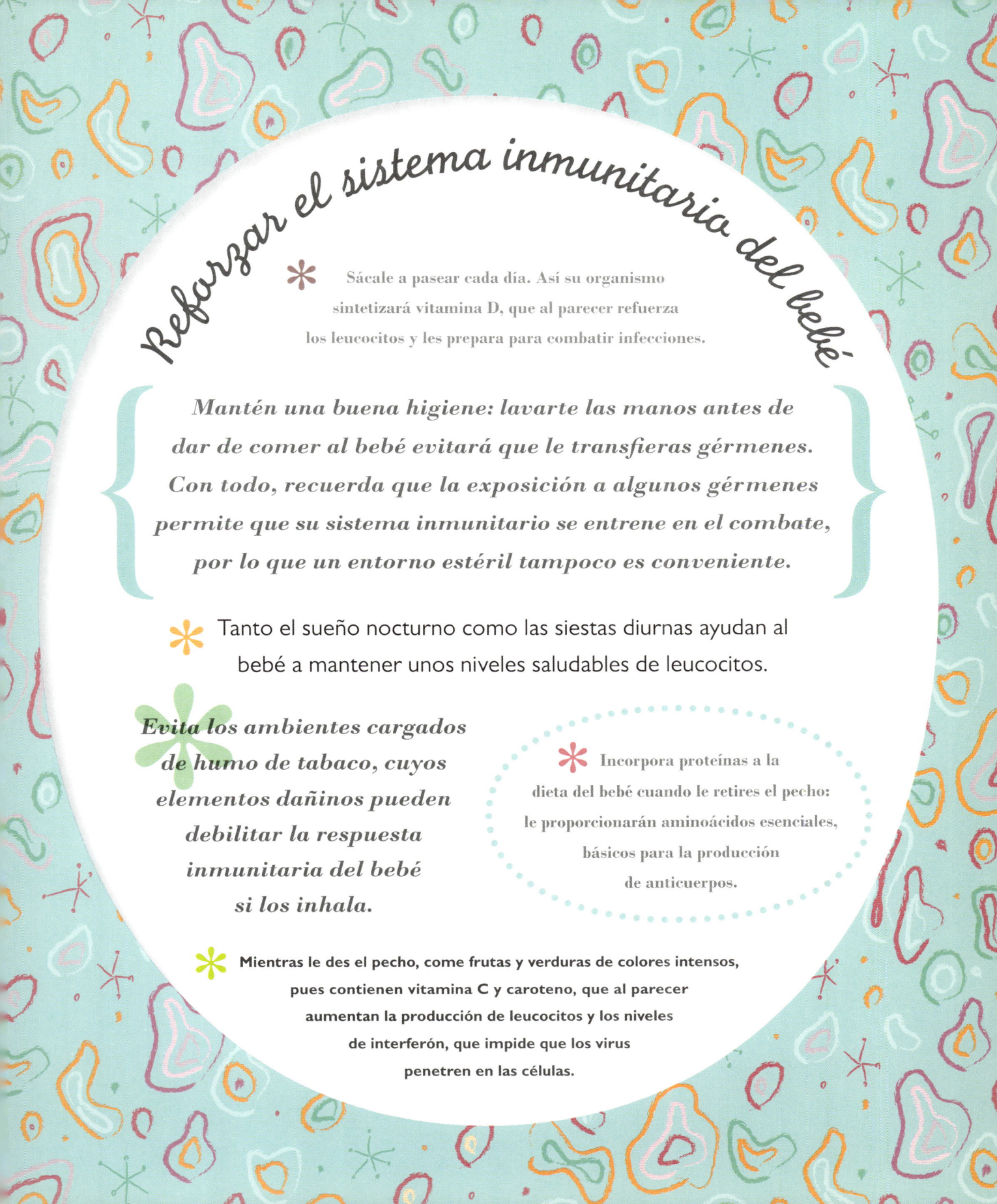

Reforzar el sistema inmunitaria del bebé

✻ Sácale a pasear cada día. Así su organismo sintetizará vitamina D, que al parecer refuerza los leucocitos y les prepara para combatir infecciones.

Mantén una buena higiene: lavarte las manos antes de dar de comer al bebé evitará que le transfieras gérmenes. Con todo, recuerda que la exposición a algunos gérmenes permite que su sistema inmunitario se entrene en el combate, por lo que un entorno estéril tampoco es conveniente.

✻ Tanto el sueño nocturno como las siestas diurnas ayudan al bebé a mantener unos niveles saludables de leucocitos.

Evita los ambientes cargados de humo de tabaco, cuyos elementos dañinos pueden debilitar la respuesta inmunitaria del bebé si los inhala.

✻ Incorpora proteínas a la dieta del bebé cuando le retires el pecho: le proporcionarán aminoácidos esenciales, básicos para la producción de anticuerpos.

✻ Mientras le des el pecho, come frutas y verduras de colores intensos, pues contienen vitamina C y caroteno, que al parecer aumentan la producción de leucocitos y los niveles de interferón, que impide que los virus penetren en las células.

Primeras *comidas*

Justo cuando te estabas acostumbrando a la rutina de
las tomas, tienes que empezar a introducir sólidos. Tranquila:
todo cambia, pero la alimentación se vuelve mucho más sencilla.

Hacia los seis meses, el bebé necesita algo más que la leche materna o preparada. Sus sistemas digestivo e inmunitario han madurado y produce las enzimas necesarias para digerir alimentos, como almidón y sales biliares. Necesita nutrientes adicionales, sobre todo hierro, por lo que hay que empezar a introducir sólidos en su dieta. Aunque al principio creas que vuelves a la casilla de salida, verás cómo no tarda en compartir con vosotros la hora de la comida y en disfrutar de una dieta que le aportará la energía necesaria para echar a andar y dejar de ser un bebé.

Destete tradicional

El destete tradicional consiste en empezar con alimentos blandos, como purés o papillas de cereales, e introducir gradualmente texturas y trozos, hasta que coma sólidos con normalidad.

Hay quienes prefieren empezar con cereales como el arroz para bebés, que se mezcla con la leche que toma habitualmente. Como el sabor es el de siempre, solo tiene que acostumbrarse a la novedad de la textura. Otros primeros alimentos con que probar son el puré de fruta y verdura cocidas, que puedes darle solo o mezclado con arroz para bebés. Los bebés prefieren los sabores dulces, por lo que los tubérculos como la zanahoria, la calabaza y el nabo son buenas opciones, al igual que el puré de frutas cocidas. Introduce los nuevos alimentos uno por uno, para que aprenda a reconocer su sabor, y luego pasa a combinarlos. Ofrécele una dieta variada y prueba a darle pollo o pescado triturado, puré de lentejas u otras legumbres, e introduce lácteos como queso o yogur.

Según se vaya habituando, aumenta la consistencia de la comida y empieza a añadir trozos: aunque no tenga dientes, el bebé puede mascar trozos de comida blanda. Cuanto antes lo hagas, más receptivo a la novedad será el bebé.

Destete guiado por el bebé

Se trata de fomentar la independencia del bebé, permitiéndole controlar su ingesta de comida. Empezará a comer alimentos «normales» (en lugar de purés) y aprenderá a comer solo. Ofrécele alimentos blandos que pueda agarrar con las manos, como judías, brócoli, zanahorias (todo hervido) o palitos de queso. Déjaselos delante y permite que asuma el control. Un inconveniente de esta estrategia es la dificultad de determinar cuánto come, pues gran parte de la comida acaba en el suelo. Los bebés aprenden muy pronto a pasar la comida masticada a la parte posterior de la boca, por lo que el riesgo de atragantamiento es menor de lo que suelen temer los padres. Siéntale bien erguido y mirando hacia delante para ayudarle a tragar.

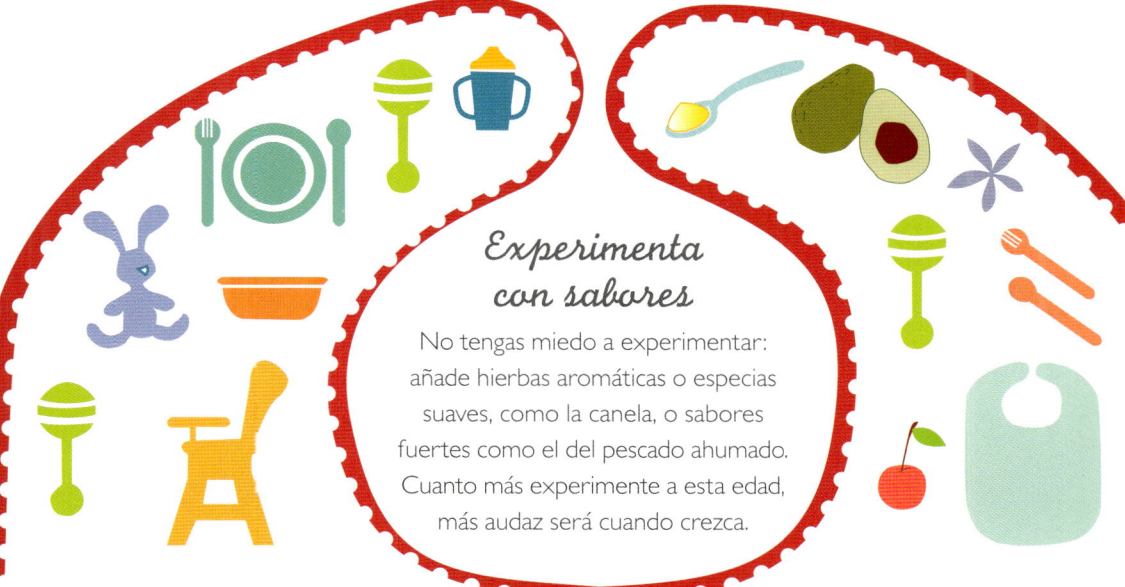

Experimenta con sabores

No tengas miedo a experimentar: añade hierbas aromáticas o especias suaves, como la canela, o sabores fuertes como el del pescado ahumado. Cuanto más experimente a esta edad, más audaz será cuando crezca.

El momento adecuado

Si es posible, empieza a ofrecerle sólidos media hora antes de una toma: no es oportuno que le ofrezcas un plátano cuando ya esté lleno de leche. Del mismo modo, si tiene mucha hambre, su tolerancia a probar cosas nuevas será limitada. No te desanimes si escupe la comida o se niega a abrir la boca las primeras veces, pues necesita tiempo para adaptarse; limítate a insistir cada día. Incluso cuando acepte la comida, al principio solo probará un poquito.

Cuestión de equilibrio

El objetivo es darle en cada comida un alimento rico en almidón, una fruta y una verdura, y una ración diaria de proteínas, como carne, pescado, tofu o legumbres. En cuanto a la bebida, ofrécele agua hervida y vuelta a enfriar en una taza con boquilla. El zumo de frutas debe estar muy diluido (diez partes de agua por una de zumo) y debes dárselo solo en las comidas, pues de otro modo le dañará los dientes cuando le salgan.

Al congelador

Si optas por el destete tradicional, ahorrarás tiempo si cocinas grandes cantidades de puré y lo congelas en cubiteras. Así, te será muy fácil descongelar una ración antes de la comida, o incluso mezclar distintos alimentos. Conserva el congelado un máximo de ocho semanas y no recongeles.

Leche

El bebé seguirá necesitando leche, ya sea materna o preparada, hasta que cumpla un año. A partir de entonces podrá beber leche de vaca, cabra u oveja. Seguramente podrás saltarte alguna toma, porque ya no necesitará llenarse de leche, pero debería tomar entre 500 y 600 ml al día.

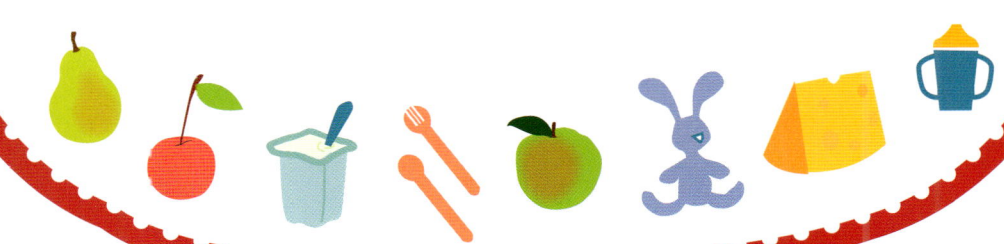

Alimentos a evitar

Hay pocas cosas que no se pueden dar a un bebé menor de un año:

Sal: sus riñones aún no pueden procesarla.

Miel: puede contener una bacteria tóxica para sus intestinos.

Azúcar o edulcorantes artificiales: pueden dañarle los dientes y volverle goloso.

Frutos secos enteros: podría atragantarse.

Alimentos bajos en grasa: necesita una dieta rica en grasa para mantener la energía.

Alimentos con un riesgo de intoxicación elevado: quesos azules, marisco, patés y huevos crudos.

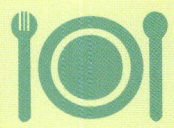

Alergias

Las alergias son mucho más habituales si hay antecedentes familiares de asma o eccema. Si sospechas que tu bebé puede ser alérgico a algún alimento, habla con el pediatra. Introduce los alimentos uno a uno y por la mañana, a fin de disponer de todo un día para valorar la reacción.

Me chupo el dedo desde que

La succión es una acción normal en los bebés: se calman así.

Los bebés se consuelan de distintas maneras: chuparse el pulgar, aferrarse a una mantita o a un peluche especial o retorcerse el pelo son acciones que les calman y les consuelan, tanto a la hora de dormir como ante situaciones nuevas.

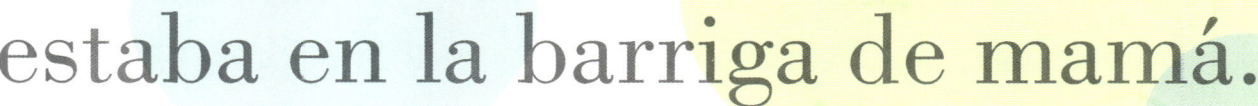

estaba en la barriga de mamá.

Tranquilo,
pequeño…

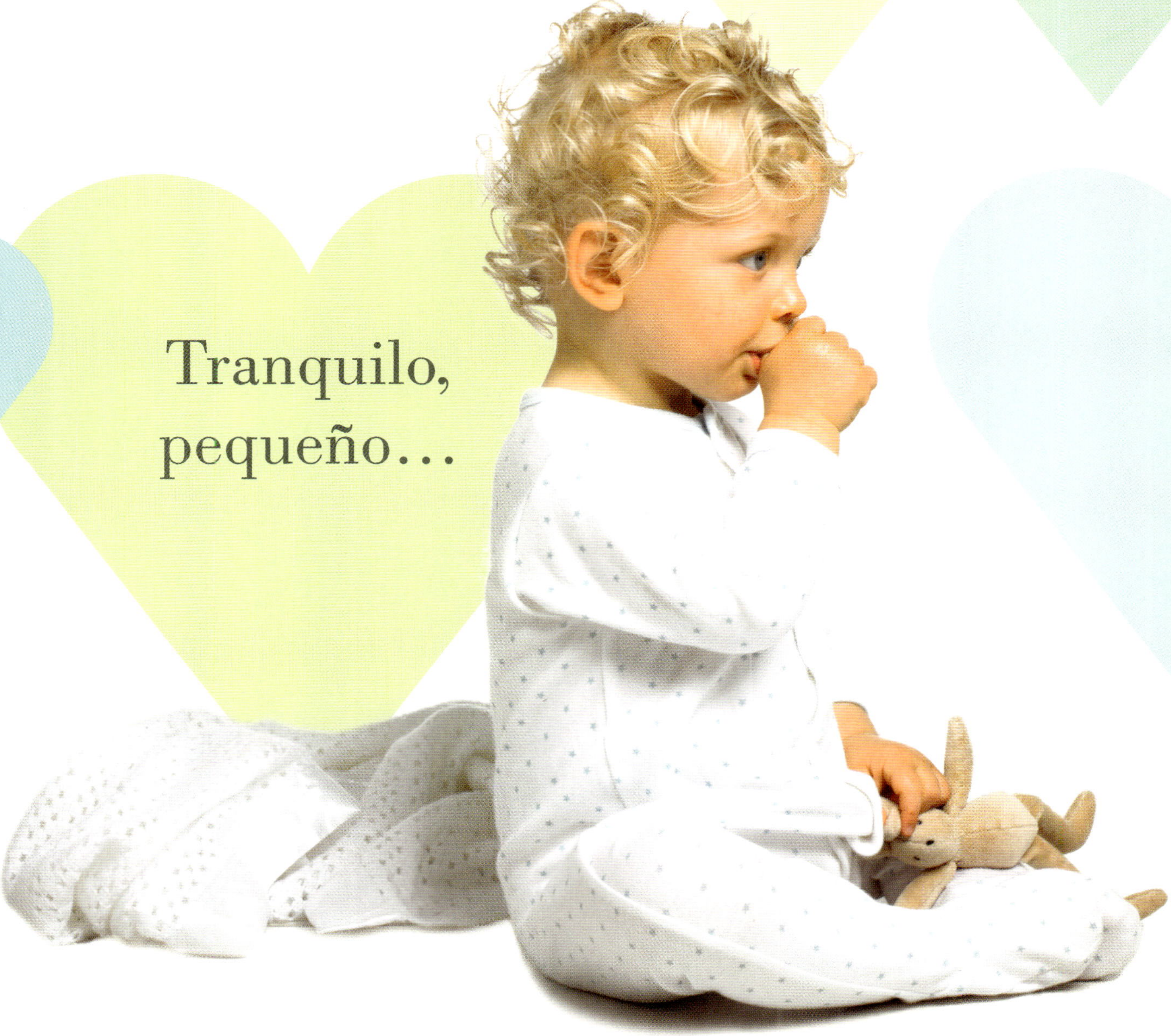

Algo
para recordar

El bebé crece a toda velocidad y,
lo creas o no, ¡pronto será un adolescente!
Procura inmortalizar momentos, tanto especiales
como cotidianos, y así podréis revivir
juntos esos primeros años.

Luces, cámara, ¡acción!

Una cámara de video capturará la voz y la personalidad del bebé mejor que cualquier otro medio. La clave de los videos caseros es grabar durante al menos diez minutos seguidos, más que cortar constantemente, lo cua puede resultar cansado de mirar. No te limites a momentos especiales: la hora de la comida, la lectura de un cuento juntos o un juego en el jardín resultarán tan interesantes como sus primeros pasos. Si deseas registrar el desarrollo del lenguaje, grábale mientras «conversa», balbucea canciones infantiles o charla con sus juguetes. A medida que pase el tiempo, si es necesario, transfiere las grabaciones a otro soporte.

La blogosfera del bebé

Muchas parejas abren un blog para explicar las noticias sobre su bebé incluso antes de que nazca. Los blogs son un medio fantástico para compartir fotografías, videos y noticias con familia y amigos. Recuerda que los contenidos online pueden perdurar para siempre, así que escoge bien lo que cuelgas. **www.**

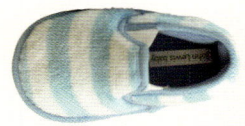

¡Qué monada!

Aun en el caso de que no tengas previsto conservarlas para el próximo bebé que tengas, guarda algunas de las prendas del pequeño. Camisolas minúsculas, calcetines diminutos y rebecas tejidas por la abuela sobrevivirán si las lavas con cuidado y las envuelves en papel de seda. Cuando crezca, tu hijo se asombrará al ver las prendas en que cabía.

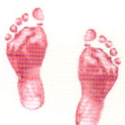

Huellas diminutas

Puedes hacer impresiones de sus manos y pies unsando pintura no tóxica y lavable o un molde de arcilla. En un taller de pintura sobre cerámica puedes aprender a poner las huellas del bebé en artículos de cerámica; asimismo, hay empresas especializadas que pueden hacer un molde en 3D de bronce o plata. Así recordarás lo diminuto que un día fue.

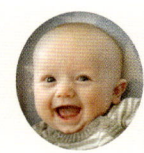

¡Sonríe!

Muy manejables y más fiables que algunas tecnologías modernas, los álbumes de fotos pueden disfrutarse durante muchos años. Selecciona e imprime las mejores fotografías, y valora la posibilidad de encargar al menos un reportaje fotográfico profesional. Puedes crear un álbum para cada año de la vida del bebé, así como elaborar mini-álbumes de regalo.

Álbum de recuerdos

Reúne las ecografías, la pulsera del hospital, las tarjetas de felicitación, y pégalo todo en un álbum. Ve añadiendo el recordatorio de su bautizo, las invitaciones a cumpleaños, sus primeros dibujos o mechones de cabello. Para que todo se conserve mejor, antes de pegarlo métolo en fundas de plástico.

Algo más que *mamá* y *papá*

El bebé llegó al mundo gracias a vuestra relación de pareja, que también es la base de vuestra familia, así que acordaos de cuidarla.

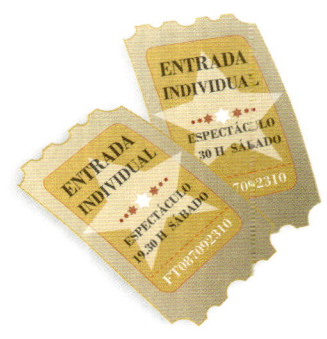

Con el bebé sois tres, y la dinámica de pareja cambia al tiempo que os adaptáis. Aparcáis temporalmente las **salidas nocturnas espontáneas** y ya no podéis **remolonear en la cama** hasta las tantas, pero muchas parejas descubren que tener un hijo les une más que antes. El bebé acaparará gran parte de vuestro tiempo y espacio mental, pero debéis prestar atención a la pareja, que es la clave para la felicidad de vuestra familia.

Durante las primeras semanas y meses, casi todas las conversaciones girarán en torno al bebé, lo que resulta tan agradable como absorbente y además implica que otros temas puedan quedar al margen. De repente, hace ya seis meses que nació el bebé; la confusión inicial empieza a desaparecer, y cuando miras a tu pareja por primera vez en lo que parecen años, te das cuenta de que la conversación más íntima que habéis mantenido últimamente trataba sobre quién de los dos estaba más cansado. Vuestras **vidas han evolucionado** y ahora tenéis prioridades y necesidades distintas. El cambio, aun siendo positivo, supone **un aumento del estrés** y exige **un periodo de adaptación** mientras os acostumbráis a vuestro nuevo rol. Si a esto le añadimos cansancio, hormonas y menos tiempo libre, no sorprende que muchas **relaciones entren en crisis** durante este periodo. Los estudios demuestran que son muchas las parejas que se separan al año siguiente del nacimiento de un hijo; así que, si queréis evitar que eso os suceda a vosotros, tendréis que esforzaros.

Puede que ahora te veas de forma distinta y que aparezcan nuevas facetas de tu personalidad que **afectarán a vuestra relación**. Algunos padres recientes explican que, pese a que les encanta haber tenido un hijo, se sienten algo marginados al principio, sobre todo si vuelven a trabajar a jornada completa. Las parejas pueden distanciarse si la persona que se queda en casa conoce a otras personas, tiene **temas de conversación distintos**, y hay menos tiempo para compartir los intereses comunes. Algunas madres se sienten frustradas

Si los padres son felices, la familia es feliz. Es importante que los padres se vean primero como pareja y luego como padres.

con la vida doméstica y envidian a sus parejas, que pueden ir a trabajar; y ellos, a su vez, quizás las envidian a ellas, porque pueden estar con el bebé. Es posible que, si tu pareja vuelve a trabajar, su vida no haya cambiado tanto como la tuya y que, por tanto, no entienda por lo que estás pasando. ¿Cómo gestionar, pues, los posibles conflictos de pareja?

La comunicación es vital, incluso aunque creas que no tienes tiempo para hablar. Quizás pienses que no tienes derecho a quejarte, pues deseabas el bebé, pero debes compartir tus sentimientos. **Hablad y sed sinceros** el uno con el otro. Cuando el bebé esté tranquilo, buscad tiempo para sentaros y hablar antes de lanzaros de nuevo a las múltiples tareas que os esperan. No des por supuesto que tu pareja puede adivinar lo que piensas: debes decirle cómo te sientes.

La llegada de un bebé es un momento natural para **revisar la relación**. Programad una cena y acordad nuevas normas básicas. Por ejemplo, que uno de los dos se quede en casa con el bebé no supone que deba ser el único responsable de comprar y cocinar, a no ser que lo hayáis acordado así explícitamente. **Compartid la carga** para evitar resentimientos y malos entendidos. No seáis rígidos: que el bebé esté acostumbrado a que seas tú quien le acuesta no significa que tu pareja no pueda hacerlo. Se trata de buscar un equilibrio.

Ser padres puede **uniros más**, y reforzar el vínculo y el compromiso entre vosotros. Compartid vuestras **expectativas sobre la vida familiar** y planificad vacaciones o excursiones, y recordad las ideas, ambiciones y sueños que teníais antes de la llegada del bebé. **La comunicación y la intimidad** son fundamentales para reforzar el vínculo y os ayudarán a superar los problemas que surjan. La verdadera amenaza para una relación no es la ausencia temporal de relaciones sexuales, sino la **falta de intimidad**. Esforzaos en conservarla a toda costa. Cogeos de la mano, abrazaos y decíos cosas bonitas. Preguntaos cómo os ha ido el día y dejad de hacer lo que estéis haciendo para escuchar con atención. Todo eso os ayudará a preservar la **conexión emocional** y reforzará vuestra intimidad.

Gestos sencillos y afectuosos, como grabar su programa preferido o prepararle un baño, conseguirán que se sienta cuidado o cuidada. El **sexo también es importante**, porque refuerza la unión de la pareja. Puede que, si estás muy cansada o la libido parece haberse ido de vacaciones, el sexo sea lo último que te apetezca; pero piensa que cuanto menos lo practiques, menos te apetecerá, así que, cuando te sientas preparada, haz un esfuerzo. Apagad la televisión y compartid la bañera o daos un masaje. Recuerda que los primeros años

Reservad al menos diez minutos al día para estar juntos (sin televisión) y charlar sobre vuestras cosas.

del bebé pasan rápidamente y que las dificultades de pareja suelen ser una fase, por lo que debes tomártelo con calma.

Buscad tiempo para los dos. Buscad una niñera y salid al menos una vez al mes, o más si estáis acostumbrados a una vida social ajetreada. Si no tenéis familiares cerca o si no podéis permitiros una niñera, recurrid a una pareja de amigos o vecinos y ofreceos a hacer lo mismo por ellos. O poned al bebé a dormir en el carrito y salid a pasear juntos. Si estáis cansados o vuestro presupuesto es muy ajustado, quedaos en casa y ved una película mientras disfrutáis de una botella de vino. No importa lo que hagáis **mientras lo hagáis juntos** y recordéis qué fue lo que os atrajo del otro.

¿Cuándo retirar el *pecho?*

Todas conocemos los beneficios de dar el pecho. Con todo, antes o después tu bebé y tú tendréis que dejarlo. No hay dos historias iguales, pero a continuación encontrarás algunos consejos que te ayudarán a conseguir que la transición sea lo más fácil posible.

En cuanto a ti

Es normal que te dé un poco de pena, pero dejar de dar el pecho es un hito en la relación con el bebé, que gana en independencia: estáis a punto de iniciar una nueva fase juntos. A medida que tus hormonas se estabilicen, tus senos recuperarán una talla fija. Esto no significa que vuelvan a ser como antes, porque habrán cambiado por el embarazo y la lactancia; pero sabes, como todas las madres, que no sacrificarías ni un segundo de darle al pecho al bebé por recuperarlos. Por lo tanto, date el capricho de comprarte un sostén nuevo, precioso y de la talla adecuada: te lo mereces (y tus esforzados senos también).

Cómo dejar de dar el pecho

El momento adecuado

La Organización Mundial de la Salud recomienda amamantar al bebé durante los primeros seis meses y luego combinarlo con alimentación sólida durante un mínimo de dos años más, pero este calendario no se adapta a todo el mundo. Quizás tengas que volver al trabajo, sufras problemas de salud (como la mastitis persistente, por ejemplo), necesites alguna medicación incompatible con el amamantamiento, o te hayas quedado embarazada de nuevo. O, sencillamente, quieras parar. Sea como sea, eres tú quien decide cuándo dejar de dar el pecho a tu bebé. Unos días o unas semanas de amamantamiento suponen ya un beneficio enorme para él.

Poco a poco

Destétale gradualmente; empieza eliminando la toma que le apetezca menos y, unos días después, retira otra. Con una transición lenta, los anticuerpos estarán más concentrados en las últimas tomas, y el bebé estará bien protegido en su avance hacia esta nueva etapa. El proceso gradual también te beneficiará a ti, porque te ayudará a evitar problemas como la mastitis, sobre todo si estás en los primeros meses. Si necesitas dejar de dar el pecho de golpe, tendrás que extraerte leche con regularidad (lo bastante para estar cómoda).

Adapta la rutina

En función de la edad del bebé, pasará al biberón o a una taza con boquilla. Si ya está acostumbrado a tomar biberones de vez en cuando, le resultará mucho más fácil aceptar el cambio, que no alterará apenas (o en absoluto) su rutina. Si el bebé es mayor, la transición puede ser algo más complicada; explícale qué sucede y tranquilízale mediante momentos de intimidad y abrazos a lo largo del día. Mantenle distraído; por ejemplo, sustituye una toma por un cuento.

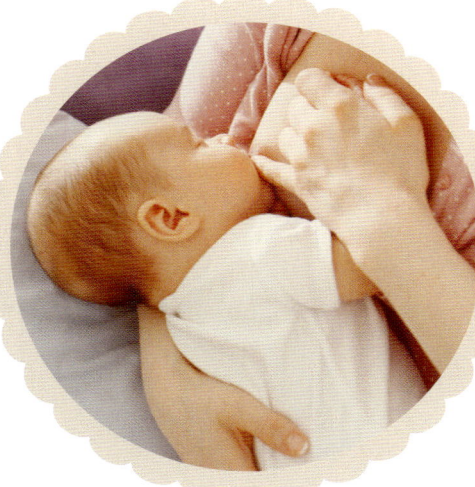

{ En Reino Unido, solo el 45% de las madres siguen dando el pecho tras las ocho semanas. }

Si la transición os resulta muy complicada para ti o para el bebé, pídele a tu pareja que se haga cargo de las tomas nocturnas. Es probable que el bebé aún detecte en ti el olor de la leche, lo que puede explicar por qué se enfada y se resiste a tomar el biberón. Intenta evitar que el destete coincida con otros cambios importantes en su vida, como por ejemplo el inicio de la guardería.

Mantente firme

No te dejes influir por lo que los demás opinen en cuanto a la duración del amamantamiento. Te encontrarás con personas que parecen tener ideas muy claras al respecto y que están deseosas de transmitírtelas, tanto si desaprueban que dejes de dar el pecho como si no entienden que sigas dándolo pasados los 12 meses. Los criterios al respecto nunca son matemáticos; tu decisión depende de muchos y diversos motivos y no tienes por qué dar explicaciones a nadie: la decisión es solo tuya.

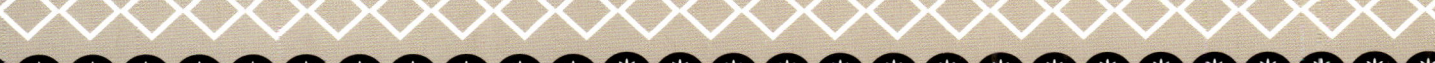

Las primeras vacaciones en familia son muy emocionantes, por abrumadora que resulte la idea de cargar con todos los trastos para dos semanas. En realidad, viajar con un bebé puede ser muy sencillo.

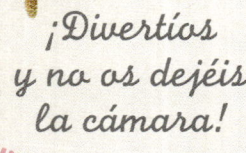

¡Divertíos y no os dejéis la cámara!

Primeras *vacaciones*

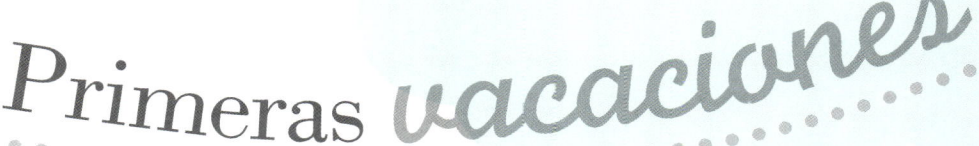

Viaje tranquilo

La gente es la mejor diversión para un bebé, pero llévate algún juguete pequeño y un par de libros como distracción adicional. Los cambios de escenario le entretendrán: paséale por el avión o el tren, o parad el coche y sacadle un par de minutos. Si voláis, al despegar y aterrizar dale algo de beber para evitar que le duelan los oídos por el cambio de presión.

Madre precavida…

Por si acaso, lleva contigo un botiquín de viaje: paracetamol/acetaminofén infantil, gel para dentición y crema o gel antihistamínicos, para las picaduras de insectos, además de un repelente. Si el destino es un lugar soleado, no te olvides de llevar un sombrero para el bebé, parasol para el carrito y abundante protección solar.

En el coche

Es recomendable, y en algunos países incluso obligatorio, que los bebés viajen en una sillita orientada hacia atrás; quizás sea más seguro llevar la vuestra, pero podrás alquilar una junto con el coche de alquiler. Conviene que llevéis parasoles para las ventanas del coche, para proteger la piel y los ojos del bebé y para que esté fresco y cómodo.

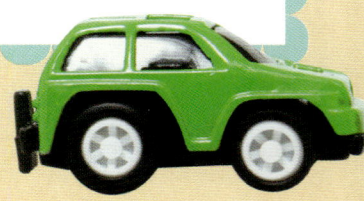

La piel del bebé es cinco
veces más sensible que la tuya
y tiene muy poca melanina:
la protección solar es vital.

Portabebés, etc.

Los portabebés, ya sean dorsales o frontales, son útiles para moverse por lugares donde no es práctico empujar un carrito, como playas, calles adoquinadas o centros comerciales. Si no lleváis cuna de viaje, acordaos de reservar una en el hotel. Si llevas las sábanas de casa, el olor familiar tranquilizará al bebé. Un tapón de baño universal transformará la ducha en una bañera; o, si cabe, báñale en el lavabo (envuelve los grifos con calcetines).

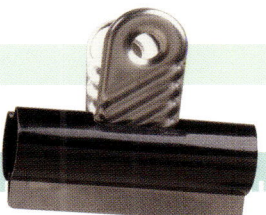

¿Cerca o lejos?

Viajar al extranjero puede ser más relajado de lo que crees: un viaje largo en coche puede resultar más estresante que un vuelo corto. Si viajáis a un lugar exótico el bebé necesitará las mismas vacunas que un adulto, así que consulta al médico qué necesitáis y con qué antelación.

Seguridad al sol

Los bebés, como todos los niños, se deshidratan fácilmente si hace calor, por lo que es posible que debas darle más agua o leche de lo normal. Su delicada piel puede quemarse en solo 15 minutos si no la proteges del sol; lo más recomendable es evitar la exposición directa, sobre todo cuando los niveles UV son más elevados (entre las 10:00 y las 15:00), al menos hasta los seis meses de edad. Para mantenerle fresco, vístele con camisetas de manga larga y pantalones de tejidos ligeros y ponle un gorro, aunque esté nublado. Opta por un protector 30+ de amplio espectro para niños y aplícasela generosamente 30 minutos antes de salir a la calle, también en manos, pies y orejas. Vuelve a aplicársela cada dos horas y cada vez que le bañes. Usa el parasol para el carrito también en los días nublados. Las tiendas y las sombrillas son perfectas para la playa, los juegos al aire libre o los picnics.

La alimentación

Dar el pecho es una ventaja si te vas de vacaciones, porque no necesitas llevarte nada. Si le das el biberón, compra un *pack* de viaje, que contiene leche ya preparada, esterilizadores y bolsas desechables preesterilizadas, que como mínimo te serán útiles durante el trayecto. Factura la leche para el resto del viaje.

¿Me quedo en casa…

La decisión sobre la vuelta al trabajo debes tomarla despejada.
Has de considerar qué será mejor para la familia
en los próximos meses y años.

Si la decisión de volver o no al trabajo depende de ti, intenta esperar a que el bebé crezca un poco y a que las cosas se asienten. Es posible que descubras que quieres alargar la baja para estar más tiempo con el bebé; o, por el contrario, que aunque habías pensado quedarte en casa, necesitas un poco de vida laboral.

Quedarse en casa

Si decides retrasar tu reincorporación al trabajo y estar con tu hijo durante los primeros años, seguro que no te perderás momentos maravillosos, como sus primeras palabras o los primeros pasos. Sin embargo, tendrás que adaptarte a la nueva situación y asumir que perderás independencia

PAPÁS EN CASA

Cada vez más familias deciden quién deja de trabajar en función de sus ingresos y capacidades, en lugar de asumir que debe ser la madre.

En Reino Unido, uno de cada 7 padres se quedan en casa: el triple que hace 15 años.

¿Qué opciones tengo?

Familiares y amigos

Los beneficios principales son el bajo coste (posiblemente nulo) y la gran flexibilidad. Además, tu hijo estará en manos de aquellas personas a las que conoce y quiere.

La principal contrapartida es que existen varias cuestiones —costes, comidas, disciplina…— que pueden resultar controvertidas Además, la llegada de otros niños puede afectar a la disponibilidad y flexibilidad de este recurso.

Repartirse con la pareja

La principal ventaja de esta opción es saber que el niño está siempre con uno de sus progenitores. Además, se ahorran por completo los costes de guardería, lo que puede resultar un factor decisivo.

Tú y tu pareja tendréis que turnaros, por lo que ambos necesitaréis tener un horario laboral que sea bastante flexible. Y también necesitaréis un «plan B» para los picos de trabajo o en caso de enfermedad.

Guarderías

Son una opción muy común cuando ambos progenitores deben trabajar. Están reguladas y su personal cualificado ofrece un buen cuidado, y están abiertas casi todo el año. En ellas, los niños se divierten y aprenden a socializar.

Por contra, tu hijo no estará solo, por lo que, a pesar de la normativa sobre la ratio personal-niños, recibirá una atención «repartida». Las guarderías son caras, suele haber lista de espera y no siempre son flexibles.

...o vuelvo al trabajo?

económica y que tu carrera profesional quedará aparcada.

Jornada completa

Si tanto tú como tu pareja vais a trabajar a jornada completa, es fundamental que organicéis bien el plan de guardería o canguros. Si decidís que solo uno vuelva a trabajar, lo más probable es que la decisión dependa de quién gana más o de quién estará más a gusto en casa. Es probable que el que vuelva a trabajar sienta, tarde o temprano, cierto sentimiento de culpabilidad; habladlo, debéis recordar por qué tomasteis esa decisión y centraros en las ventajas.

Media jornada

Trabajar menos horas o desde casa puede ser la combinación ideal de satisfacción laboral, ingresos y tiempo con el bebé. Las mejores opciones para esta conciliación son la media jornada, la jornada intensiva, el horario flexible o el teletrabajo. Si ambos os pasáis a la media jornada, ahorrareis en canguros y guarderías y tendréis más tiempo para el niño. Hablad sobre las tareas del hogar y acordad un reparto justo.

MADRES TRABAJADORAS

En EE UU, muchas madres vuelven a trabajar enseguida, pues, a diferencia de Europa, pocos estados remuneran la baja de maternidad.

El 61% vuelven a trabajar tras ser madres, al menos a media jornada.

Cuidadora externa

Si crees que tu hijo estaría mejor en casa, una cuidadora externa es otra opción. Ofrece una atención más personalizada y es más flexible que una guardería.

Debe ser una persona de confianza, y si se pone enferma o se va de vacaciones, tendrás que buscar a alguien que la sustituya.

Este tipo de cuidadora se ocupará de tu hijo mientras no estás en casa, pero no vivirá con vosotros.

Cuidadora interna

La atención personalizada en casa tiene un precio. Aunque la responsabilidad principal de las cuidadoras internas es ocuparse del niño, por ejemplo preparando comidas equilibradas y organizando actividades estimulantes, también pueden ayudar en otras labores domésticas.

El mayor inconveniente es el coste, pues es la opción más cara: deberás pagarle la seguridad social y las vacaciones. Como vivirá con vosotros, necesitarás una habitación libre.

Canguro/baby-sitter

Son una opción barata y trabajan de manera esporádica. Pueden cuidar de tu hijo cuando necesites tiempo libre.

La contrapartida de su bajo coste es que tal vez no estén disponibles cuando las necesites. Una buena idea es disponer siempre de varias opciones.

Riqueza *generacional*

La relación entre el bebé y los abuelos enriquece a
ambas partes, por lo que vale la pena fomentarla.

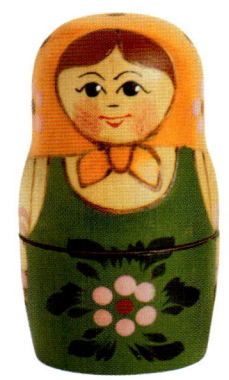

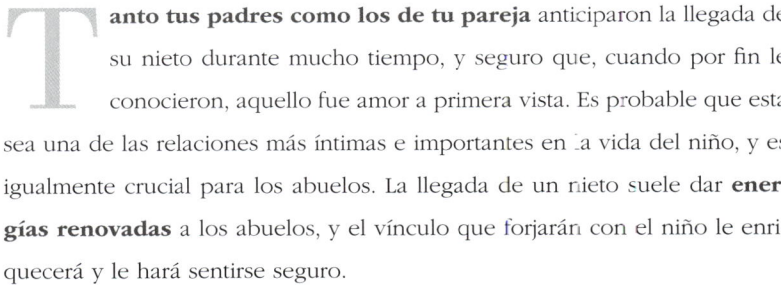

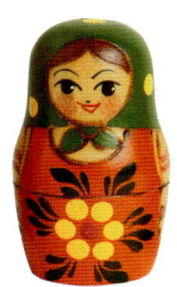

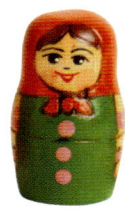

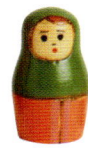

Tanto tus padres como los de tu pareja anticiparon la llegada de su nieto durante mucho tiempo, y seguro que, cuando por fin le conocieron, aquello fue amor a primera vista. Es probable que esta sea una de las relaciones más íntimas e importantes en la vida del niño, y es igualmente crucial para los abuelos. La llegada de un nieto suele dar **energías renovadas** a los abuelos, y el vínculo que forjarán con el niño le enriquecerá y le hará sentirse seguro.

Muchos abuelos modernos no encajan con el estereotipo tradicional de pareja achacosa y de pelo cano. Cada vez somos más longevos, trabajamos durante más años y viajamos más; **los abuelos actuales son mucho más activos, están más sanos y son más jóvenes de espíritu**. Hay quien asumía que esta generación estaría demasiado ocupada como para atender a sus nietos, pero se ha demostrado que no es así; de hecho, el 40% de los abuelos viven a menos de una hora de coche de sus familias y se quedan con los nietos mientras los padres van a trabajar. Aunque no dependas de ellos para el cuidado diario de tu hijo, pueden ser **un apoyo de valor incalculable**, ya que además de tener experiencia, ofrecen la inestimable ventaja añadida de que quieren con locura a tu pequeño y disfrutarán de su compañía.

Es muy probable que hayas descubierto **una faceta completamente nueva** de tus padres desde que nació tu hijo. Te quedas estupefacta cada vez que le dan la enésima bolsa de golosinas, porque recuerdas como si fuera ayer que a ti solo te dejaban comer chucherías los sábados. Ejercen el privilegio de mimar a tu hijo sin la presión de tener que educarle, y lo mejor es que, por lo general, **tienen más tiempo y paciencia** para él que tú. Con todo, su tendencia a mimarle puede provocar tensiones entre vosotros. Los problemas surgen cuando el niño empieza a pensar que no hay necesidad

Según un proverbio galés, a veces no se encuentra el amor perfecto hasta que llega el primer nieto.

de cumplir las normas de sus padres o se crea nuevas expectativas basadas en lo que le permiten sus abuelos. Vas a meterle en la cama y te dice que el abuelo siempre le lee siete cuentos antes de acostarle. Si este tipo de dificultades se convierte en algo habitual, deberías ser franca con tus padres o tus suegros y hablar de las rutinas familiares, para que te ayuden.

Sin embargo, y siempre que las diferencias ocasionales no causen demasiados problemas, lo mejor es aceptar que cuando el niño está con los abuelos sigue las normas de los abuelos y no las tuyas. Quizás te irrite que se vaya a dormir más tarde cuando está con ellos, pero lo importante es que disfrutan de su compañía, y **no hay nada de malo en que le mimen un poco** de vez en cuando. En todo caso, probablemente a los abuelos no les haga mucha gracia que les dejes una lista de instrucciones interminable. Aunque creas que su sistema es algo anticuado, desfasado o, sencillamente, distinto al tuyo, debes confiar en que harán lo correcto por su nieto. Al fin y al cabo, tampoco lo hicieron tan mal contigo y con tu pareja.

Por otra parte, al igual que tú debes dar un paso atrás y dejar que los abuelos sean ellos mismos con su nieto, ellos también tienen que **respetar tu manera de hacer las cosas**. Seguro que no te hace ninguna gracia que te digan constantemente cómo deberías hacer ciertas cosas y crees que es importante encontrar tu propio camino y aprender de tus errores. Aun así, no descartes sistemáticamente sus consejos, porque habrá momentos en que serán valiosísimos si te sientes perdida. No te avergüences de aprovechar todos sus años de experiencia; existen **ciertas verdades acerca de la crianza de los hijos**, que no cambian nunca, independientemente de la época.

Si vives cerca de tus padres o tus suegros, procura visitarles siempre que sea posible; y, cuando el niño sea lo bastante mayor, déjale con ellos, para darles la oportunidad de conocerse de verdad y establecer sus propias rutinas y costumbres. Si vivís lejos, puedes compensarlo con videoconferencias regulares. Los abuelos pueden contarle cuentos, cantarle canciones y enseñarle palabras nuevas, y el bebé se acostumbrará a sus voces y sus caras, de modo que, cuando al fin se reúna con ellos, los reconocerá inmediatamente y se sentirá cómodo. Si vas colgando fotos y vídeos en Internet, les mantendrás al corriente de todo; por su parte, ellos pueden ofrecer al bebé una visita virtual al jardín de la abuela o presentarle al perro del abuelo.

Saber lo mucho que le quieren sus abuelos reforzará la autoestima de tu hijo.

Es muy posible que ahora que tienes un hijo **entiendas mejor a tus padres**. Al reflexionar sobre tu propia infancia y sobre los avatares de vuestra relación, te resultará más sencillo ponerte en su lugar. Ahora que sabes lo profundo que es el amor que se siente hacia un hijo, entenderás por qué mamá se enfadó tantísimo cuando llegaste a las dos de la madrugada sin avisar. Eres un modelo para tu hijo, también en lo referente a cómo se trata a los padres, así que procura mostrarte respetuosa, afectuosa y generosa con los tuyos. Aún más: dedica tu tiempo a **fomentar esta relación tan especial**, para que tu hijo se beneficie de todo el amor y la atención de estas personas que le quieren de un modo tan incondicional como tú.

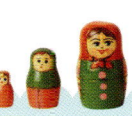
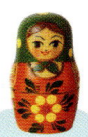
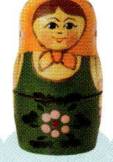

Sus primeros *zapatos*

Aprender a andar constituye un gran hito, y los primeros zapatos del bebé forman parte de ello. Se abre ante ti todo un mundo de botas, zapatillas deportivas, zapatos escolares y zapatos de fiesta...

Los piececitos de tu bebé, con sus 26 huesos cada uno, aún deben crecer y desarrollarse mucho hasta alcanzar su tamaño adulto. Mientras crecen, asegúrate de que los calcetines y los patucos dejan espacio para que los pies estén a sus anchas. En general, los pies no alcanzan su tamaño definitivo hasta los 18 años de edad, si bien casi todo el crecimiento se da durante los tres primeros años.

¿Necesidad o negocio?

Los bebés no necesitan zapatos hasta que empiezan a andar, y en muchos países cálidos no se los ponen hasta entonces. Si quieres abrigar sus pies y mantener los calcetines en su sitio, un calzado blando de suela de goma es más que suficiente hasta que empiece a andar. Ir descalzo es lo mejor para el desarrollo y el crecimiento de los pies, así que descálzale siempre que puedas.

Elegir el calzado adecuado

Según algunos podólogos, los niños no necesitan zapatos de suela dura hasta que llevan unas seis semanas caminando con regularidad. Cuando llegue el momento, pídele a un especialista en calzado infantil que le mida los pies al niño. Los zapatos no deben apretarle los dedos, pero tampoco deben quedar demasiado sueltos; deben sujetar bien el talón e impedir que el pie se deslice hacia delante y se haga daño en los dedos. Dobla las suelas para comprobar que son flexibles; hoy día hay zapatos infantiles con suelas tan finas que permiten que el pie se mueva como si estuviera descalzo. Escoge zapatos hechos de materiales naturales, como piel, algodón o tela, para que el pie transpire. El calzado infantil de calidad ofrece tallas que también tienen en cuenta la anchura del pie. Y en fin:

por bonitos que sean unos zapatos, no antepongas la estética a la comodidad; aunque en ocasiones nos olvidamos de ello cuando somos adultos (¡para presumir hay que sufrir!), lo importante es el bien del bebé. Algunas zapaterías hacen una foto de recuerdo de sus primeros zapatos; si no, haz tú una en casa para conmemorar la ocasión.

Pies crecientes

Los «huesos» de los pies de un bebé son, en realidad, cartílago, un tejido flexible y elástico que se va alargando a medida que el pie crece. A los seis meses de edad, los huesos de los pies siguen siendo básicamente de cartílago. Hacia los tres años, ya han aparecido unos 45 «núcleos óseos» que los endurecen; pero aún quedan grandes zonas cartilaginosas, que permiten que los pies continúen creciendo durante unos 15 años más. Hacia los 18 años, el cartílago ya ha desaparecido y los centros óseos se han fusionado hasta formar 26 huesos completos. El calzado rígido puede oprimir los pies del niño y provocar un desarrollo anormal del cartílago, lo que puede dar lugar a pies planos y otros problemas. Dejar que los niños pequeños caminen descalzos favorecerá un crecimiento natural y normal de los pies.

¿Descalzos en el parque?

Cada vez son más los expertos que aconsejan dejar que los niños caminen descalzos cuando sea seguro hacerlo, porque así notan el suelo y emplean la función natural de agarre de los dedos de los pies. Esto, a su vez, contribuye al desarrollo del equilibrio y de los músculos de los pies, e implica el envío de señales nerviosas desde las plantas de los pies al cerebro. Además, los niños disfrutan al notar las distintas superficies. Eso sí, hay que estar muy pendientes de que no pisen basura, cacas de perro o cristales rotos con los pies descalzos. Quizás lo ideal sea que vayan descalzos en casa y en el jardín.

¿SABÍAS QUE...?

Según un estudio, el 66% de los adultos tiene problemas en los pies, muchos de los cuales pueden atribuirse a un calzado inadecuado en la infancia.

El 85% de los niños tienen los pies anchos entre los seis meses y los tres años.

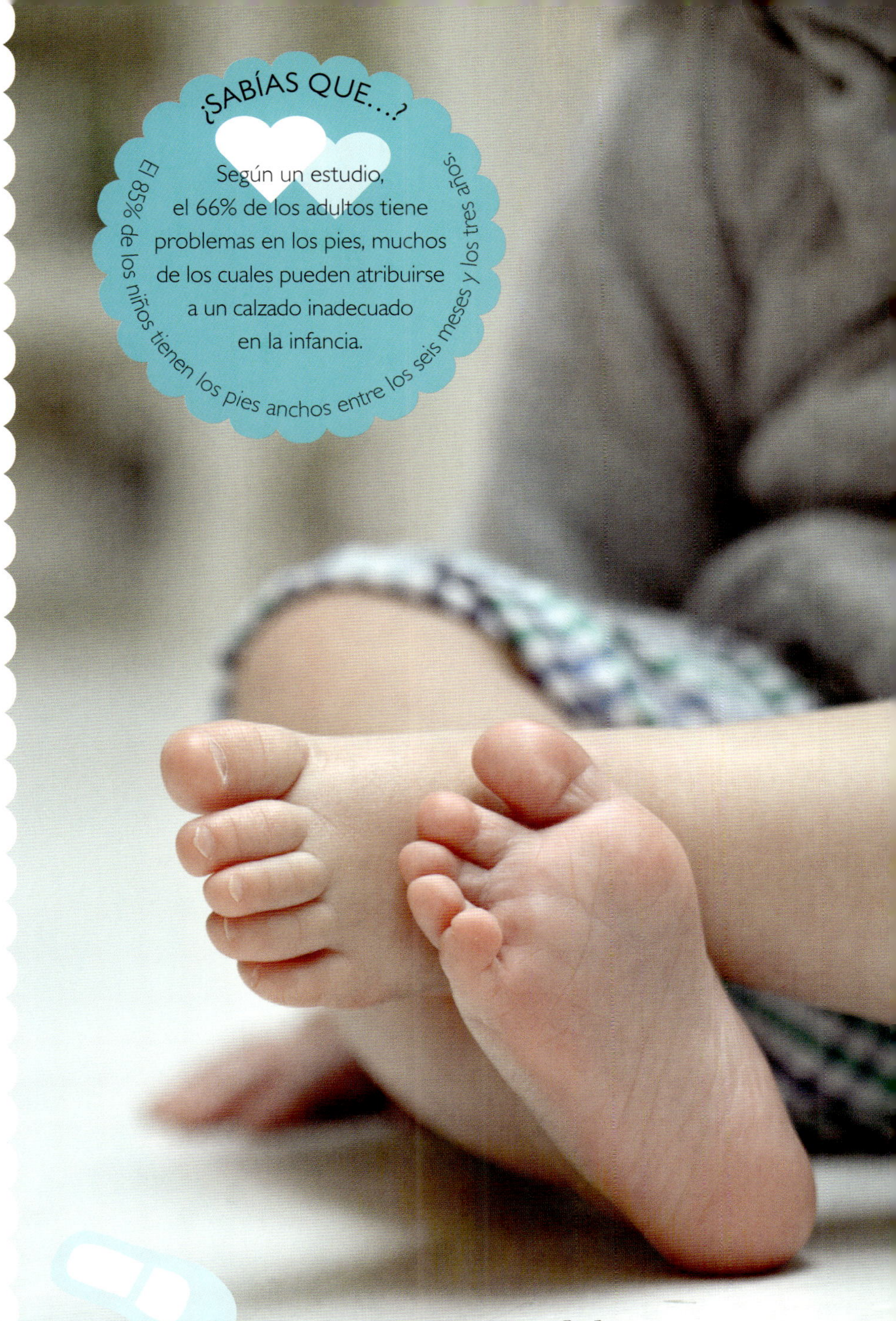

Una gruesa capa de grasa plantar hace que más del 97% de los bebés tenga los pies planos. Los puentes se desarrollan a medida que ganan músculo.

Algunos niños andan de puntillas, lo que les ayuda a desarrollar el equilibrio. Sin embargo, si el hábito persiste, puede indicar problemas musculares.

Hasta el viaje más largo empieza con un pequeño paso.

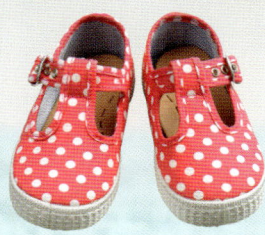

Los «huesos» de los pies del bebé son, en realidad, cartílago, un tejido flexible y elástico

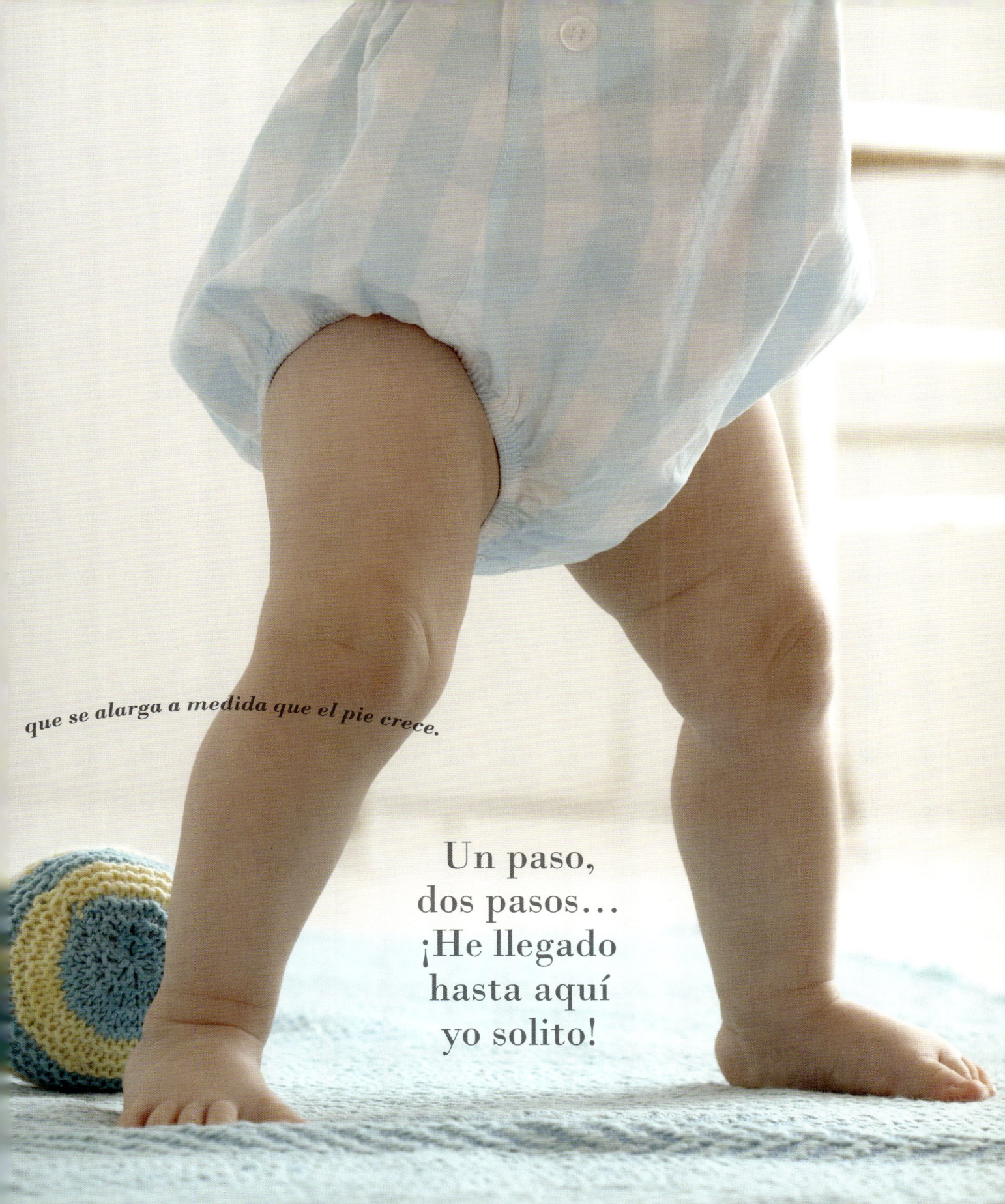

que se alarga a medida que el pie crece.

Un paso,
dos pasos…
¡He llegado
hasta aquí
yo solito!

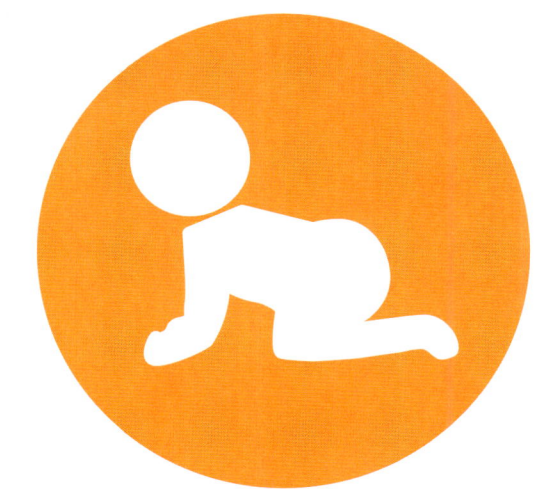

¡Qué *preciosidad!*

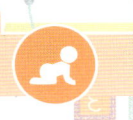

sueño

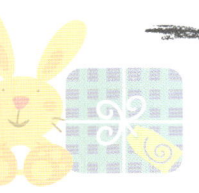

* Entre 11–12 horas por la noche.
* En general, dos siestas de 60 a 90 minutos cada una.

alimentación

* Come lo mismo que el resto de la familia, pero le gusta que le trituren o le corten la comida.
* Puede pasar de la leche materna o preparada a la de vaca.

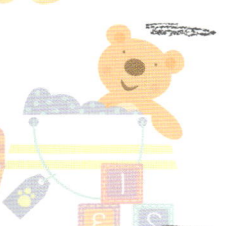

dientes

* Las encías se le inflaman y le molestan, porque los primeros molares empiezan a salir.

«mamá, papá»

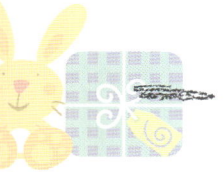

* Intenta imitar palabras conocidas.
* Aprende algunas palabras, como «papá», «mamá» o, con frecuencia, «leche».
* Entiende instrucciones sencillas.

en movimiento

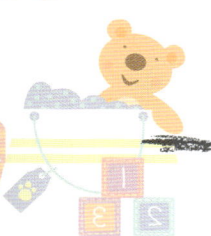

* Gatea con seguridad (algunos se saltan esta etapa o se deslizan sobre el trasero).
* Se levanta con apoyos y puede rodear muebles.
* Muchos se sostienen solos e incluso dan unos pasos sin ayuda.

puede...

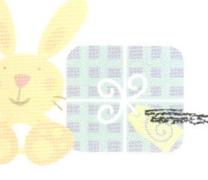

* Decir adiós con la mano.
* Agarrar objetos haciendo la pinza y sostener un lápiz grueso.
* Jugar a las palmas y al cucú. Entiende el «no», pero no siempre obedece.

su mundo

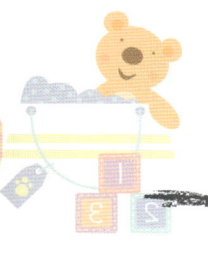

* Le encanta jugar al aire libre y se para a mirarlo todo.
* Es más independiente y puede molestarse si le interrumpen el juego para bañarle o acostarle.
* Juega contento junto a sus iguales, aunque no interactúa con ellos.

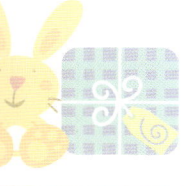

Tengo 12 meses

¡Mírame!
Me muevo y hablo mucho.
¡Estoy a punto de dar mis primeros pasos!

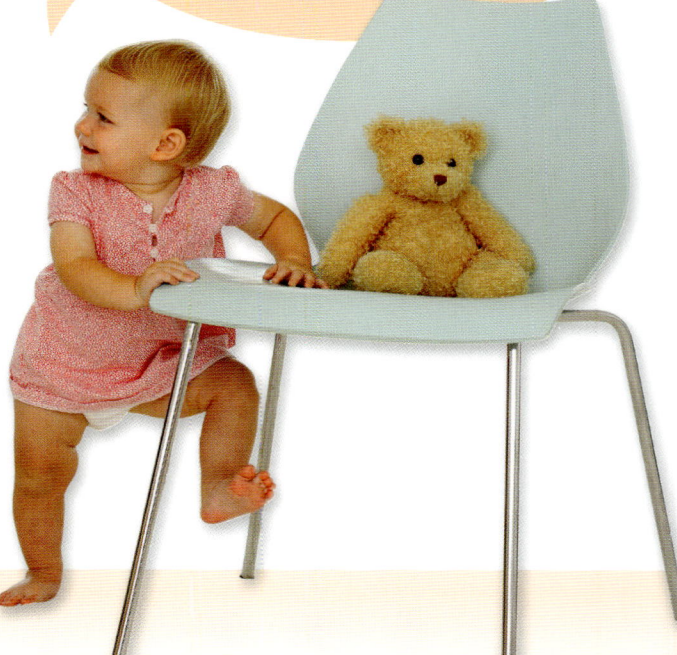

*

Tu pequeñín encuentra nuevas formas de expresarse. Es mucho más hábil con las manos y juega con lápices y pintura, por lo que ensucia más. También se le oye más… ¡Empieza a hablar!

*

Los libros le fascinan: las historias, los colores, los números, las formas, los animales. Toca y señala las páginas y levanta las solapas.

La motricidad fina y la capacidad de resolución de problemas progresan rápidamente. Un rompecabezas de iniciación será un buen reto para él.

*

Su vocabulario aumenta. Su comprensión verbal mejora y advierte el ritmo del discurso y las conversaciones.

*

¡Un año!

El primer cumpleaños del bebé es un acontecimiento maravilloso que hay que celebrar. También es vuestro primer aniversario como padres, ¡enhorabuena!

Organiza una fiesta

Es probable que el primer cumpleaños del bebé sea también la primera vez que celebras oficialmente su llegada al mundo. Es una oportunidad para reunir a todos y compartir la felicidad del acontecimiento, o para celebrar una reunión íntima con la familia más cercana. Piensa en la lista de invitados; quizás haya adultos «imprescindibles» con hijos. ¿Caben todos en tu casa o necesitas alquilar un local? El horario también es importante: programa la fiesta teniendo en cuenta la rutina del bebé, para que disfrute y esté de buen humor.

Invitaciones

Convierte la fiesta en un evento enviando invitaciones. Puedes comprarlas ya hechas, las hay de todo tipo: sencillas, glamurosas o con personajes de dibujos animados. Si quieres ser creativa, diseña tus propias invitaciones en una de las muchas páginas web que ofrecen diseños fáciles de usar y en las que puedes insertar una foto de tu bebé. O hazlas a mano, con cartulina o lo que se te ocurra. ¡Y quédate una como recuerdo!

Comida festiva

Con una sencilla comida de fiesta podrás satisfacer a niños y adultos por igual. Bocadillos, canapés y tostadas son económicos, fáciles de preparar y gustan a todos. Acuérdate de los niños más pequeños y prepara esos *snacks* que tanto les gustan. El pastel es el elemento clave de cualquier fiesta de cumpleaños; cumple con el ritual, aunque el bebé apenas lo pruebe.

Diversión y entretenimiento

Los niños de un año no necesitan animadores profesionales. Prepara algunos de sus juguetes preferidos, alfombras de espuma, túneles, bloques de construcción y pelotas. Las burbujas les fascinan, y una máquina de hacer burbujas les mantendrá muy entretenidos. Pon canciones infantiles como música de fondo.

Si el rango de edad de los niños asistentes es más amplio, prepara juegos para distintas edades, o al menos comprueba que hay espacio para que jueguen. Plantar una tienda de campaña en el jardín (bajo supervisión adulta) los mantendrá ocupados; algunos se sienten abrumados cuando hay muchos adultos en un lugar, así que una zona de juegos algo separada les irá bien.

A estas edades no es necesario preparar bolsas de cumpleaños; además, la mayoría de los contenidos tradicionales, como caramelos y pequeños juguetes de plástico, no son recomendables aún. Una bolsita con pasas o un tubo de hacer burbujas son alternativas más baratas. Si quieres tirar la casa por la ventana, opta por un peluche pequeño o un libro de cartón.

Un cumpleaños memorable

Una fiesta de cumpleaños puede dar mucho trabajo, y una vez acabada, querrás tener imágenes de recuerdo. Inmortaliza este día especial de tu bebé con fotografías y videos. Es posible que en los momentos clave estés ocupada, así que pide ayuda a algún familiar y asegúrate de aparecer en alguna de las fotos. Pide a los invitados que te envíen las que hagan ellos.

Antes de que lleguen los invitados, prevé todo aquello que pueda entorpecer la celebración. Retira los objetos frágiles y despeja y delimita de algún modo el área de juego de los niños. Prepara un lugar para cambiar pañales, para que los invitados puedan usarlo sin necesidad de preguntarte continuamente.

En muchos aspectos, la primera fiesta de cumpleaños del bebé es más para los padres que para el niño, que no la recordará. No obstante, puedes instaurar tradiciones que se repetirán cada año. Por ejemplo, puedes marcar su estatura en una pared o comenzar una gráfica para ver cuánto crece de año en año, o hacerle una foto para apreciar los cambios. Seguro que os gustará verlo cuando pasen los años.

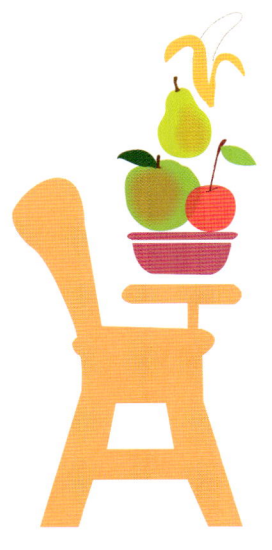

¡Mira lo que como!

¿Estás obsesionada con la fruta y la verdura? Tu hijo no sabe de la importancia de una dieta saludable, pero puedes contribuir a que acabe adorando el brócoli mientras aprende a manejar la cuchara y el tenedor y a comer solo.

A partir de los 12 meses, el bebé empieza a tomar conciencia de que es una persona distinta y separada de la madre, lo que le insta a buscar más independencia. Aprender a comer solo es un hito gigantesco y una parte clave de su desarrollo social y emocional. Ahora es cuando debes fomentar en él hábitos alimentarios saludables; se beneficiará de ellos toda la vida.

Lucha de poder

Ser más independiente significa que quiere más control, lo que incluye su alimentación, por lo que no es de extrañar que la hora de la comida se convierta, a veces, en una batalla. La mayoría de los niños pequeños pasan por una fase maniática con la comida y se niegan a comer lo que se salga de una selección de alimentos muy concreta. No caigas en la trampa de darle únicamente lo que sabes que le gusta, porque solo conseguirás alargar esta etapa. Ofrécele platos sencillos y haz comentarios positivos acerca de ellos. Mantén la calma y no conviertas la comida en una lucha de poder.

Abanico dietético

Ofrécele una amplia variedad de alimentos de distintos colores y texturas, y que vea que tú también disfrutas comiéndolos. Los niños pequeños desconfían de la comida nueva, por lo que no esperes que reciba las novedades con la boca abierta. Prueba a colocar el alimento nuevo junto a algo que le guste. Preséntale raciones pequeñas y no dramatices la situación si se niega a comer algo.

Con los dedos

La coordinación visomanual del bebé mejora día a día, y poco a poco irá dominando el manejo de la cuchara y el tenedor. Pero lo mejor es empezar con comida que pueda tomar con los dedos: le encantará controlar lo que llega a su boca y disfrutará aplastando la comida con los dedos. Extiende un hule bajo su trona y ponle un babero (ponte tú un delantal), porque salpicará.

Tu bebé puede necesitar que le presentes un alimento nuevo hasta diez veces antes de aceptarlo en su «menú».

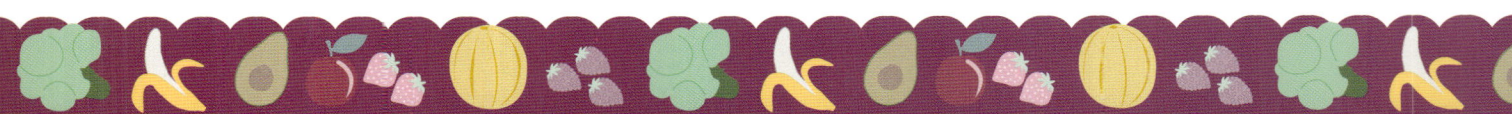

«¡Ya solo!»

Hacia los 12–14 meses empezará a intentar comer con cuchara, aunque tardará varios meses en lograr llevarse la comida a la boca correctamente. La mayoría de los niños ya usan bien los cubiertos a los 18 meses. Esta nueva habilidad reforzará su autoestima.

Momentos familiares

Comer juntos fomenta la idea de que la hora de la comida es una oportunidad para que la familia se reúna; además, la atención se desplaza del bebé a un entorno social relajado en el que quizá se olvide (¡por unos instantes!) de ser revoltoso. Entender la importancia de las comidas familiares es una habilidad social importante.

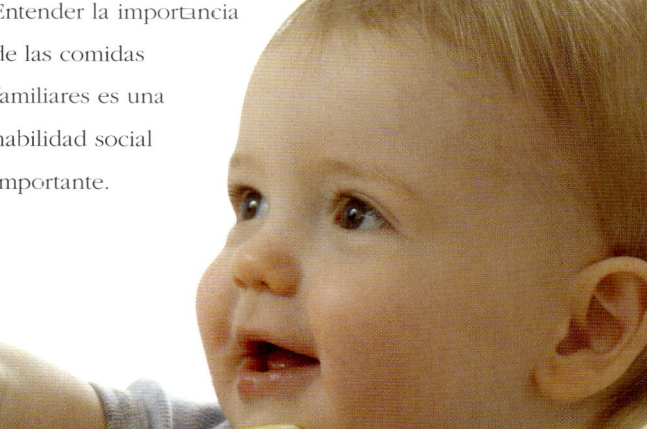

No hay alimentos prohibidos

Para fomentar en el bebé una actitud positiva hacia la alimentación saludable, evita etiquetar la comida como «buena» o «mala». Si siempre le prohíbes los alimentos menos saludables, como el chocolate o las patatas fritas, conseguirás que los desee más; lógicamente, tampoco se trata de que formen parte de su dieta habitual. Opta por una estrategia de «no hay nada prohibido» e incluye este tipo de alimentos como algo especial. Pronto aprenderá que no son alimentos diarios y disfrutará cuando los vea en el plato.

Consejos para criar a un fan de la fruta y la verdura

● Prepara una salsa supervitamínica con tomate, brócoli, zanahoria y pimiento triturados. Le encantará el sabor. Cuando crezca y se haya acostumbrado, deja en ella trozos de verdura.

● A los niños les gusta comer con los dedos, así que deja a su alcance palitos de zanahoria o pepino.

● Haz una cara con verduras: ojos de rodajas de pepino, nariz de tomate, boca de pimiento rojo, pelo de zanahoria rayada… ¿Por dónde empezará?

● Añade trozos de fruta cuando prepares gelatina o postres fríos.

Genios en miniatura

El cerebro de un bebé es una esponja hiperactiva: absorbe todo lo que puede del mundo que le rodea, para usarlo en el futuro.

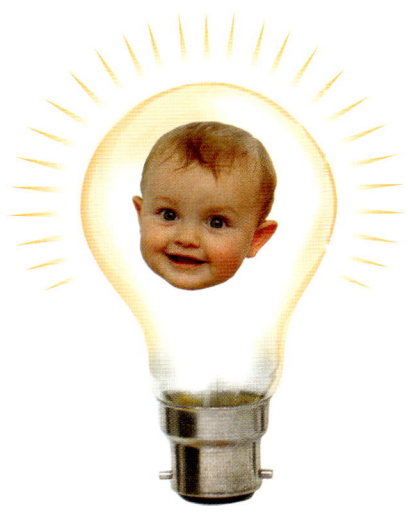

Basta con ver cómo los niños de esta edad aprenden a manejar las nuevas tecnologías antes que un adulto para darse cuenta de su asombrosa capacidad para absorber información y adquirir habilidades nuevas. Su cerebro contiene **el doble de sinapsis** (conexiones neuronales) que el de un adulto y tiene una gran flexibilidad, por lo que crea conexiones nuevas sin cesar. El cerebro de un recién nacido solo está desarrollado al 25%, y durante los primeros años cambia y crece muy rápidamente. Las experiencias que vive durante este periodo en que su cerebro funciona a tal velocidad tienen un impacto profundo y duradero sobre su estructura, funcionamiento y rendimiento.

> El cerebro de un bebé es cuatro veces más pequeño que el de un adulto, pero a los tres años ya habrá alcanzado el 80% de su tamaño definitivo.

En los últimos 10 años, la ciencia cognitiva ha avanzado mucho en la resolución de los misterios del **desarrollo cerebral** en los primeros años de la vida. Por ejemplo, se ha descubierto que las regiones más activas del cerebro del niño son las mismas que se activan en el cerebro de un adulto absorto en una película, lo que sugiere que **los niños ven el mundo como nosotros vemos una película**: con emoción y entusiasmo, con la atención centrada en la imagen y con una gran capacidad para adaptarse a las novedades.

Es posible que, en ocasiones, te sientas frustrada por la incapacidad de tu hijo para concentrarse; pero esta supuesta falta de concentración tiene su

utilidad. A diferencia de la conciencia «focalizada» del adulto, que se centra en una sola cosa a la vez, el niño tiene una **conciencia «en haz»** que absorbe muchos estímulos de su entorno. Al procesar esta información, produce una gran cantidad de neurotransmisores, lo que explica por qué los niños muy pequeños necesitan anestesias muy potentes cuando hay que operarles: literalmente, están más conscientes que un adulto.

El bilingüismo estimula la función cerebral y se ha asociado a un menor riesgo de demencia senil.

Una de las capacidades más asombrosas que adquieren los niños a esta edad es la de comunicarse. Durante el primer año de vida, el cerebro del bebé aprende a **distinguir los sonidos del lenguaje**; esto explica que solo pueda adquirirse un nivel verdaderamente nativo de un idioma si se escucha durante esos primeros 12 meses. Es importantísimo que hables al bebé aunque aún no pueda responderte: cuando le hablas, su cerebro establece las conexiones que le permitirán, más adelante, entender y reproducir esos sonidos; identifica pautas y aprende sonidos que escucha repetidamente, e incluso prevé lo que vendrá a continuación. Resulta interesante el hecho de que los hablantes nativos de idiomas cuyos sustantivos tienen género, como el español o el francés, lo integran automáticamente como parte de la palabra; sin embargo, a las personas que aprenden estos idiomas más adelante, puede costarles mucho, porque el cerebro ha perdido plasticidad.

Obviamente, estos primeros años de actividad cerebral acelerada son ideales para aprender un **segundo idioma.** La constancia es fundamental para criar a un niño bilingüe: si, por ejemplo, tú hablas en español y tu pareja en inglés, cada uno debería comunicarse con el bebé exclusivamente en su idioma. Cuando tenga entre dos y tres años, **será capaz de diferenciarlos** y usar cada uno en el contexto adecuado. Puede que prefiera uno, normalmente el que comparten los padres, pero no renuncies a hablar el otro, porque el niño lo absorberá aunque al principio se resista a usarlo. Cantadle y contadle cuentos en ambos idiomas.

A pesar de que el desarrollo del lenguaje puede ser algo más lento en niños bilingües, saber hablar dos idiomas es **sumamente beneficioso para la función cerebral**. Ambos sistemas lingüísticos están siempre activos aunque el niño solo esté usando uno, por lo que debe tomar decisiones constantemente sobre qué palabra usar en cada contexto, lo cual es un ejercicio fantástico para el cerebro.

Cuando el niño crece y llega a la adolescencia, su cerebro pasa por un **proceso de «poda neuronal»**: de aquella profusión de sinapsis, solo conservará las que hayan demostrado ser útiles, mientras que el resto desaparecerán; y las neuronas y sinapsis esenciales para la vida cotidiana se consolidarán.

Hay maneras muy sencillas de ayudar al cerebro de tu hijo a desarrollar su potencial. Las meras manifestaciones de afecto y la estimulación positiva, como las conversaciones y los juegos, **influyen sobre la neuroquímica** del cerebro en desarrollo. Los niños aprenden mediante la experiencia, por lo que el mejor modo de ayudarles a desarrollar sus capacidades es hablándoles, leyéndoles, instaurando rutinas, explorando y jugando. Ten en cuenta que intentar forzar el desarrollo de un área determinada puede hacer más mal que bien. Cada niño aprende a su ritmo; su cerebro tiene una gran capacidad de absorción y está programado para aprender sin la intervención de los adultos. Lo único que debes hacer es acompañarle, quererle, escucharle e implicarle en tu vida cotidiana; su cerebro inteligente y flexible hará el resto.

Solo quieren *divertirse*

Las ganas ce jugar y la vitalidad son muy contagiosas, así que enséñale a tu hijo lo emocionante que es el mundo. Usad el juego para reforzar vuestro vínculo y disfrutar de la mutua compañía. Además, el juego físico y activo es un ejercicio fenomenal para ambos.

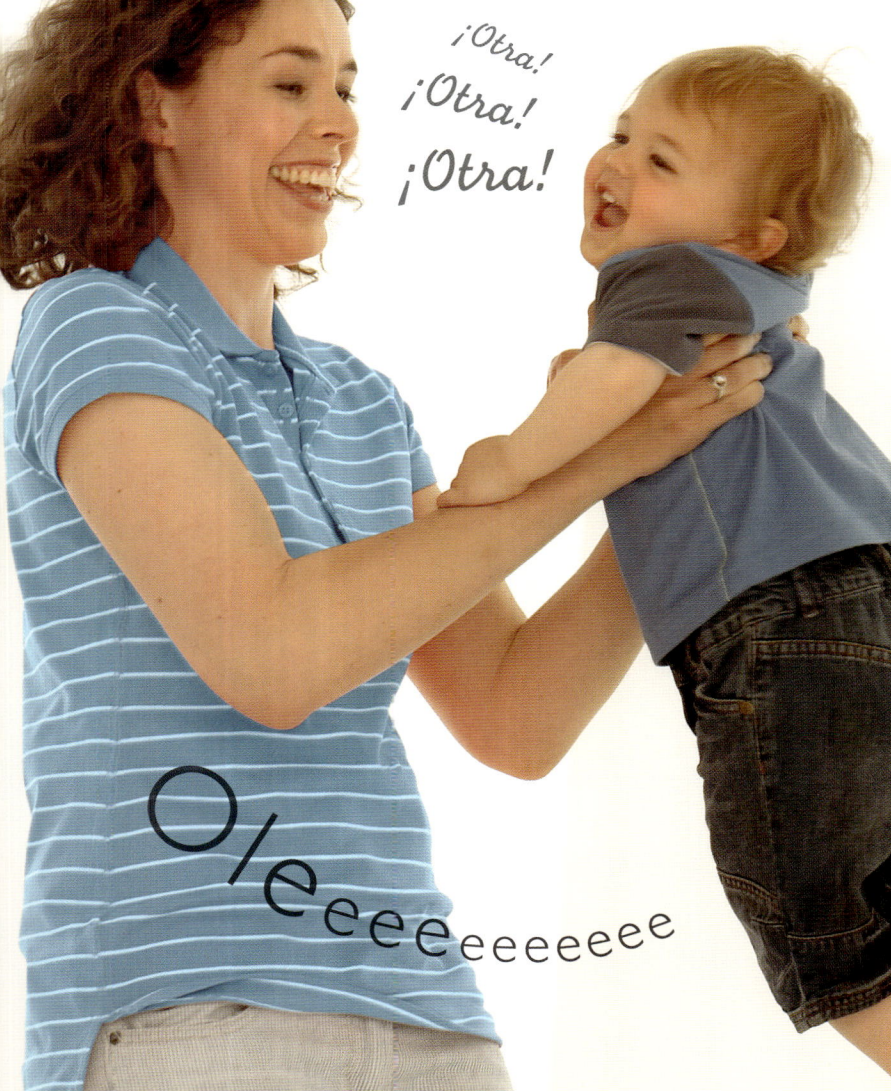

¡Otra!
¡Otra!
¡Otra!

Oleeeeeeeee

Pasaos la pelota

No hay mejor manera de ayudar a tu hijo a desarrollar la coordinación visomanual y la musculatura de los brazos. Hazte con pelotas blandas de cistintos tamaños, desde pelotitas de espuma a pelotas de playa. Empezad haciéndola rodar del uno al otro, y cuando progrese, prueba a lanzársela para que la atrape.

En construcción

Entretenle poniendo a prueba su capacidad de resolución de problemas: preséntale bloques de plástico o madera y enséñale a construir estructuras básicas. Pon cuatro bloques en una disposición sencilla y observa si sabe reproducirla, o ayúdale a clasificarlos por colores o formas. Al acabar, pídele que los guarde de nuevo: así plantas la semilla del orden doméstico.

Al agua, patos

A tu hijo le fascina el agua, y puede disfrutarla de múltiples maneras. Chapotear en una piscina hinchable es una manera fantástica de pasar una tarde soleada; y cualquier baño resultará mucho más divertido si añades unos cuantos juguetes de agua. Jugar a servir café con agua, regar juntos el jardín o darle un cubo y una bayeta, para que pueda lavar platos como mamá, le entretendrá y ejercitará sus deditos.

¡En marcha!

Disfrutará con juegos que pongan a prueba su incipiente habilidad para andar, y le encantará empujar una caja sólida o una silla mientras da unos pasitos. Del mismo modo, una hilera de sillas o de otros objetos de apoyo le permitirá moverse por la habitación solo, desarrollar su movilidad y aumentar su confianza. Las carreras de obstáculos sencillos, con objetos que deba superar por arriba o por abajo, mejorarán su conciencia espacial y su equilibrio.

Con las manos

Jugar a dar palmas o cantar canciones con movimientos ayudará al bebé a pensar sobre sus manos y a aprender a usarlas. Siéntate frente a él para que pueda verte bien, y luego siéntalo en tu regazo para ofrecerle otra perspectiva de tus manos y ayudarle a colocar las suyas en la posición correcta.

Como la vida misma

Da vida a alguno de sus juguetes preferidos… Haz que el osito camine por la habitación, corra aventuras, duerma la siesta o se siente a la mesa. Además de entretenerse, aprenderá sobre sus rutinas diarias, ejercitará la imaginación y aprenderá a entender las emociones, especialmente si tiene que acompañar al osito en momentos de felicidad y de tristeza. Además, al explicarle todo lo que hace el osito, le expondrás a un amplio vocabulario.

Al aire libre

Un buen paseo puede ser tan revitalizante como emocionante. Tu pequeño puede observar el mundo desde el carrito o (si ya camina) incluso estirar las piernas. Lleva contigo una pelota para jugar en el parque o un cubo para que recoja cosas que le interesen, y prueba los columpios y el tobogán. En una ludoteca hallaréis muchas actividades que le ayudarán a adquirir fuerza y a aprender movimientos nuevos; asimismo, un chapuzón en la piscina municipal es una forma magnífica de que ambos hagáis ejercicio.

En movimiento

Cuando tu pequeñín empiece a andar, dispones de muchísimos juegos que le ayudarán a desarrollar su recién estrenada habilidad. El escondite es todo un clásico, al igual que el pillapilla; estará tan entretenido que ni se dará cuenta de que refuerza las piernas y gana equilibrio. Bailando al son de distintos tipos de música aprenderá a adaptar los movimientos a la melodía, usará la imaginación y desarrollará el sentido del ritmo.

Fomenta su autonomía

Es importante que tu hijo aprenda también a jugar solo. Déjale en el parque (por ejemplo, en la cocina, mientras haces la cena) y dale objetos domésticos seguros y que te vea usar con regularidad, como cucharones de plástico o coladores, para que juegue con ellos. O empieza a jugar con él y, cuando esté concentrado, aléjate y espera a ver cuánto tiempo sigue solo. Hazlo cada día y, poco a poco, recurrirá cada vez más a su imaginación para entretenerse.

«¡Soy un muñeco de nieve!». A partir de los 18 meses, a los niños les encanta disfrazarse y escapar a mundos imaginarios.

Cuando tu hijo descubra que puede hacer cosas solo, ya sea hacer rodar una pelota o usar un lápiz, la emoción del éxito le animará a intentar cosas nuevas.

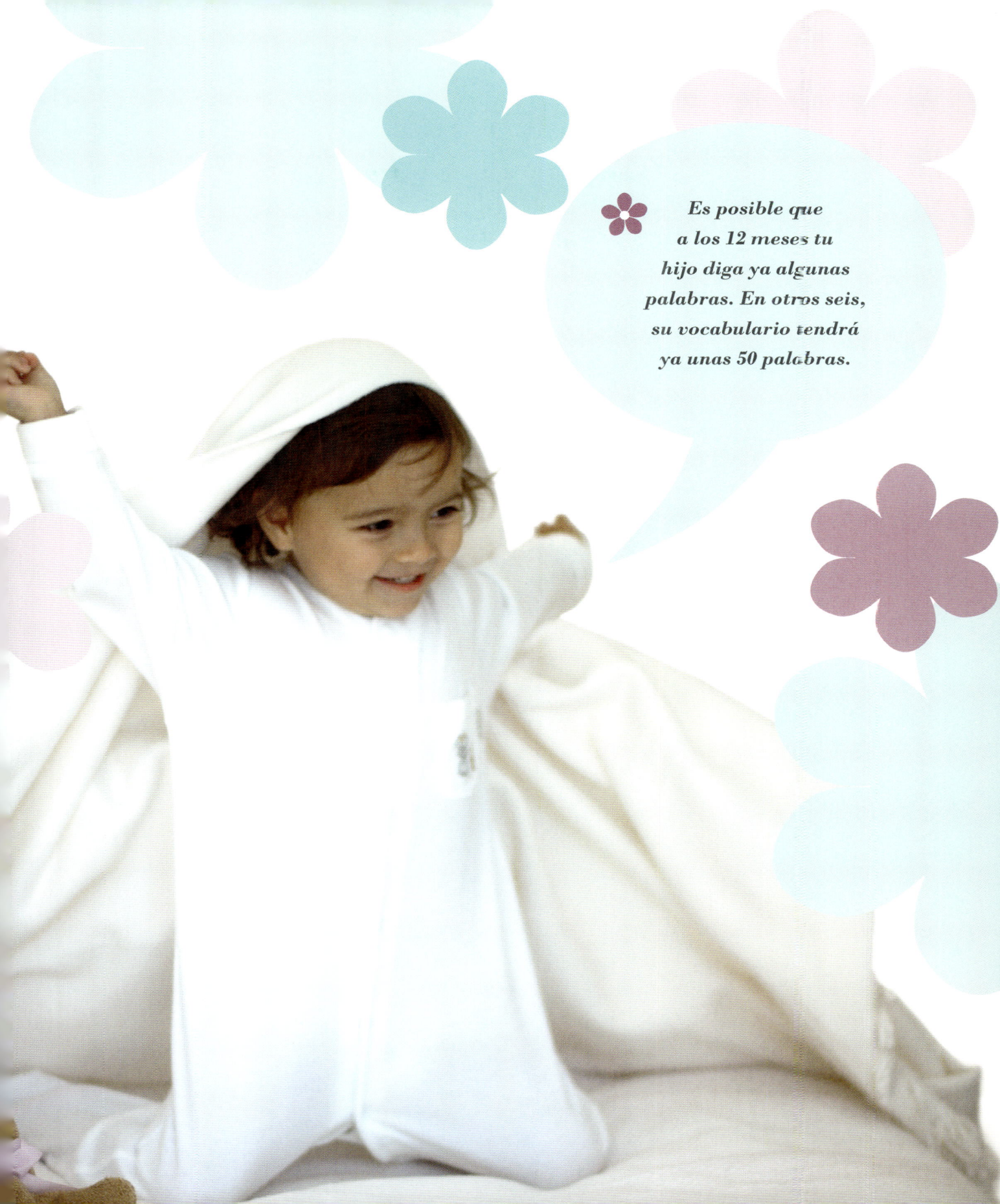

Es posible que
a los 12 meses tu
hijo diga ya algunas
palabras. En otros seis,
su vocabulario tendrá
ya unas 50 palabras.

¡Mira lo que hago!

Ahora que ha entrado en su segundo año, el niño es más activo y autónomo. Su personalidad se desarrolla y es un payasete muy afectuoso.

Manos diestras

Su motricidad fina ya es lo bastante precisa como para agarrar objetos y meterlos en un contenedor, apilar bloques, clasificar formas o utilizar la pinza del índice y el pulgar para sujetar objetos pequeños. Hacia los 13 meses quizás sea ya capaz de garabatear con lápices. La coordinación visomanual le permite señalar los dibujos y pasar las páginas de los libros que le lees.

Puedes ayudarle a desarrollar la destreza manual mediante el juego. Por ejemplo, dale una caja llena de objetos para que se divierta aplastándolos, arrugándolos y estirándolos (pañuelos de papel, un rollo de cinta adhesiva, plastilina…). Pídele que vacíe y vuelva a llenar la cesta de pinzas para tender la ropa, que meta pelotitas en una botella o que ensarte aros de cortina en un palo de escoba.

¡En forma!

Cuando cumpla un año, probablemente habrá triplicado el peso que tenía al nacer y habrá crecido unos 25 cm. Durante el segundo año el crecimiento se ralentiza, pero sigue siendo rápido. Es posible que ya camine (si no, lo hará pronto), y su mundo se está expandiendo. Es muy activo: escala muebles y explora la casa. Las escaleras le resultarán sumamente atractivas y es posible que sepa subirlas, pero no bajarlas, por lo que deberás prestar una especial atención. Empujar, estirar, lanzar y derribar son sus actividades preferidas. Ayúdale a mejorar la motricidad gruesa nadando, bailando o saltando en una cama elástica.

Habilidades sociales

El sentido de la identidad se desarrolla entre los 12 y los 18 meses, así que tu hijo ya se reconocerá en el espejo, en lugar de pensar que se trata de otro niño. En general, responde cuando oye su nombre y lo usa para referirse a sí mismo. Cada vez es más consciente de su lugar en la familia y, como siente una curiosidad natural por las personas, responde a las sonrisas y a la atención. Disfruta de la compañía de otros niños, pero, por lo general, jugará junto a ellos, más que con ellos. Es muy probable que hacia los 18 meses empiece a interactuar algo más, pero le costará mucho aprender a compartir. De todas maneras, el juego acabará por enseñarle a negociar. Hacia los 18 meses ya será capaz de decir entre 8 y 40 palabras, pero entenderá mucho más de lo que puede transmitir.

Felicítale cada vez que diga «por favor» y «gracias»: si ve que te complace, lo hará con más frecuencia.

Si estableces una norma (como ir de la mano por la calle), mantenla. Si cedes ante las lágrimas o las rabietas, le enseñarás que puede salirse con la suya.

Desarrollo emocional

A esta edad el niño es totalmente egocéntrico y solo ve el mundo desde su punto de vista. Aún está aprendiendo a gestionar sus propias emociones, por lo que es incapaz de ponerse en el lugar de los demás. La ansiedad por separación (se altera cuando no te ve) es muy habitual (pp. 236-237); como carece de sentido del tiempo, no sabe cuándo (o si) volverás. Por otra parte, esto demuestra la solidez del vínculo que habéis forjado. Para facilitar las separaciones, procura que las despedidas sean cortas, con un beso y una caricia; es muy posible que deje de llorar en cuanto te pierda de vista. La autonomía reforzará su seguridad en sí mismo, así que estimúlala dejando que en el parque se aleje un poco de ti para tirarse por el tobogán (obviamente, mientras le vigilas atentamente) y que en casa se entretenga solo, en un entorno seguro.

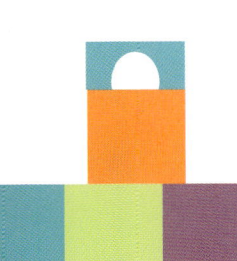

La buena conducta

Tu hijo se fija en ti para saber cómo debe actuar.
No ha nacido sabiendo cómo integrarse en la familia y
la sociedad, por lo que debes ayudarle a hacerlo con seguridad
y alegría (y con alguna rabieta también).

Háblale de forma directa

Utiliza su nombre para llamar su atención antes de pedirle algo. Por ejemplo: «Carmen, ve a buscar tus zapatos». Establece contacto visual para estar segura de que te oye y te escucha. Si tiene menos de tres años, es buena idea que te arrodilles a su altura. Usa frases claras y sencillas y pídele que repita lo que acabas de decir. Si no puede, reformúlalo de forma aún más simple. Intenta dar las instrucciones de una en una, para que pueda procesarlas sin dificultad.

Usa un lenguaje positivo

Si hablas en negativo («No tires el plato»), se centrará en la imagen mental de tirar el plato. Si le dices: «Cariño, dale el plato a mamá», se

centrará en hacer justamente eso. El cerebro subconsciente, incluso el adulto, no procesa la negativa; por eso, cuando nos dicen: «No pienses en un elefante rosa», es precisamente eso lo que nos viene a la cabeza.

Elogia, no critiques

Repetirle a un niño pequeño que es muy malo o caprichoso daña su autoestima. Elogia lo que hace bien, por ejemplo: «Me gusta mucho que hayas ayudado a tu hermano» o «¡Qué bien que me hayas ayudado a ordenar las cosas!». Este tipo de frases le enseñan qué conductas esperas y refuerzan su confianza en sí mismo. Con todo, no temas usar un «no» bien firme cuando sea necesario. Es posible que algún día sea vital que entienda

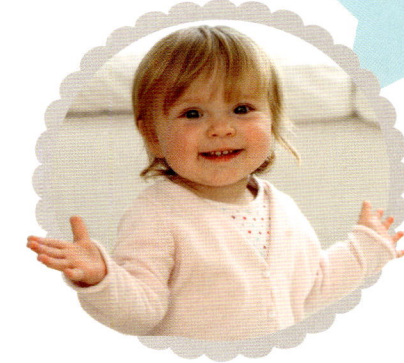

que un «no» es un «no», por ejemplo si está a punto de agarrar un objeto afilado o de hacer algo peligroso.

Deja de dar órdenes

Si le lanzas una orden tras otra, como «Para ya» o «Ven aquí», es posible que no vea por qué tiene que hacer lo que le pides. Si lo reformulas como «Me gustaría que dejaras de quitarle el juguete a tu hermano» o «Me gustaría que vinieras», desplazas la atención hacia ti y, de ese modo, facilitas que modifique su conducta.

Avísale con antelación

Cuando están absortos en el juego, a los niños les cuesta mucho desplazar de golpe el foco de su atención, por lo que intenta avisarle con antelación cuando tenga que cambiar de actividad. Si le dices: «Comienza a guardar las muñecas, que tenemos que irnos en cinco minutos» o «Nos tenemos que ir enseguida, despídete de Tom», le ayudarás a estar preparado a tiempo.

«Cuando», no «si»

Los niños pequeños no acaban de entender el condicional. Una frase como «Si te cepillas los dientes, te leeré un cuento» no siempre consigue el resultado deseado. Es mejor usar el «cuando»: «Cuando te hayas cepillado los dientes, te leeré un cuento». Así le das una expectativa clara y le transmites que sabes que hará lo que le pides.

Opciones limitadas

Las opciones abiertas también pueden resultar abrumadoras para un niño pequeño; una alternativa sencilla como «¿Prefieres cereales o tostadas?» facilitará su respuesta y le dará cierta sensación de independencia.

«Por favor» y «gracias»

Eres un modelo para tu hijo. Aunque creas que es demasiado pequeño para darse cuenta de si dices «por favor» y «gracias», lo advierte y aprende que es lo correcto. Si te muestras siempre educada, reforzarás esta conducta en el niño, que te imitará. ¡Tus amigas no darán crédito!

Los niños son imitadores natos. Recuerda que tu hijo tenderá a imitar tus frases y tu conducta.

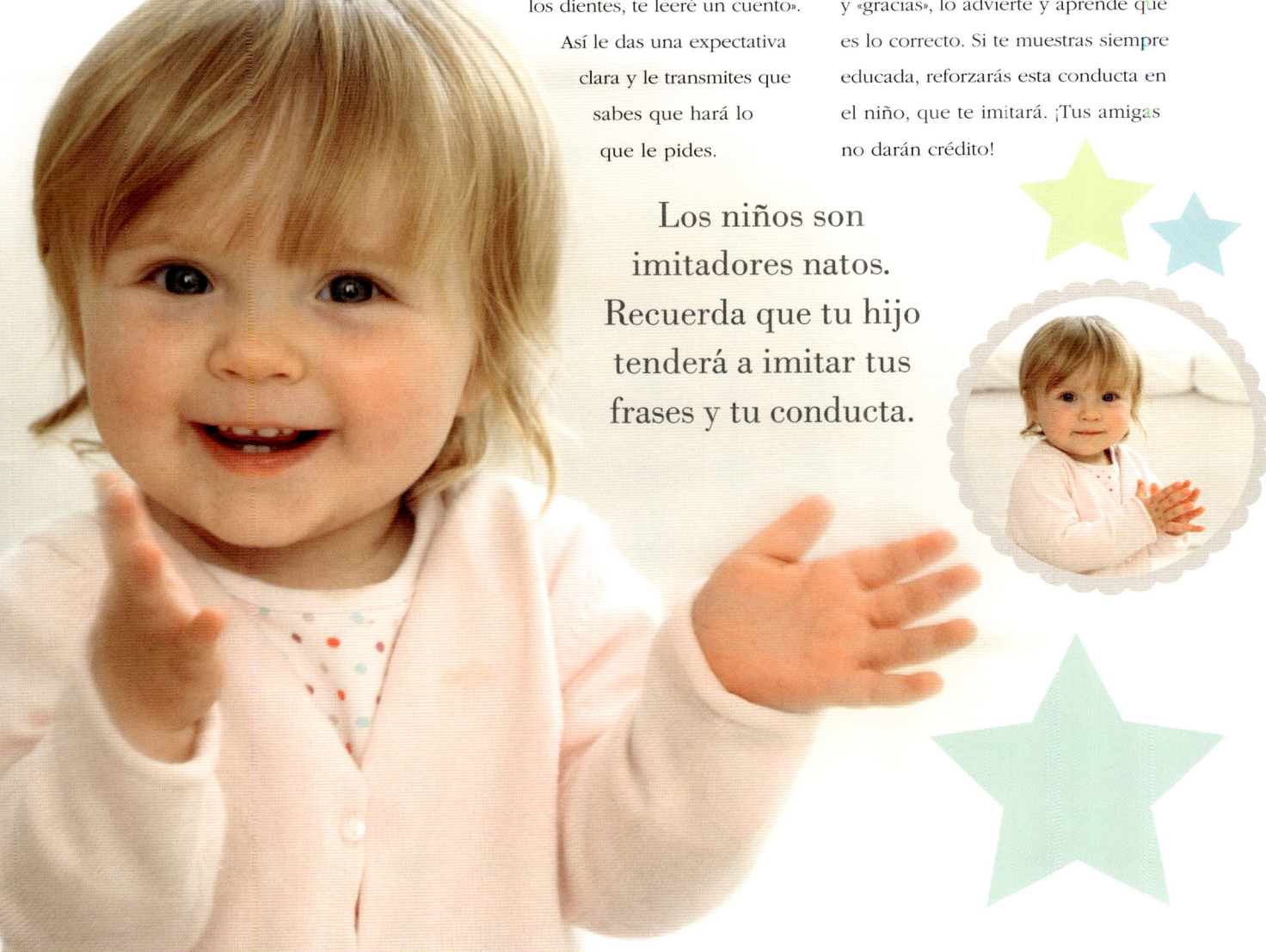

¡No te vayas!

De vez en cuando tendrás que dejar a tu hijo con otra persona,
ya sea porque tienes un compromiso o porque sales a cenar.
La ansiedad por separación provoca llantos y conductas
de aferramiento, y conviene saber gestionarla.

Estalla el pánico

El niño se da cuenta de que eres una persona autónoma (por lo tanto, puedes irte) y se preocupa por si no vuelves, llora y manifiesta conductas de aferramiento, en lo que se denomina ansiedad por separación. Esta puede empezar a partir de los ocho meses de edad y es una fase del desarrollo que suele desaparecer hacia los dos años, aunque puede reaparecer en situaciones estresantes, como un cambio de cuidador.

Causas de la ansiedad

La ansiedad por separación puede estar motivada por el miedo a los desconocidos o a nuevas situaciones; hay bebés que están encantados de quedarse con la abuela, pero que lloran si se les deja en un lugar menos conocido, como la guardería. Hay otros que reaccionan mal ante la menor separación. Y no afecta a todos los bebés: algunos son muy extrovertidos, mientras que otros son más temerosos. ¡Quizás tengas suerte!

Métete en su cabeza

Te resultará más fácil actuar de forma adecuada si entiendes qué pasa por su cabeza. En este caso, «mamá» significa «No me siento seguro, no confío en estas personas y no sé si volverás». Con la experiencia aprenderá a confiar en tu regreso, sobre todo a medida que su memoria se desarrolle. Hasta entonces, tranquilízale, consuélale e intenta ayudarle a que se acostumbre a la idea.

Cómo manejar el llanto

No dejes de salir; encadenarte a tu hijo no es sano para ninguno de los dos: tú necesitas libertad y él necesita aprender a estar sin ti. Tranquiliza su ansiedad básica sobre la seguridad y ayúdale a confiar en otra persona y en tu regreso. Asegúrate de que está cómodo en la nueva situación y de que se vincula con el cuidador (y de que tú también estás tranquila). Explícale qué va a pasar: entenderá más de lo que puede manifestar.

Sal por la puerta

Ha llegado el momento de marcharte. Actúa con naturalidad, aunque por dentro te sientas culpable o triste, y despídete con alegría y un beso. No te muestres nerviosa (o él también lo estará) y, por tentadora que resulte la idea, no te escabullas a sus espaldas, ni —aún más tentador— vuelvas inmediatamente. Intenta no quedarte tras la puerta escuchando cómo llora; vete y llama por teléfono al cabo de un rato para quedarte tranquila. Y vuelve a la hora prometida (o un poco antes).

El retorno

Quizás, cuando vuelvas, tu hijo corra hacia ti y te abrace, o quizá rompa a llorar; también puede que no se dé cuenta o, aún peor, que te rechace. Por doloroso que resulte, recuerda que has dado un paso positivo en el combate contra las lágrimas. Criar a un hijo es un esfuerzo continuo por encontrar el equilibrio entre tus necesidades y su necesidad de autonomía, y cuando cualquiera de los dos avanza en esa dirección, el otro puede sentirse rechazado. Considéralo un entrenamiento para cuando sea adolescente.

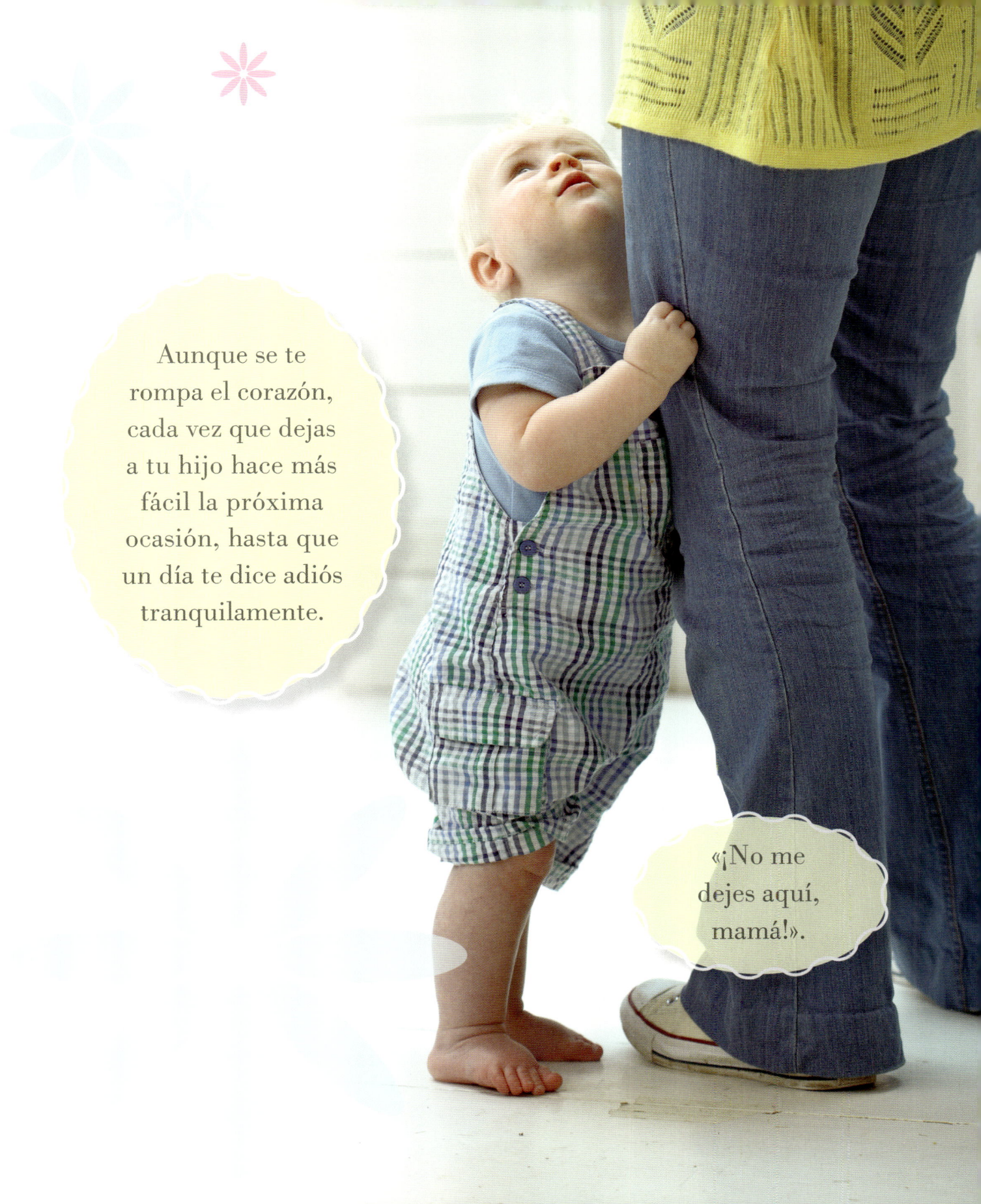

Aunque se te rompa el corazón, cada vez que dejas a tu hijo hace más fácil la próxima ocasión, hasta que un día te dice adiós tranquilamente.

«¡No me dejes aquí, mamá!».

sueño

* Entre 11–12 horas de sueño nocturno.
* Una siesta de hasta dos horas, o bien dos siestas más cortas.

alimentación

* Come lo mismo que los demás, tres veces al día, además de tentempiés regulares; usa la cuchara para bebés, aunque no siempre con precisión.
* Sabe beber él solo de la taza con boquilla.

dientes

* Tiene unos 12 dientes, y aparecen los primeros molares.
* Debes ayudarle a cepillarlos (con un cepillo suave).

aprendizaje

* Se lleva el índice a los labios y dice «shhh».
* Reconoce el nombre de personas y objetos conocidos y de partes del cuerpo.
* Señala objetos cuando se los nombran.
* Pronuncia entre 8 y 40 palabras reconocibles, si no más.

en movimiento

* Se agacha para alcanzar juguetes.
* Se sube al sofá, se gira y se sienta.
* Chuta pelotas grandes, pero sin mucha precisión.
* Quizás sepa manejar un triciclo grande.

puede...

* Quitarse alguna prenda de ropa.
* Empujar y arrastrar juguetes mientras anda.
* Clasificar juguetes por color, forma o tamaño.
* Construir torres de hasta cuatro bloques de altura.

su mundo

* Se muestra más seguro.
* Quizás se resista a irse a la cama; y aprende a bajarse de ella.
* Intenta hacer las cosas solo.
* Por lo general, es más sociable y espontáneo.

Tengo 18 meses

¡Mírame!
Ando, hablo y doy mis primeros pasos hacia la autonomía.

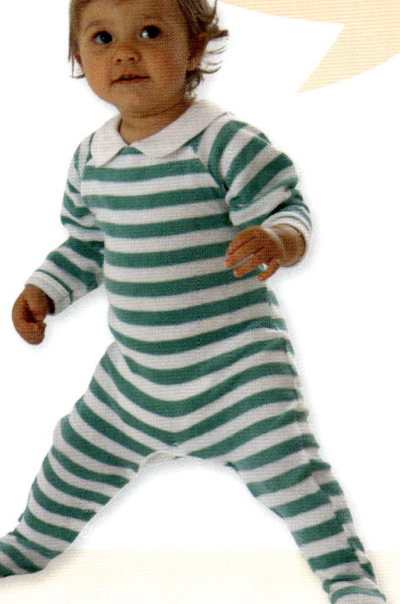

Tiene 18 meses y pronto será un experto garabateador, a medida que su destreza y su capacidad de atención aumenten y su imaginación despegue. Fomenta su incipiente creatividad con una caja de lápices de colores.

Cada vez es más sociable y está más cómodo con sus iguales, y quizás tenga un amigo favorito. Cuando sus habilidades sociales mejoren, empezará a observar y aprenderá el arte de compartir.

Cada vez entiende mejor las conversaciones, aprende a esperar su turno y emplea más palabras para comunicarse. Tu atención le anima a seguir hablando.

¡No te vayas! Su mayor autonomía le pone algo nervioso, y se angustia cuando te vas. La ansiedad por separación alcanza ahora sus cotas máximas.

Movimiento *constante*

A estas alturas, puede que tu hijo no pare de correr tan rápido como le permitan sus cortas piernas. No tiene noción de peligro, así que deberás hacer malabarismos para que no se haga daño.

Tu hijo crece y tendrás que buscar constantemente un equilibrio entre las normas y el juego. Establecer y mantener unos límites resulta vital para su desarrollo.

En marcha

A los 18 meses, el niño ya camina bien y no necesita levantar exageradamente los pies. En solo unos meses habrá aprendido a andar de lado y hacia atrás, y quizás incluso a correr, aunque con cierta rigidez. A los dos años ya correrá a bastante velocidad, pero todavía le costará cambiar de dirección o mirar por encima del hombro sin chocar o caerse.

¡Dame la mano!

Deja bien claro qué pretendes cuando fijes una norma. Sé precisa: no digas «Pórtate bien», sino «Cuando paseamos por la calle, tienes que darme la mano, por tu seguridad». Cuando obedezca, felicítale para reforzar su conducta, y mantén la nota positiva hablando sobre lo que haréis cuando lleguéis a vuestro destino.

> Explícale los motivos para ayudarle a entender por qué no debe hacer algo determinado.

¿Pasearle con correa?

Las correas para niños son objeto de debate; en todo caso, la prioridad es la seguridad del niño. Si pasáis por calles muy transitadas, quizás sea buena idea usar arnés y correa, pero es probable que no los necesite en el parque. Eres tú quien conoce mejor a tu hijo y su instinto aventurero, así que confía en tu criterio.

Niño a la fuga

¿Por qué los niños salen corriendo? ¡Porque pueden! La sensación de libertad que da correr les encanta. Explícale por qué no debe hacerlo y no te rías, o creerá que es un juego y lo hará a menudo.

Cierta libertad

El niño desea correr, así que deja que lo haga con seguridad. Si estáis en un espacio abierto y seguro y puedes verle, déjale correr ante ti. Quizás se gire a menudo para comprobar que sigues ahí, pero permanece siempre cerca. Enséñale por dónde puede correr: por ejemplo, en el parque, no dejes que desaparezca entre los arbustos.

Al aire libre

Sal con él haga el tiempo que haga. Jugar al aire libre es bueno para su salud, su forma física y su seguridad en sí mismo, así que déjale correr, saltar, chutar, lanzar y emplear su energía natural. Tanto los columpios como el tobogán le encantarán, y las caídas ocasionales son parte del proceso de aprendizaje. Disfrutará explorando y aprendiendo del mundo que le rodea, en constante expansión. Solamente deberás acordarte del impermeable y de sus botas de agua.

Ludotecas

Es muy posible que no hayas puesto el pie en una ludoteca hasta que has sido madre. Resultan idóneas cuando hace mal tiempo. El niño se divierte y se desahoga en un entorno totalmente seguro y controlado. Tendrás que supervisarle de cerca, dado que, aunque por lo general hay monitores, tú serás la responsable de su conducta y de su bienestar.

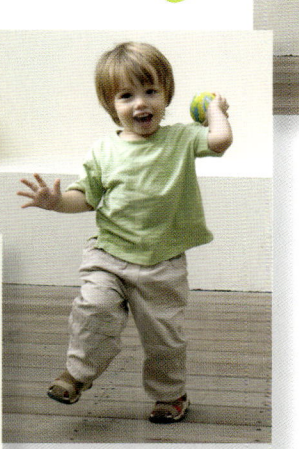

Llevad juguetes al parque, como una pelota que pueda chutar y lanzar o un cubo para recoger ramitas y hojas.

¡Otra vez, otra vez!
Las repeticiones sin fin y el juego
físico están en pleno apogeo.
¿Quién quiere jugar al
escondite otra vez? ¡Mamá!

Preparados...
¡Allá voy!

Entre los 18 meses y los 2 años de edad, la curiosidad se convierte en la fuerza rectora de la conducta del niño. Querrá explorar constantemente, tanto si se trata de descubrir quién se esconde tras la esquina como de balancearse al borde de la escalera prohibida para ver qué le dices, o incluso de golpear a otro niño en la cabeza para ver qué sucede. Todo es susceptible de investigación: ¿Qué pasa si…?

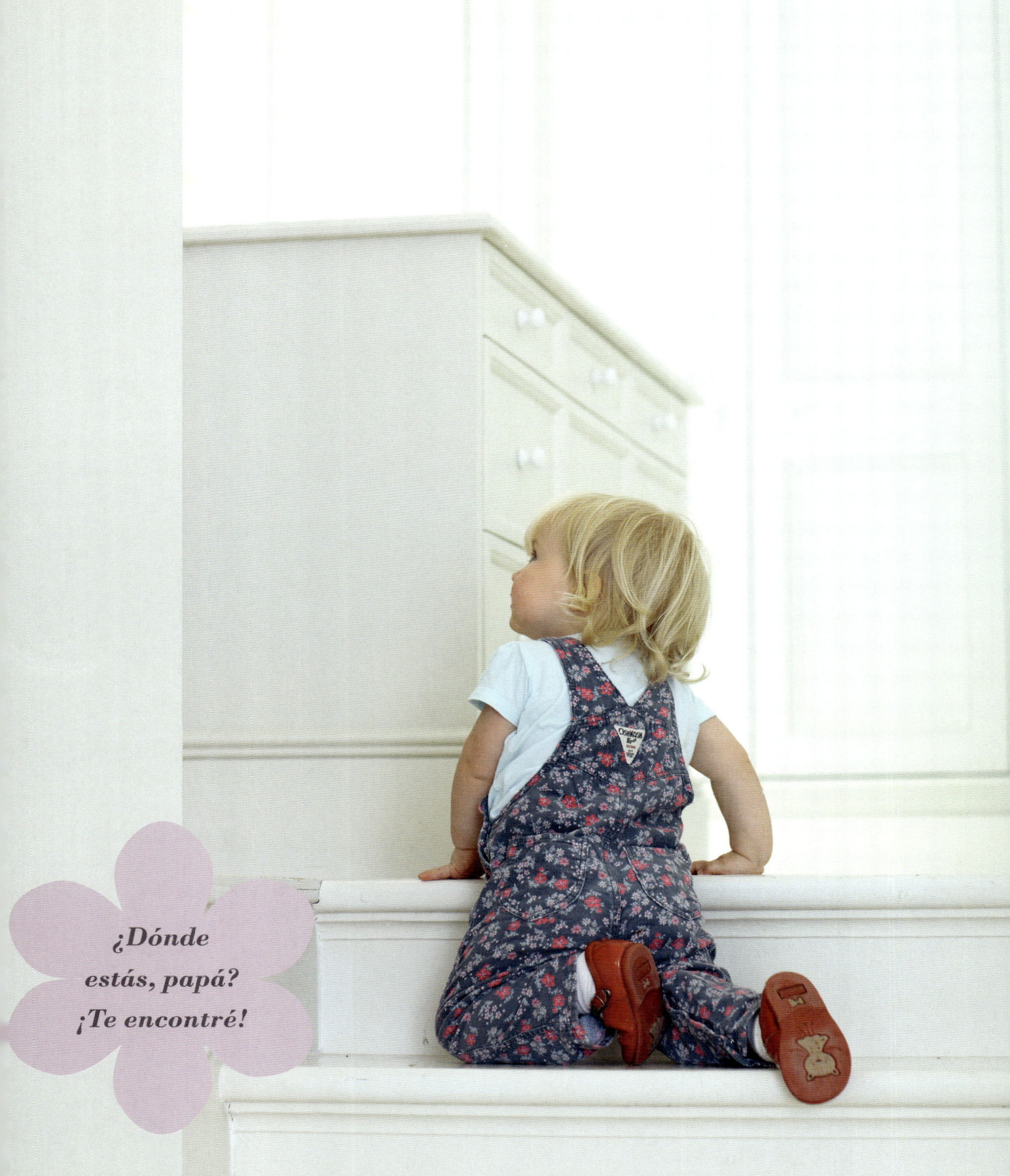

¿Dónde
estás, papá?
¡Te encontré!

Habla conmigo

Cuando tu hijo empiece a hablar, probablemente echarás de menos un intérprete: la confusión y los malos entendidos pueden dar lugar a rabietas, pero dispones de muchos medios para mejorar su capacidad de comunicación.

Tras meses de arrullos y balbuceos, seguidos de una progresiva comprensión del lenguaje, el niño necesita ampliar su repertorio lingüístico. Pero antes debe aprender a coordinar docenas de músculos vocales y faciales, por lo que no es de extrañar que sus primeros intentos de hablar sean confusos. Una vez sea capaz de comunicar algo, es muy posible que se enfade cuando no entiendas las partes menos comprensibles de su discurso. Para poder articular palabras con claridad, los músculos de rostro, boca y lengua deben estar desarrollados; y hay maneras sencillas de contribuir a ello.

La adquisición del lenguaje empieza con la observación

Juegos con pajitas

Las actividades lúdicas como por ejemplo hacer pompas de jabón con una pajita le ayudarán a aprender los complejos movimientos bucales que necesita realizar para hablar. De hecho, los logopedas utilizan la técnica de sorber con una pajita, especialmente texturas densas como el yogur, con el objetivo de desarrollar la musculatura oral. Ofrécele un batido con pajita una vez a la semana: de ese modo combinarás un tentempié delicioso con un buen ejercicio físico.

Comer para hablar

Los alimentos que requieren una mayor masticación también contribuyen al desarrollo de la musculatura oral. A lo largo del día, ofrécele tentempiés saludables como manzana, zanahoria o apio, y así le ayudarás a poner la mandíbula a trabajar.

Imaginación al poder

Los juegos que fomentan la imaginación pueden mejorar la capacidad lingüística; y hacia los dos años, el niño ya está preparado

para sumergirse en mundos imaginarios. Anímale a disfrazarse y a crear mundos en miniatura, y observa cómo adapta el lenguaje a las situaciones que imagina, lo que le ayudará a realizar grandes avances cognitivos.

Siempre cantando

Acostumbra a tu hijo a las canciones y las rimas desde muy pequeño para reforzar de ese modo su capacidad de escucha, y ayúdale a identificar e imitar distintos sonidos. La repetición de las nanas, por ejemplo, facilita que empiece a recordar las palabras, y el ritmo de la música reproduce el ritmo natural del discurso.

Sonidos difíciles

Inventa juegos para ayudarle a pronunciar consonantes difíciles, como la «s» o la «r». Trata de asociarlas con sonidos emocionantes, como por ejemplo: «La serpiente dice "ssss"» o «El tigre dice "grrrrr"». La interacción contigo, los sonidos estimulantes y la repetición le entretendrán y le animarán a intentar pronunciar los sonidos que le resultan más difíciles.

Imitador nato

Si te mira y te lee los labios mientras articulas un sonido, podrá imitarte, de manera que asegúrate de que puede verte la cara mientras hablas con él.

de la forma que adoptan los labios de la madre.

Conversar jugando

Refuerza sus habilidades para la conversación con juegos que simulen un diálogo entre dos personas, como pasaros la pelota y decir una palabra cada vez que la atrapáis. Las conversaciones entre niño y adulto tienen mayor impacto sobre el desarrollo del lenguaje que las actividades unidireccionales, como leerle, porque la conversación da pie a que el niño hable, se equivoque y se le corrija con suavidad.

Palabras sabias

Usa gestos y expresiones faciales cuando le hables, pues enriquecen la comunicación; así aprenderá, además, que hay varias maneras de transmitir un mensaje.

Dale tiempo, porque a veces le costará dar con la palabra adecuada. Resiste la tentación de decírsela; comprobar que tiene tiempo para expresarse aumentará su seguridad en sí mismo.

No le corrijas en exceso: es un modo seguro de sofocar su entusiasmo. Eso sí, corrige con suavidad los errores persistentes.

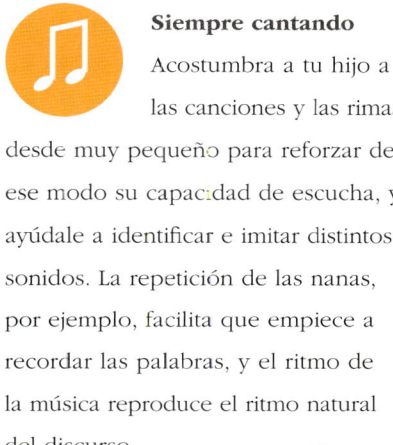
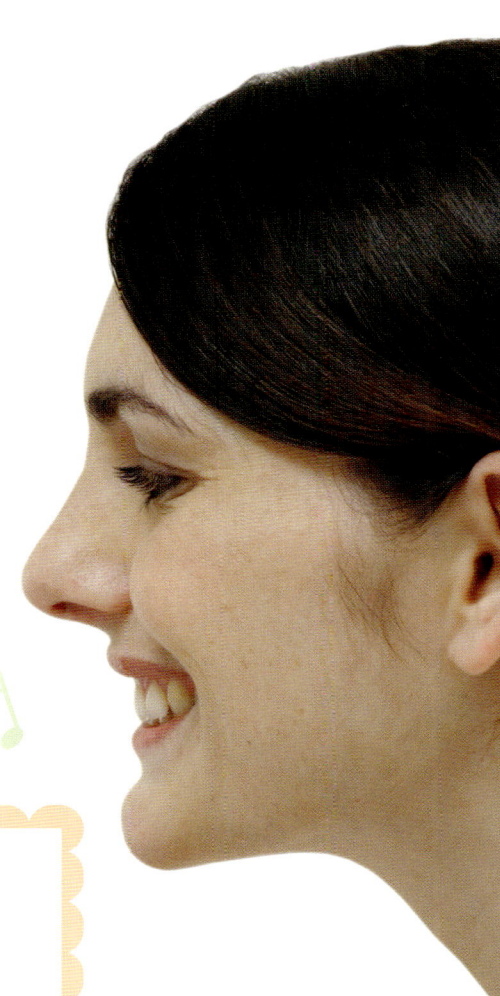

Comida
para llevar

El cuerpo y la mente en desarrollo necesitan tres comidas nutritivas al día, pero los tentempiés son otro elemento básico en la dieta de un niño pequeño. Opta por alimentos energéticos pero saludables, para mantener estables los niveles de azúcar del niño y evitar rabietas provocadas por el hambre.

Hummus

Esta crema de garbanzos es muy densa, así que no ensucia demasiado, y es muy rica en folatos, hierro y vitamina B6. Al niño le encantará untar pan de pita o palitos de verdura.

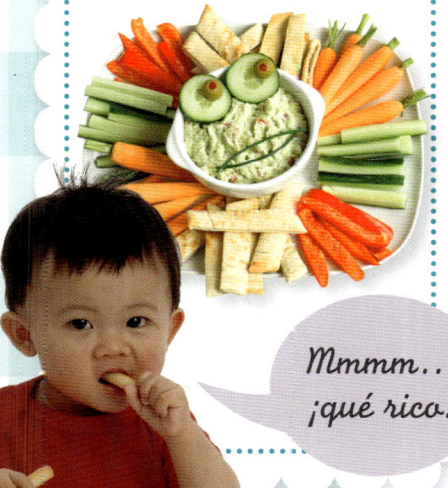

Mmmm…
¡qué rico!

Combinado casero

Elabora tu propia versión: mezcla galletitas bajas en sal, cereales integrales, plátano deshidratado, palomitas de maíz, chips de chocolate, coco rallado… lo que te apetezca. Evita los frutos secos si tu hijo no los tolera, y prueba con semillas. Este *snack* es más adecuado para niños algo mayores, que ya mastican bien.

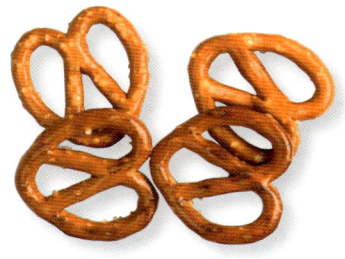

Fruta deshidratada

Las uvas pasas son ricas en fibra, potasio y vitaminas, pero sé creativa y amplía el repertorio con manzana, albaricoque o arándanos. Son dulces y gustan mucho a los niños. Si tu hijo aún es pequeño, quizás tengas que ablandarlos un poco con agua.

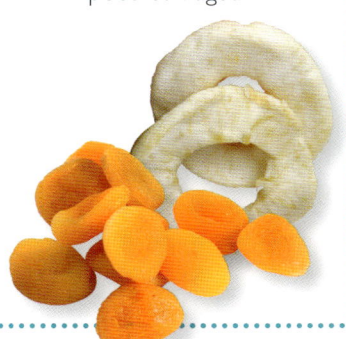

Queso

Es una proteína ideal para los niños y mantiene los niveles de energía bien altos. Córtalo en dados y podrás llevarlo contigo en un envase de plástico. Puedes ensartar los dados en una brocheta, alternándolos con trozos de fruta.

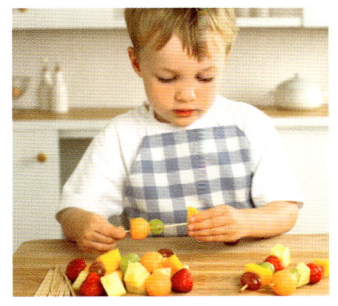

Magdalenas con sorpresa

Si te queda tiempo para hornear, prueba recetas con fruta y verdura (plátano, boniato, calabacín, zanahoria…). Un *snack* rico en fibra, delicioso y fácil de transportar.

¡SABÍAS QUE…?

Las magdalenas de fruta o verdura convierten un rico bocado en un nutritivo tentempié.

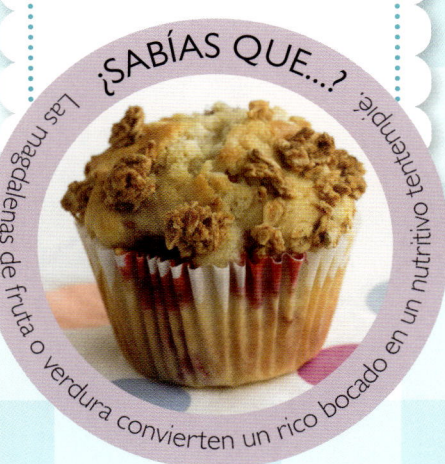

Biscotes, galletitas y tostadas

Escógelos sin azúcares añadidos y bajos en sal (sodio): si contienen más de 500 mg por 100 g, son demasiado salados para un niño pequeño. Algunas variedades para bebés vienen envasadas en porciones prácticas que puedes llevar en el bolso.

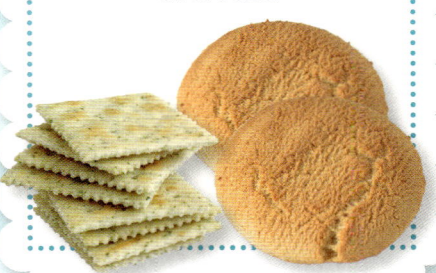

Chips vegetales

Haz tus propias chips vegetales y llévalas contigo. Puedes hacerlas con boniato, nabo, zanahoria, remolacha… Corta rodajas finitas y ásalas en el horno con una grasa que sea saludable.

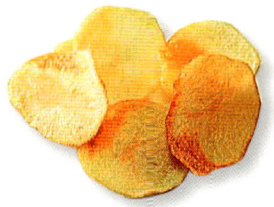

Yogur

Los huesos jóvenes necesitan calcio, y el yogur lo proporciona a espuertas. Viértelo en envases de plástico que puedas llevar contigo y aderézalo con frutas y cereales.

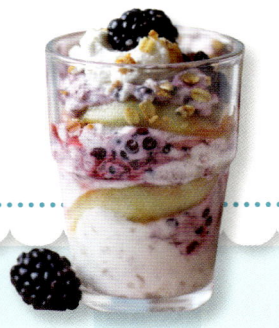

Batidos

Los niños adoran los batidos, y te pueden ayudar a hacerlos metiendo la fruta en la batidora o apretando el botón. Si congelas el batido obtendrás un postre frío que hará sus delicias.

¡Y yo con estos pelos!

Hay bebés que nacen con una mata de pelo y otros que siguen calvos durante meses. ¿Cuándo hay que llevarles a la peluquería?

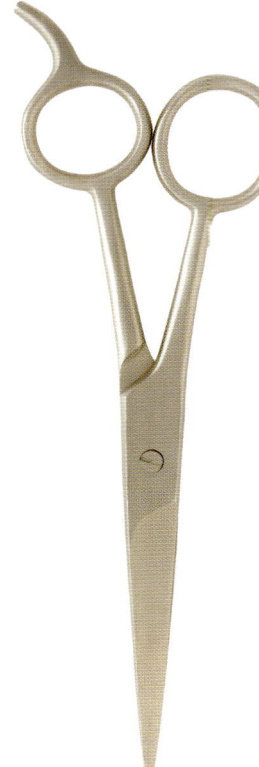

Aunque es muy posible que tu bebé apenas preste atención a su cabello (para él no es más que algo que puede estirar o enredar), quizás sea importante para ti. El cabello y el peinado suelen preocuparnos de adultos, por lo que no es raro que el cabello de nuestro hijo (o su ausencia) también nos preocupe. ¿Nació calvo o con pelo? ¿Se le caerá el pelo? ¿Le cambiará de color? Y cuando crezca, ¿quién tiene que cortárselo?

En primer lugar, que tu hijo nazca con una **calva lustrosa o una abundante melena** depende de la genética. E, independientemente de la cantidad de cabello que tenga al nacer, lo más probable es que cambie muy rápidamente. Los bebés que nacen con cabello suelen perderlo durante los primeros seis meses, siguiendo las **distintas fases de crecimiento capilar**. El cabello que inicia su fase de crecimiento en el útero pasa luego a la fase de descanso (sin crecimiento) y luego se cae, aunque no siempre por completo. La pérdida de cabello también se debe, en parte, a cambios hormonales: durante el embarazo, tus hormonas **atraviesan la placenta** y llegan al bebé y, aunque permanecen temporalmente en su organismo tras el parto, desaparecen pronto, lo cual resulta en la caída del cabello.

La velocidad a la que el cabello vuelve a crecer es variable y, cuando por fin reaparece, quizás sea de un **color o textura distintos**. Hay bebés que siguen calvos hasta pasado el primer cumpleaños, si bien suelen tener el cráneo recubierto por una fina pelusilla. En cualquier caso, una vez el cabello

En algunas culturas se afeita la cabeza
del recién nacido, mientras que en otras
se espera a que el niño empiece a hablar
para hacerle el primer corte de pelo.

empiece a crecer de verdad, los padres tendrán que decidir **qué hacer con él**. En general, esto es algo que tan solo concierne a los padres, pero hay países donde tradiciones antiguas dictan el proceder. La **etiqueta capilar** es muy distinta según donde nos encontremos. Así, por ejemplo, los bebés chinos reciben su primer corte de pelo cuando cumplen un mes: les afeitan todo el pelo excepto un mechón en la coronilla, y los padres guardan el cabello cortado.

Los hindúes creen que todo el pelo presente al nacer es impuro y se asocia a la dependencia materna, así que afeitan al recién nacido en la ceremonia llamada Chudakarana, que significa «purificación». En la tradición judía, no se corta el cabello del hijo varón hasta su tercer cumpleaños, cuando se considera que están preparados para iniciar su educación, un hito que se marca con un **corte de pelo ceremonial**.

En la tradición japonesa antigua, se conserva un mechón del primer corte de pelo del bebé y con él se hace un pincel de caligrafía, pues se cree que garantiza la buena suerte del bebé. Algunos padres occidentales también conservan un mechón de recuerdo; pero, por lo general, el primer corte de pelo tiene que ver con cuestiones prácticas más que rituales, como la longitud del cabello (que acaso ya le tapa los ojos).

Llegado el momento, ¿debes hacerlo tú en casa o acudir a un profesional? Las ventajas de hacerlo en casa son que es gratis y el bebé estará más cómodo. El inconveniente es que puedes ser víctima de temblores nerviosos... Si crees que te pondrás nerviosa, prueba a cortarle el pelo mientras duerme. De un modo u otro, **usa tijeras afiladas**, porque aunque las romas te parezcan más seguras, tirarán del pelo y acabarás con un niño trasquilado.

Si te decides por un corte profesional, ten en cuenta que la peluquería está llena de imágenes y ruidos desconocidos para tu hijo que pueden asustarle. Procura **facilitarle la experiencia** familiarizándole con ella: llévale contigo cuando vayas a cortarte el pelo o bien jugad a los peluqueros en casa.

El primer corte de pelo suele coincidir con la fase de miedo a los desconocidos, y la visita a la peluquería puede ser toda una odisea...

Hay peluquerías que ofrecen un *pack* de «primer corte de pelo» que incluye una fotografía y un diploma. Si se asusta al ver las tijeras, pídele al peluquero que gire la butaca.

Con los años, su cabello se espesa y puede cambiar de color. El cabello de los niños de raza negra adquiere poco a poco una textura más áspera, y el de los niños que nacen con el cabello rubio, castaño claro o pelirrojo puede oscurecerse con el tiempo. Durante la primera infancia y la pubertad, pueden activarse o desactivarse genes responsables del color del cabello; además, como al crecer **aumenta el nivel de melanina**, el cabello se oscurece aún más.

Sea como sea el cabello de tu hijo, es inevitable que os acabéis topando con la maldición de los baños infantiles: **los enredos del pelo**. El cuero cabelludo infantil es muy sensible, por lo que el peinado puede resultar doloroso. Compra acondicionador para niños o prepara uno casero: mezcla una parte del tuyo con tres de agua y mételo en un vaporizador. Sécale el cabello con una toalla y échale el acondicionador antes de peinarle con un peine de púas anchas. Si te enfrentas a un enredo colosal y con «cuerpos extraños» como caramelos pegajosos o pintura seca, humedécele el cabello con aceite infantil o de oliva; masajea con los dedos y peina con mucho cuidado.

Al final, los cortes de pelo acabarán formando parte de la rutina del niño, junto con desastres inevitables, como cuando él mismo decida cortarse uno de sus mechones angelicales. Consuélate pensando que el cabello vuelve a crecer.

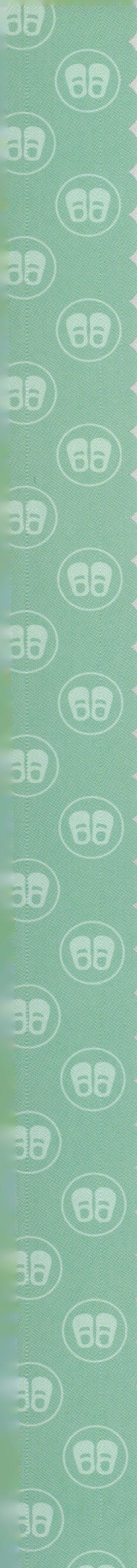

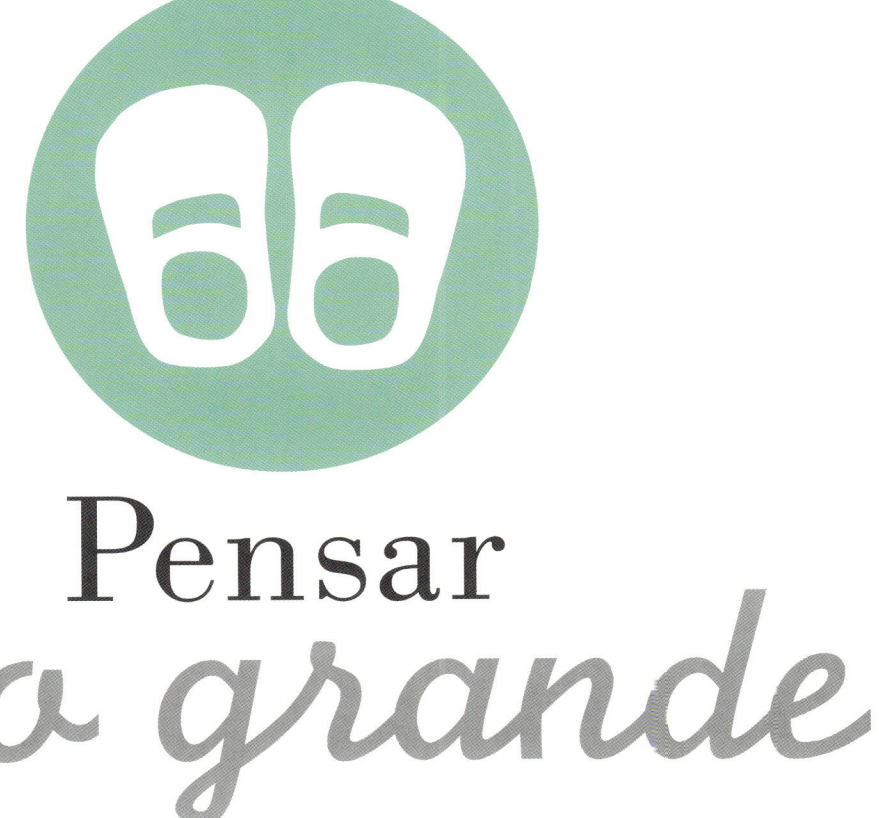

Pensar
a lo grande

sueño

✳ Entre 10–12 horas de sueño nocturno. A veces se despierta por la noche, aunque duerma bien.

✳ Una siesta de 1 a 3 horas.

✳ Quizás pueda ya pasar a una cama con baranda.

alimentación

✳ Siempre tiene hambre, pero necesita raciones pequeñas porque su estómago aún es pequeño y tiene poca capacidad.

✳ Come con el resto de la familia y necesita tentempiés nutritivos para seguir en marcha.

dientes

✳ Los segundos molares salen entre los 22 y los 30 meses; es posible que le duelan.

lenguaje

✳ Pide las cosas por su nombre.

✳ Puede construir frases sencillas («Más agua», «Adiós, mamá»).

✳ Utiliza pronombres, como «mío».

✳ Emplea hasta 50 palabras y es capaz de entender muchas más.

en movimiento

✳ Salta sobre ambos pies y anda de puntillas.

✳ Puede bajar escaleras solo y subirlas con ayuda.

✳ Evita los obstáculos al correr y escala los muebles y las estructuras de juego del parque.

puede...

✳ Lavarse y secarse las manos solo.

✳ Dibujar líneas, círculos y puntos.

✳ Ponerse algunas prendas de ropa, aunque no siempre le apetece...

su mundo

✳ Es decidido y curioso.

✳ Adquiere cierta noción del tiempo y entiende el «antes» y el «después».

✳ Le gusta ser recompensado si se porta bien.

Tengo

2

años

¡Mírame! Soy parlanchina, curiosa y decidida. ¡Mi entusiasmo es contagioso!

Tu hijo es una compañía fantástica: está lleno de energía y le encanta reír. Te mira para ver cómo reaccionas, para que te diviertas con él y respondas por enésima vez a las mismas preguntas; esa confirmación le da seguridad.

Su equilibrio, coordinación y agilidad mejoran. Las actividades al aire libre cobran importancia: le encanta escalar, saltar, correr y chutar la pelota.

La imaginación del niño despega. El juego simbólico adquiere importancia ahora que descubre lo divertido que es disfrazarse, viajar a mundos imaginarios y prepararle al osito la merienda.

Su seguridad aumenta al ritmo de su habilidad. La rutina y la confirmación reiterada le ayudan a sentirse lo bastante confiado para «dejarse llevar».

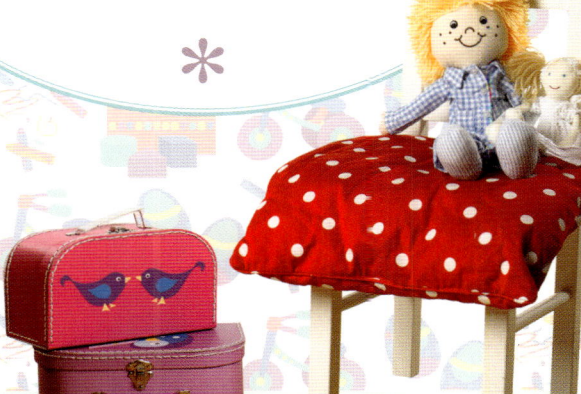

Hábitos
de alimentación saludables

Comer es uno de los grandes placeres de la vida, y compartirlo
con tu h jo puede ser toda una aventura: emocionante, pero algo
turbulenta. En la mayoría de los países se puede escoger entre una
gran variedad de alimentos asequibles y saludables. Larga vida
a los platos tradicionales, y bienvenidas las novedades.

¿Cuánto alimento necesita tu hijo?

El apetito de un niño tiende a fluctuar
drásticamente: un día se comería un
caballo, sobre todo si está en pleno
estirón o lleva unos días de mucha
actividad, y al día siguiente, en cambio,
apenas come nada. Si bebe suficiente
agua y tiene energía para corretear,
todo va bien.

Comer a la carta

Según ciertas autoridades sanitarias,
los niños de entre uno y tres años de
edad necesitan una dieta variada que
incluya a diario alimentos de todos
los grupos: dos porciones pequeñas
de carne, pescado o legumbres; tres
raciones de lácteos; entre dos y cuatro
de fruta y verdura, y cuatro de pan,
cereales o patatas.

Poco y a menudo

Su estómago todavía es muy pequeño,
del tamaño de sus puños, por lo que
necesita comer poco y a menudo. Al
niño se le da bien escuchar a su propio
cuerpo, y si te dice que está lleno,
seguramente lo esté. Entre comidas
necesita tentempiés, que constituyen
una parte esencial de su dieta, así que
ten preparadas opciones saludables,
como fruta, queso o palitos de verdura.

Tu pequeño ayudante

Enséñale que la comida es una parte
esencial de la vida cotidiana. Ayúdale
a cultivar alguna verdura y escoged
juntos la fruta en el mercado. Pídele
que te diga cuáles son sus platos
preferidos y cocinadlos juntos. Puede
ayudarte a amasar, a hacer un bocadillo
o a meter la fruta cortada en un cuenco.

Él solito

Le encanta hacer cosas por sí mismo,
porque eso afirma su autonomía.
Querrá comer solo siempre que sea
posible, así que dale cucharas fáciles
de agarrar y comida que pueda comer
con las manos.

Con imaginación

Los niños son criaturas visuales.
Aprovecha que come por los ojos y
preséntale comida de aspecto divertido
y delicioso. Ofrécele una selección de
alimentos dispuestos en un abanico
de colores, como tomate, zanahoria,
judías verdes y queso, así como una
variedad de texturas (blandas, duras,
crujientes), para captar su interés. No
tienes por qué dibujar formas con la
comida, pero será más atractiva si
usas platos y cubiertos llamativos.

Sobre gustos…

A los adultos no nos gusta toda la comida, como los tomates demasiado verdes, la verdura muy hecha o los sabores sosos. A tu hijo le sucede lo mismo y, en la medida de lo posible, deberías adaptarte a sus gustos (tras haber comprobado que no se trata de caprichos, claro). Es posible que tenga gustos distintos a los tuyos, así que dale la oportunidad de probar cosas que normalmente no incluyes en tu menú.

Probar cosas nuevas

Los niños pueden pasar por unas fases en que quieren probarlo todo y por otras en que rechazan hasta su plato preferido. Por lo general, les gusta lo conocido, y es posible que tengas que ofrecer a tu hijo un alimento nuevo diez veces hasta que se lo coma.

El soborno del postre

Sí, resulta tentador, pero procura no decirle que si no se come la verdura no habrá postre, porque terminarás convirtiendo este último en una recompensa. El postre tiene que ser nutritivo, por ejemplo, yogur o fruta, y constituir una parte más del menú.

Lo bueno, si breve…

Los niños inquietos estarán deseando echar a correr en cuanto den el último bocado, así que procura que la comida sea breve y no supere los 20 minutos.

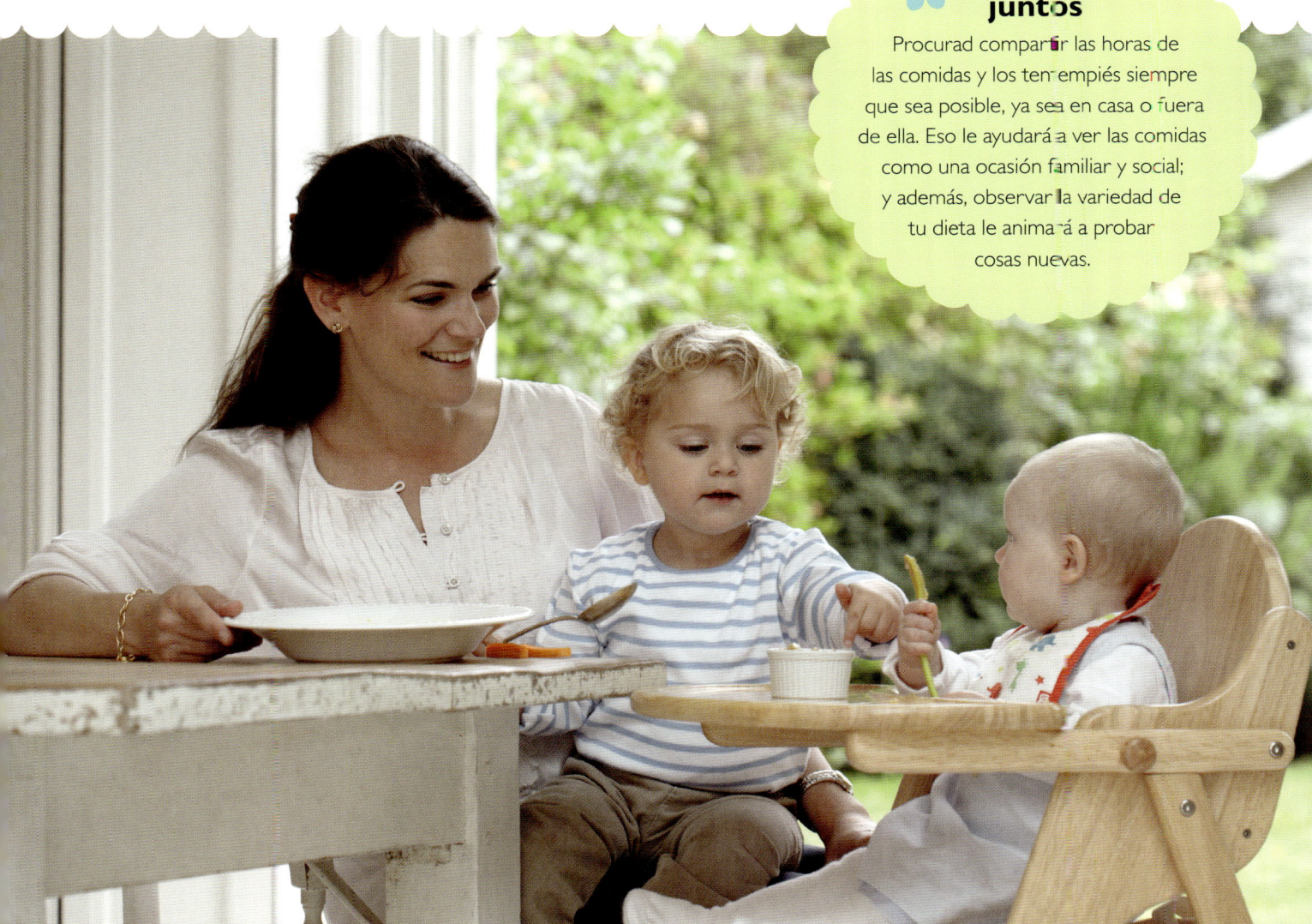

❋ Comer juntos

Procurad compartir las horas de las comidas y los tentempiés siempre que sea posible, ya sea en casa o fuera de ella. Eso le ayudará a ver las comidas como una ocasión familiar y social; y además, observar la variedad de tu dieta le animará a probar cosas nuevas.

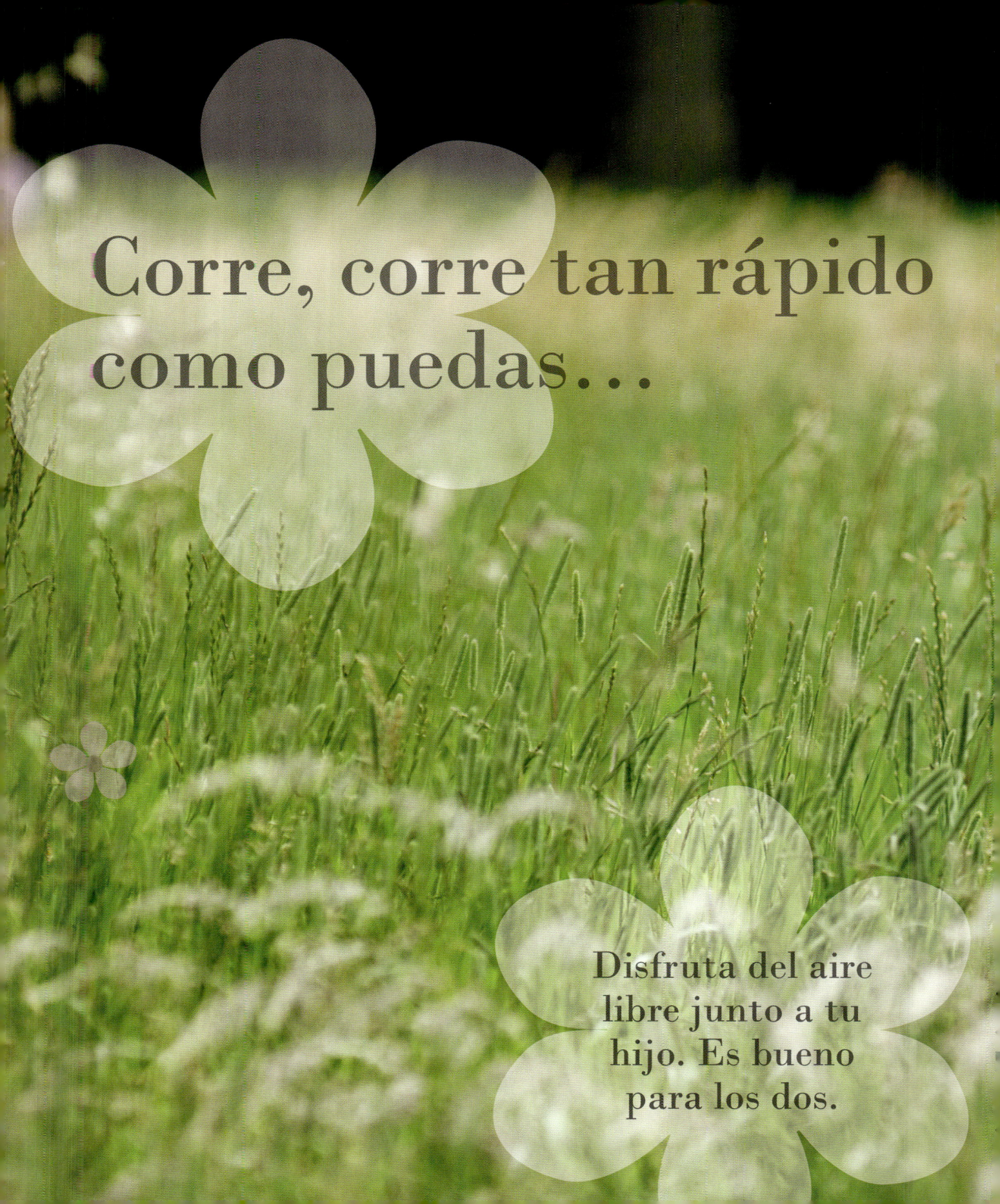

Corre, corre tan rápido como puedas…

Disfruta del aire libre junto a tu hijo. Es bueno para los dos.

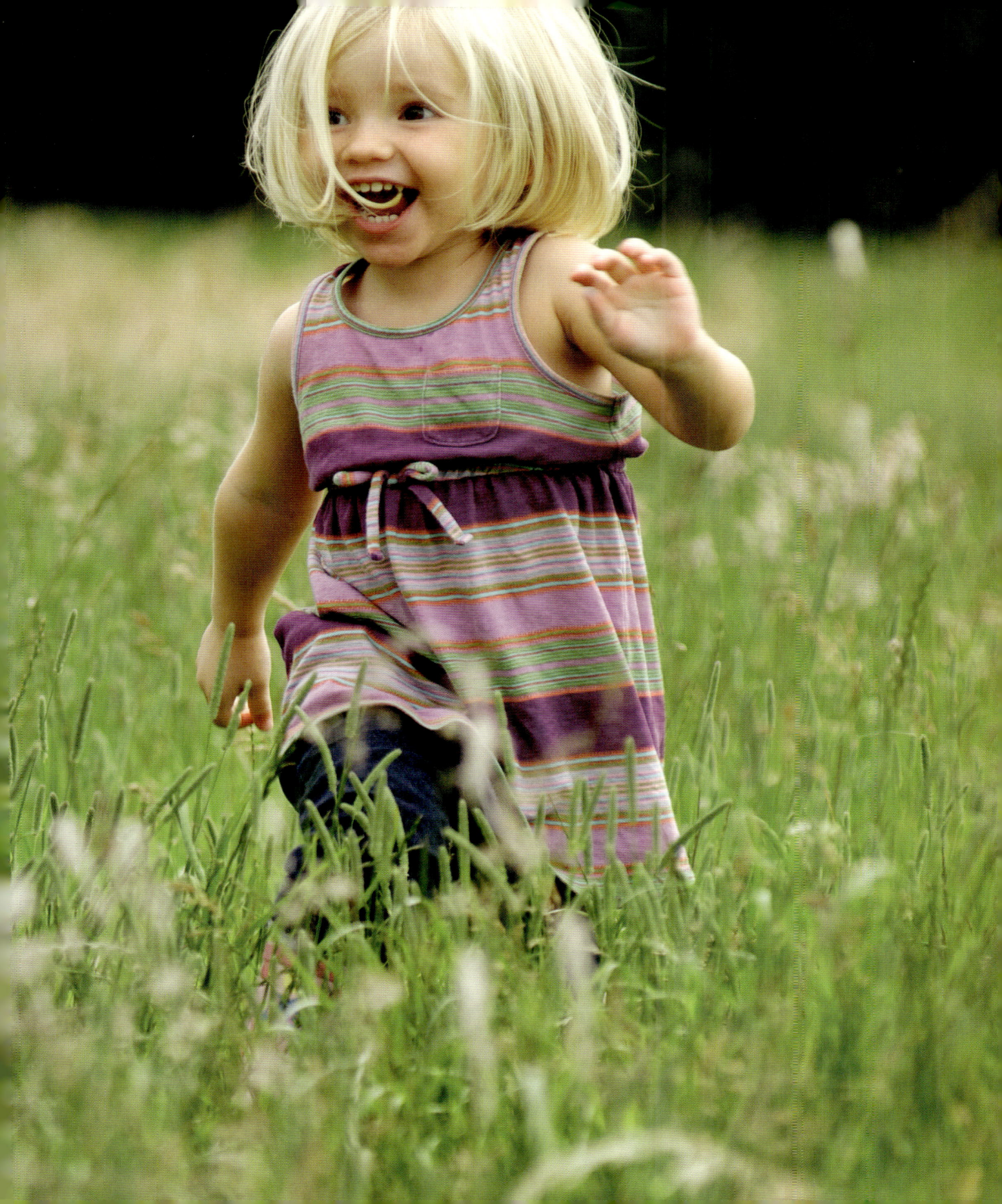

Pequeño chef

Aprender a cocinar fomenta una actitud positiva hacia la alimentación muy beneficiosa para tu hijo. Nunca es pronto para empezar: al niño le encanta «ayudar» a mamá y a papá, y cocinar juntos será divertido.

Cocinar jamás había sido tan agotador

Hay que reconocerlo: cocinar con niños es un caos. Encontrarás harina en todas partes y tendrás que fregar el suelo de la cocina. Además, los niños trabajan muy despacio y con frecuencia solo piensan en lamer el plato. Así que no cocines con tu hijo si estás muy cansada o tienes prisa: necesitarás mucha paciencia para que resulte divertido.

Opciones saludables

La obesidad infantil es un problema en muchos países, y es importante que tu hijo adquiera hábitos de alimentación saludables desde el principio. Como crecerá rodeado de comida rápida, necesitará que le enseñes

lo necesario para tomar decisiones informadas y acostumbrarse a cocinar con ingredientes frescos y nutritivos.

Como un laboratorio

Tu hijo aprenderá algo más que cocinar: le enseñarás a contar, a medir, palabras nuevas y un poco de ciencia. Además, así practicará la motricidad fina, la precisión, la coordinación visomanual y la habilidad artística. Deja que pruebe a verter masa en moldes y a ensartar fruta en brochetas: observarás cómo mejora con cada intento.

Curiosidad sana

Si le implicas en la elección, preparación y cocción de la comida, se mostrará más dispuesto a probar cosas nuevas. Llévale contigo a comprar y enséñale la carne, la fruta y la verdura antes de transformarlas en estofados o batidos. Probad juntos las muestras de la charcutería de la esquina. Cultivad fruta, hierbas aromáticas y verduras en el jardín o en alguna maceta, para que las vea crecer y te ayude a recolectarlas.

Somos una familia

Cocinar para tu familia es una forma de cuidarla y demostrarle tu amor, y tu hijo también puede participar en ello. Si le implicas, sentirá que contribuye a la vida familiar, y además disfrutará compartiendo la tarea contigo.

Una para la cazuela, dos para mí...

¡Vamos a cocinar!

Ponte manos a la obra con tu aprendiz de cocinero, que ya puede hacer muchas cosas:

tamizar harina ❁ *cascar huevos* ❁ *triturar* ❁ *mezclar*

Deja que corte frutas blandas como plátanos o frambuesas y las mezcle con yogur natural (para ver así la diferencia respecto a los yogures de sabores).

Anímale a cascar huevos, tamizar harina, amasar y poner a prueba su capacidad artística.

Amasar manualmente mantequilla y harina es un trabajo fácil y absorbente para sus manos diminutas.

amasar ❁ *cortar la masa* ❁ *estirar la masa*

Es un experto con la plastilina, lo que le resultará útil a la hora de amasar, pasar el rodillo y utilizar los moldes para galletas.

Recetas

Batido de frutas

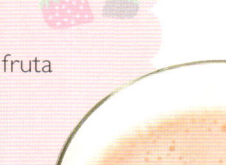

Tu hijo puede ayudarte a cortar la fruta y a triturar los ingredientes.

Ingredientes (4 personas)
140 g de fresas sin las hojas
60 g de arándanos o moras
2 plátanos pelados
110 ml de naranja exprimida
370 g de yogur natural desnatado

Pídele que corte la fruta con un cuchillo de plástico. Luego puede reunir los ingredientes en un cuenco grande y mezclarlos bien.

❁

Vierte todo en la batidora. Él puede presionar el botón hasta que esté bien licuado.

❁

Tu ayudante puede dar el toque final añadiendo trocitos de fruta y poniendo una pajita en cada vaso.

Crujientes de chocolate

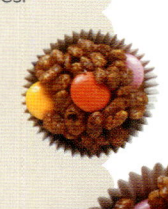

Tu hijo puede pesar los cereales, mezclar los ingredientes y verter la mezcla en los moldes.

Ingredientes (12 pastelitos)
225 g de chocolate
125 g de arroz inflado u otro cereal
50 g de uvas pasas u orejones

Pídele que parta el chocolate en trozos y que lo meta en un recipiente de cristal pequeño.

❁

Caliéntalo al baño María y remueve hasta que el chocolate se haya fundido.

❁

Vierte el chocolate sobre los cereales y deja que él lo mezcle con la fruta. Echad cucharadas de la mezcla en moldes de papel, dejad que se enfríen y metedlos en la nevera, para que cuajen.

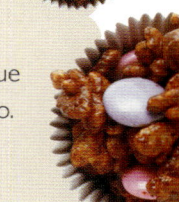

¿Qué tienen de terribles los *dos años?*

La alusión a los «terribles dos años» es muy habitual cuando se habla de los niños de esta edad. ¿Realmente son tan malos?

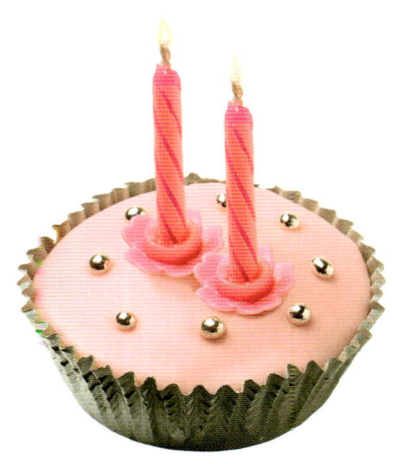

La vida con un niño pequeño** es de todo menos aburrida. Es su decidida **búsqueda de independencia** lo que le lleva a mostrarse unas veces desafiante y otras entusiasta, vivaz, divertido y afectuoso. La transición de bebé a niño es uno de los saltos más importantes en el desarrollo humano, por lo que es normal que sea muy intensa y, en ocasiones, algo turbulenta. Las emociones del niño son primitivas e inmediatas, y, como **carece de inhibición**, manifiesta lo que siente en cada momento, ya sea en la guardería, en una tienda o en casa. La inmediatez y la intensidad de sus emociones pueden resultar estresantes, pero también son muy gratificantes cuando, por ejemplo, te abraza con entusiasmo. Si **mantienes una actitud positiva** y te esfuerzas en entender qué le sucede, la vida familiar será mucho más fácil.

Se acerca su segundo cumpleaños y hay tres cambios importantes en marcha: mayor **conciencia de sí mismo**, **mayor movilidad** y **adquisición del lenguaje**. La actividad cerebral de un niño duplica a la de un adulto: ¡es lógico que acabe agotado! La misma curiosidad que puede provocar conflictos es indicadora de un saludable interés por el mundo que le rodea y te dice que ya está preparado para enfrentarse a estímulos más complejos, como rompecabezas, juguetes de manejo más difícil, una actividad física más variada y la compañía de otros niños y adultos. El mundo le fascina, y en buena parte depende de ti que pueda explorarlo de forma segura y fructífera.

Al mismo tiempo, cada vez tiene una mayor conciencia del «yo», y querrá decirte **lo que le gusta y lo que le disgusta**. Su vocabulario aumenta y es capaz de expresarse con mayor claridad, aunque no siempre pronuncia bien. Es posible que se frustre rápidamente cuando no le entiendas. Intenta verlo como un entretenido e interesante periodo durante el cual el niño aprenderá a relacionarse.

> # Su afán de independencia puede provocar choques, pero también demuestra motivación, dinamismo y deseo de aprender a afrontar la vida.

Tanto avance tiene un precio, de ahí la mala prensa de esta edad. El niño cada vez es más autónomo, lo que significa que es más consciente de que es distinto a ti. Así, aunque desea **imponer su voluntad**, la sensación de estar solo le asusta. Si a eso añadimos la frustración de ver que no puede hacer todo lo que quiere (o que no se lo permiten) y el no poder transmitir con eficacia sus necesidades, obtenemos un cóctel de emociones que puede llegar a ser explosivo.

Es fundamental que entiendas **las emociones de tu hijo**, pues eso te ayudará a ponerte en su lugar. En la revista estadounidense *Psychology Today*, el psicoanalista infantil Paul Holinger hablaba de «traducir» las palabras del niño en emociones para entender lo que quiere comunicar realmente. A los dos años, sus emociones son complejas, pero su vocabulario y su inteligencia emocional son limitados. Ayúdale a reconocer lo que siente. Si te dice que te vayas, analiza qué sucede en realidad; a lo mejor resulta que lo que quiere es que dejes lo que estás haciendo y le atiendas. Puedes decirle algo así: «Creo que estás enfadado conmigo porque estaba ocupada. ¿Quieres que juegue contigo?». Así tendrá **las palabras para expresarse la próxima vez**.

¿Qué debes hacer ante una **rabieta colosal**? En el clímax de la rabieta, el niño expresa una ira extrema. Investigadores de la Universidad de Minnesota hallaron un ritmo vocal en las rabietas, y que cada emoción tenía sus propias características sonoras. Los picos de gritos y chillidos expresan ira, mientras que los gemidos, los quejidos y el llanto, de acústica similar, indican una tristeza creciente. Si intentas intervenir en plena rabieta, puede que solo consigas intensificar y prolongar el episodio. **Respira hondo, mantén la calma** y espera a que tu hijo haga lo mismo: verá que sabes afrontar la intensidad de sus emociones y sabrá que él también puede aprender a hacerlo.

La vida será mucho más fácil si intentas evitar el conflicto. Un estudio publicado en 2012 revelaba que cuando los padres responden habitualmente de forma positiva a las necesidades del niño, este desarrolla una **conducta de búsqueda de atención positiva**, está más dispuesto a colaborar y tiene menos rabietas. Evita salir cuando esté cansado o tenga hambre, sobre todo si prevés que se aburrirá. Si te das cuenta de que empieza a aburrirse o a portarse mal, distráele con un juguete que no haya visto últimamente. Si quieres que se quede sentadito y quieto durante una visita, sácale antes a correr por el parque.

> # Los niños son de una volubilidad asombrosa: muchas rabietas se evaporan con una mera distracción.

Fomenta su autonomía y permite que tome elecciones sencillas, como: «¿Qué prefieres hoy, calcetines rojos o azules?». Elógiale cuando se porte bien, para que sepa qué esperas de él en cada situación, y responde a sus peticiones y preguntas, aunque se repita. Esta es una **temporada fantástica** para ayudarle a convertirse en una persona independiente y curiosa. Enséñale a dosificarse, a expresar sus necesidades y a explorar el mundo. Mantente a su lado para ayudarle ante las dificultades y cuando la situación le sobrepase. Así adquirirá la confianza necesaria para afrontar lo que la vida le presente, y tú observarás cómo se desarrolla su personalidad única.

Diversión al aire libre

Los niños sienten el deseo natural de explorar el mundo.
No importa qué tiempo haga: estarán encantados
de hacer castillos de arena bajo la lluvia.

Vivir las estaciones

Salid al jardín, al patio, al parque del barrio o a la montaña a lo largo de todo el año, para que el niño pueda ver el ciclo anual de la naturaleza. En otoño, recoged hojas, piñas, castañas y llevadlas a casa para hacer un centro de mesa o un collage. En primavera y verano, recoged flores y decorad la casa con ellas.

Un mundo de bichos

Convertíos en exploradores y emprended una divertida expedición en busca de escarabajos y hormigas bajo piedras, troncos y hojas. Mirad a vuestro alrededor para poder avistar mariposas y pájaros. ¿Cuántas ardillas habéis visto? ¿Oís piar a los pájaros o ladrar a algún perro? Lleva una lupa para que el niño se sienta un auténtico explorador.

Labores de jardinería

Tanto si se trata de cavar en el jardín como de regar las plantas, llenar el comedero de aves o recoger huevos, implica a tu hijo en las tareas en el exterior (tal y como lo haces dentro de casa). Aunque para ti sea algo rutinario, a él le resultará interesante; además, aprenderá cosas sobre la naturaleza. Ser útil para la familia reforzará su confianza en sí mismo y a la vez le ayudará a desarrollar la responsabilidad personal.

En busca del tesoro

Prepara una búsqueda del tesoro en la montaña, el parque o el jardín. Oculta unos cuantos juguetes baratos, notas o fotografías y pídele que busque bajo las hojas, detrás de las rocas o entre ramas bajas. Esto le ayudará a asimilar su entorno y ampliar su vocabulario.

De picnic

Comer al aire libre suele estimular el apetito: quizás sea por el aire fresco o, sencillamente, por la novedad, pero la comida parece más apetitosa cuando está envuelta y presentada en forma de picnic. Aunque sea en el jardín de casa o en el parque de al lado, tendréis la sensación de estar a kilómetros de distancia. Y tan solo necesitáis una manta y unos bocadillos.

Mojaos los pies

Jugar con el agua es sin duda una de las actividades preferidas de los niños, así que permítele saltar en los charcos o remojarse en un arroyo, o llévale a un parque acuático. Si vivís cerca de la playa o estáis de vacaciones, pasead por la orilla del mar. Salid a pasear bajo la lluvia y mojaos el pelo, o construid un refugio para cobijaros.

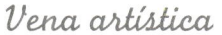

> **Extiende una sábana sobre el tendedero y tendréis una pérgola en el jardín.**

Vena artística

Las manualidades adoptan una forma muy diferente en el exterior, porque dispones de más espacio y la suciedad ya no es un problema. Así, por ejemplo, podéis dibujar con una tiza caminos y laberintos sobre el suelo.

Sé verde

Cultivad hortalizas de rápido crecimiento que tu hijo pueda recoger y comer, o plantad nabos para descubrirlos y desenterrarlos como si fueran un tesoro. Los mercados son un lugar idóneo para conocer verduras y frutas nuevas, así como para probarlas.

Plantas gigantes

En primavera, planta semillas de girasol en macetas pequeñas y ayuda a tu hijo a regarlas. Cuando crezcan, trasplantad las plantas al exterior y medidlas a menudo. ¡Llegarán a ser más altas que él!

Burbujas

Haced burbujas y ved hacia dónde las lleva el viento. Algunos niños optarán por perseguirlas y hacerlas explotar, mientras que otros intentarán que floten tanto tiempo como sea posible.

Las **10** reglas de oro

Durante estos años, tienes la posibilidad de desplegar todas tus capacidades educativas. A continuación se presentan estrategias de eficacia demostrada que (esperamos) te ayudarán a educar a tu hijo con alegría y eficacia.

1

Recuerda que es un niño

Sí, parece obvio, pero a veces olvidamos que nuestros pequeñines no son adultos. Los niños carecen de madurez emocional y su capacidad cognitiva, que les ayuda a reflexionar, aún se está desarrollando. Recuerda que es egocéntrico por naturaleza, como todos los niños de su edad: no pretende fastidiarte.

2

Elogia, elogia, elogia...

Le encanta complacerte, así que, si le felicitas por sus logros, como cuando recoge los juguetes, le motivarás a repetir la conducta en cuestión. Asegúrate de elogiarle por el esfuerzo además de por los logros, y así reforzarás su autoestima.

A los niños les gusta la rutina. Si saben qué esperar en cada momento, habrá menos conflictos.

3

Ignora la conducta desafiante

Siempre que no se haga daño ni se lo haga a otro, intenta no hacer caso de su conducta menos correcta, porque la atención recompensa la mala conducta. Las rabietas son inevitables a esta edad: como aún no saben expresar la frustración verbalmente, la teatralizan.

4

Sé congruente

Sé firme: tiene que aprender que vas en serio. Recuerda las tres «C»: calma, claridad y congruencia. Dile exactamente qué esperas de él y adviértele de las consecuencias si no lo hace, para que aprenda a asumir la responsabilidad de sus acciones. Exígele de acuerdo con su edad, para darle la oportunidad real de cumplir con lo que le pides.

5

Sé un buen modelo

Eres la maestra principal para tu hijo, que imitará tu conducta. Si estás a punto de perder la paciencia, respira hondo y háblale con tranquilidad y con firmeza en vez de gritar. Enséñale buenos modales con tu ejemplo e intenta mantener la calma en situaciones estresantes.

¿SABÍAS QUE…?

Según un estudio de la Universidad de California en Los Ángeles, los niños de un año oyen la palabra «no» hasta 400 veces al día.

6

Hazle sentir importante

Hacer que se sienta importante fomentará pautas de conducta positivas. Aunque resulta fácil relegar su parloteo a mera música de fondo, si le escuchas con atención se sentirá reconocido. Si le atiendes bien, le será más fácil gestionar las emociones y, por lo tanto, las rabietas disminuirán.

7

Elige tus batallas

¿Realmente importa tanto que quiera llevar los calcetines desparejados o jugar cinco minutos más en la bañera? Necesita desarrollar su identidad y demostrar sus gustos y preferencias. Hazle saber que todo lo que tiene que ver, por ejemplo, con la seguridad es innegociable; pero si le concedes «victorias» en cuestiones triviales, reforzarás su autoestima.

8

Mantenle distraído

Los niños pequeños son muy volubles, por lo que es fácil distraerles. Si detectas que se está aburriendo, distráele con un juguete o, si estáis en la calle, señala con el dedo y pregúntale si ha visto la cebra en el jardín… El sentido del humor te ayudará a aliviar el estrés de ambos.

9

Trata de ser positiva

Esfuérzate por no enfatizar siempre lo negativo. En lugar de decirle qué no debe hacer, explícale o enséñale lo que debería hacer. Por ejemplo, dile «Lleva el plato plano» en lugar de «No inclines el plato». La vida será más fácil para los dos.

10

Sé realista

Revisa tus expectativas acerca de su conducta. Si, por ejemplo, arquea la espalda cuando intentas meterle en el carrito, ni tú eres una inútil ni él se está portando mal, sino que intenta afirmar su autonomía y reclama cierto control sobre su mundo. Quizás quiera caminar junto a ti durante un ratito.

Convierte las *tareas* en un *juego*

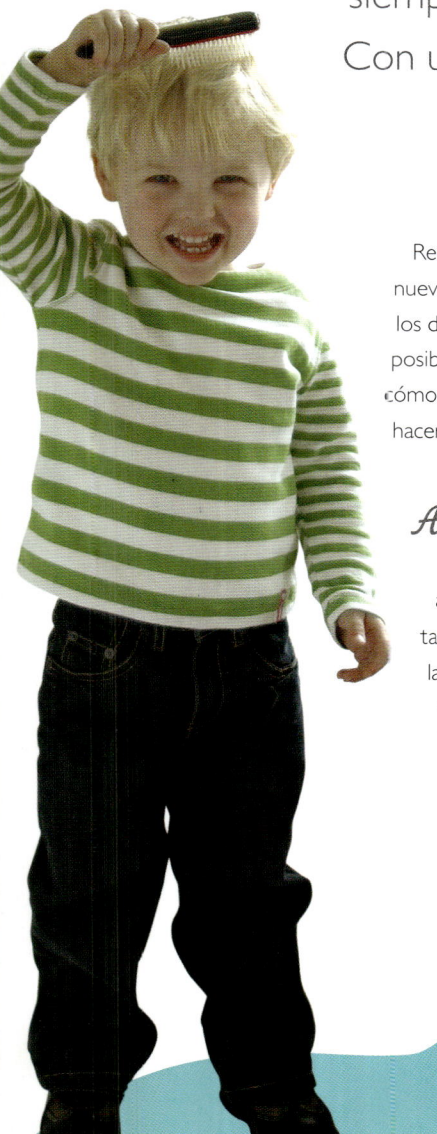

¡Mira! ¡Ya sé peinarme yo solito!

Cepillarse los dientes, vestirse, recoger…
siempre hay cosas que hacer antes de poder empezar a jugar.
Con un poco de creatividad, podrás aprovechar el entusiasmo
de tu hijo y cumplir tareas al mismo tiempo.

¡Ya está! ¡Soy el más rápido!

No lo hagas tú

Resiste la tentación de hacérselo todo. Le encanta aprender cosas nuevas y quiere hacer las cosas por sí mismo. Aunque vestirle, cepillarle los dientes y mantenerle las manos bajo el grifo sea más rápido, es muy posible que ya esté preparado para hacerlo solo. Enséñale con paciencia cómo lo debe hacer y felicítale cuando lo haga bien. Enseñarle que puede hacerlo solo reforzará su autoestima y evitará conflictos.

Aprovecha su deseo de ayudar

Está en una edad en la que desea complacerte y ayudarte, así que aprovecha y encárgale pequeñas tareas. Mientras preparas la cena, pídele que coloque las servilletas en la mesa (aunque queden torcidas) y verás lo orgulloso que se siente al ver que es útil. Y felicítale cada vez que lo haga.

¡A ver quién gana!

Si se niega a cooperar, apela a su instinto competitivo y rétale: ¿Quién es el campeón del cepillado de dientes? ¿Quién encontrará primero los zapatos? Los desafíos deben ser sencillos; y déjale ganar la mayoría de las veces.

Buenas costumbres

A los dos o tres años, el niño ya puede tener sus propias responsabilidades, y los expertos opinan que debe participar en las tareas domésticas desde muy pequeño. Si se habitúa a guardar los juguetes y a poner el pijama bajo la almohada, se sentirá más capaz al tiempo que adoptará pautas de conducta que, en el futuro, le ayudarán a asumir responsabilidades.

Imitador nato

Tu hijo es un imitador nato:
es su forma de aprender, y tú eres su
modelo principal. Cuando te pongas los
zapatos, anímale a que haga lo mismo.
Desayunad juntos, para que vea cómo
lo haces y cuánto tardas. Ordenad las
cosas juntos al final del día. A la hora
de limpiar, dale un paño y asígnale una
zona para quitar el polvo. No esperes
grandes resultados, pero valora el
tiempo que te ahorra y, sobre todo,
que está adquiriendo buenas
costumbres para el futuro.

**Puedo
limpiar como
tú, mamá.**

No esperes demasiado...

Hay tareas que tu hijo no puede hacer todavía,
así que pídele cosas sencillas y adecuadas a su edad.
Es posible que pueda meter sus juguetes en una caja,
pero colocar libros en una estantería será demasiado
complejo para él. Sé precisa para que te entienda.
Si le dices: «Esta habitación es un desastre,
ordénala», es posible que no sepa ni por dónde
empezar; es más fácil que obtengas
resultados diciéndole: «Pon
los peluches encima
de la cama».

La magia de imaginar

Su imaginación empieza a
despegar y puedes aprovecharla
para convertir las tareas cotidianas
en algo interesante. Si se aburre en
el supermercado, proponle que
el carro de la compra es un vagón
de tren. Y si hay que salir cuando
llueve, pídele que se ponga las
botas de agua para poder atravesar
los charcos como un explorador.

chuu
chuuuu

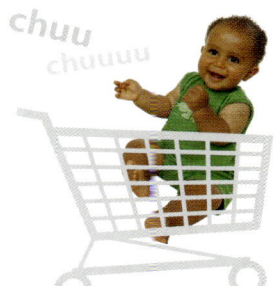

Al ritmo de la música

Distráele con música o canciones infantiles para ayudarle a realizar
tareas que normalmente rechaza, como vestirse o cepillarse los dientes.
Se trata de establecer asociaciones positivas para hacerle atractivos
estos momentos y ayudarle a olvidar los conflictos anteriores.

Hazte la interesante

La mente de tu hijo busca constantemente
información y experiencias nuevas, así que encárgale
tareas que la mantengan activa. Si le pides que saque
unos calcetines del cajón, pídeselos de un color
determinado. Y mientras le peinas, pídele
que cuente las cepilladas, o pregúntale
si le apetece peinarte a ti después.

Lo que tu hijo dice
sin palabras

¿Te vuelves loca intentando entender lo que dice tu hijo?
Quizás descubras que un gesto vale más que mil palabras.

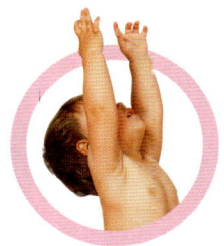

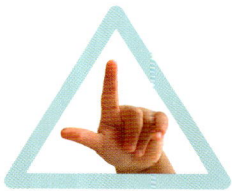

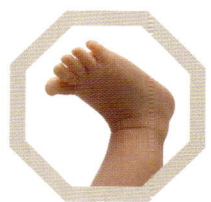

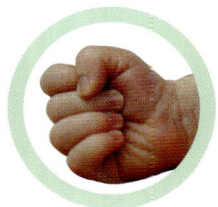

¿**D**ominas el lenguaje infantil?** Es todo un reto, sobre todo cuando la persona con quien hablas tiene un vocabulario limitado, es totalmente egocéntrica y bastante impaciente, y tiene dificultades para gestionar la ira. Bienvenida al mundo de la interpretación del lenguaje de los niños pequeños. Pronto te darás cuenta de que a menudo la mejor manera de comunicarte con tu hijo no son las palabras, sino **el lenguaje no verbal**. Si aprendes a descifrarlo, te será más fácil entender lo que te dice y, al mismo tiempo, a él le será más fácil entenderte a ti.

Desde el principio **los bebés usan el lenguaje corporal para comunicar sus necesidades**: tienden la mano, señalan con el dedo, tocan, establecen contacto visual, sacuden la cabeza o asienten, empujan para alejar algo o a alguien, o estiran para acercarlo… El psicólogo y escritor David Chamberlain observa que «los bebés, tanto los nacidos a término como los prematuros, leen tan bien los rostros que desde que nacen pueden imitar gestos como el de abrir la boca o el de sacar la lengua, y expresiones de felicidad, tristeza o sorpresa». **Los niños son comunicadores natos**. Hacia los dos o tres meses de edad, el bebé puede comunicarse con **sonrisas radiantes**. Hacia los 10 o 12 meses, es posible que ponga tu mano sobre el juguete que quiere mover, levantará los brazos para que le sostengas, y quizás **se despida con la mano** de familiares y amigos.

A medida que crece, su lenguaje corporal se va refinando. Sin dejar de emplearlo, empieza a usar palabras sencillas o frases cortas para enfatizar el mensaje; por ejemplo, señala un juguete y dice: «Yo *tero*». Sin embargo, puede que se frustre cuando empieza a utilizar más palabras y no se le entiende. Cuando se irrita, su lenguaje corporal aumenta, con mohines, llanto, golpes y patadas. El mejor modo de evitar estas muestras de frustración es aprender

Si sintonizas con su creciente repertorio de gestos y señales y le demuestras que le entiendes, sentirá una gran satisfacción al ver que es capaz de comunicarse.

a «**leer**» **el lenguaje no verbal** de tu hijo a medida que evoluciona. Así, por ejemplo, si un niño pequeño desvía la mirada, es porque está abrumado y necesita descansar; en cambio, un niño más mayor, que ya ha desarrollado emociones referenciales como la vergüenza, desviará la mirada si sabe que ha hecho algo mal. «Cuando un niño pequeño se niega a mirarte, es porque sabe que ha hecho algo que podría decepcionarte», afirma la psicóloga Kristin Lagattuta.

Si **se tapa la cara** al conocer a alguien, es porque está nervioso, no porque sea maleducado. Otras conductas similares son morderse una manga o el pelo, aferrarse a tu pierna o chuparse el pulgar. Si no para de moverse, es que necesita salir a la calle, pero si se mueve con lentitud y tiene los hombros caídos, es que debe descansar. El niño también usa el lenguaje corporal con sus iguales. Los bebés y niños pequeños no juegan con otros sino junto a otros, e **imitan sus acciones**. El lenguaje corporal complementa el desarrollo del lenguaje y les ayuda a establecer relaciones sociales.

Ya ves que tu hijo te dice mucho sin pronunciar una palabra, así pues, ¿qué puedes hacer para transmitirle tanta información como sea posible? Mirarle es tan importante como escucharle. Responde con señales visuales. **Una sonrisa amplia** cuando estés contenta reforzará el mensaje, igual que **sacudir la cabeza** cuando le digas que no. El procesamiento auditivo del niño es mucho más lento que el de un adulto, por lo que necesita **instrucciones cortas y concisas combinadas con señales visuales**. Así, «¿Más zumo?» mientras alzas su taza funciona mejor que «¿Quieres

que te eche un poco más de zumo de manzana en la taza, mi amor?» o «¿No tienes sed?».

Los gestos sencillos o las imágenes le ayudan a **procesar la información**. Señala la imagen de una cama en un libro cuando le digas que es la hora de irse a dormir, o sostén la mano en alto y la palma hacia fuera cuando le digas «¡Para!». Algunos padres van más allá y aprenden **lenguaje de signos para bebés**, una serie de gestos que designan objetos, acciones y emociones y que usan tanto los padres como el bebé. Hay quien piensa que esto mejora la comunicación, mientras que otros creen que retrasa el desarrollo del habla.

La actitud, las expresiones faciales y el tono de voz transmiten a tu hijo qué sientes y qué esperas de él, y ser consciente de ello mejora la comunicación:

- **Emplea una voz suave** para las conversaciones cotidianas. Si le riñes, hazlo con voz firme pero tranquila, para que vea que hablas en serio. Si la voz es muy dura o airada, se pondrá a la defensiva y le costará entenderte.
- **Establece contacto visual**. Así verá que tiene toda tu atención y aumentarás la efectividad del mensaje.
- **Siéntate o agáchate para ponerte a su altura**. Intenta mantener los brazos abiertos: los brazos cruzados pueden transmitir hostilidad.

La comunicación ha de ser simple: si te adaptas a su ritmo, mantendrás su interés y su motivación, y querrá comunicarse más.

Al igual que las expresiones faciales y el lenguaje corporal de tu hijo te dicen qué le pasa por la cabeza, los tuyos también le dicen cosas a él. Una sonrisa cálida, una caricia en la espalda, un guiño, le hacen saber que le quieres. Y ese es el mensaje más importante de todos.

La cuestión del
sueño

Si no para en todo el día y se queda agotado, ¿por qué
la cuestión del sueño puede llegar a ser tan problemática?

¿Por qué sigue despertándose tan pronto a esta edad?

Esta es una de las principales quejas de los padres. Tu hijo necesita unas 11 horas de sueño por la noche, por lo que si se despierta temprano, quizás le acuestes demasiado pronto o haga siestas muy largas. O puede que se despierte pronto por su reloj biológico; pero lo puedes modificar. Acuéstale algo más tarde o, si aún hace varias siestas, intenta retirarle una o, al menos, asegúrate de que no las haga después de las 16.00.

¿Cómo consigo que se quede en la cama por la mañana, cuando hay tanta luz?

Coloca en las ventanas de su dormitorio unas cortinas o persianas que bloqueen la luz y asegúrate de que no tenga ni frío ni calor. Prueba a poner un piloto nocturno con temporizador y dile que debe intentar dormirse de nuevo o, al menos, estar callado hasta que se encienda. Deja a su alcance peluches o libros con los que pueda entretenerse por la mañana.

¿Cuándo debo pasarle a una cama normal?

Cuando aprenda a salir de la cuna o cuando se sienta lo bastante seguro para dormir en una cama. Suelen estar preparados entre los dos y tres años de edad. Es posible que, aunque le emocione el cambio, también le dé algo de miedo, así que elógiale por ser mayor y anímale, por ejemplo, dejando que escoja la colcha.

¿Qué rutina sigo para acostarle ahora?

Los niños agradecen la rutina, de modo que sigue con la misma. Baño, pijama, cepillado de dientes y leer un cuento en su habitación le darán seguridad y consuelo, además debes indicarle que es hora de dormir. Y acuéstale siempre a la misma hora.

¿Cómo consigo que se quede en la cama?

Los niños más mayores y activos pueden convertir los paseos nocturnos en una mala costumbre. Si viene a tu habitación, devuélvele a su cama sin más, con calma y en silencio, hasta que se desacostumbre.

¿Por qué le cuesta más dormirse si está tan cansado?

Cuando está muy cansado le cuesta más relajarse y conciliar el sueño, y es probable que se despierte a lo largo de la noche. Si sabes que está agotado, adelanta media hora la hora de acostarle.

Si comparte habitación con otro hermano, ¿se despertarán mutuamente?

Aunque es una preocupación habitual, lo cierto es que dormir juntos puede ayudarles a dormir mejor. Tener a otra persona en la habitación y escuchar el ritmo de su respiración puede facilitar el sueño. Eso sí, tendrás que programar dos rutinas, para atender debidamente a los dos y leerle a cada uno su cuento.

Dulces sueños

A medida que crece, tanto el cuerpo como
la mente del niño son cada vez más activos; y su
imaginación, que normalmente le divierte, también
puede dar lugar a pesadillas y miedo a la oscuridad.
Una rutina relajante a la hora de acostarse le
puede ayudar a contener tales miedos.

¿SABÍAS QUE...?

El sueño es mucho más que un
descanso para el cuerpo: desempeña
un papel fundamental en el desarrollo y la
capacidad de funcionamiento del cerebro.
Estudios científicos han demostrado que
dormir las horas adecuadas por la noche
es tan crucial para el desarrollo del
niño como el ejercicio físico
o una dieta saludable.

 Varios estudios asocian la escasez de sueño a problemas de atención, mal humor e incluso obesidad.

Palabras, *palabras*

La primera vez que tu hijo dice «mamá» o «papá» es todo un acontecimiento. ¿Cuáles serán sus siguientes palabras? ¿Cuándo podrá hablar con frases enteras?

Cada bebé aprende a comunicarse y a hablar a su ritmo. Durante los primeros meses de vida, emitirá arrullos adorables y hará pompas con saliva. Hacia los tres años de edad, la mayoría de los niños han adquirido un vocabulario de unas 300 palabras y pueden construir frases sencillas. Disfruta de sus intentos por dominar el lenguaje: es un vislumbre fascinante del desarrollo del habla.

Los adultos damos por sentado que somos capaces de emitir todos los sonidos que necesitamos para hablar. Pero la producción del habla supone la articulación de una compleja secuencia de sonidos en la que intervienen labios, lengua, dientes y paladar, además de las cuerdas vocales. Algunos sonidos, como «mmm», son más fáciles de pronunciar y formarán la base de las primeras palabras. Además de aprender a emitir sonidos, el cerebro del bebé tiene que desarrollarse para entender el idioma antes de poder hablarlo. He aquí el inicio de toda una vida de conversaciones interesantes.

Ya diga «tlen» (por tren) o «pego» (por perro), grábale o lo olvidarás muy pronto.

«Media lengua»

Muchos padres en ciernes juran que jamás le hablarán a su bebé con voz de bebé; pero, como es natural, terminan utilizando esa cantarina «media lengua» que usan los padres de todo el mundo. Los estudios han demostrado que el tono agudo, el vocabulario sencillo, las frases cortas y las expresiones faciales exageradas ayudan a los niños a atender y a aprender palabras con mayor rapidez.

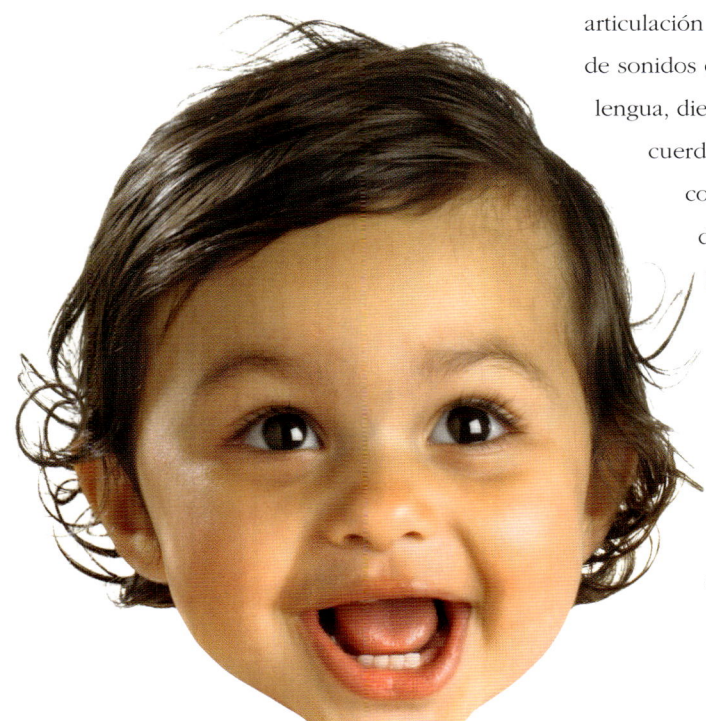

¡Puedo oírte, mamá!

La capacidad de comunicación surge muy pronto. La investigación ha demostrado que el bebé ya reconoce y responde a la voz de su madre dentro del útero. Desde el mismo instante en que nace, asimila información del mundo que le rodea y, principalmente, de sus padres.

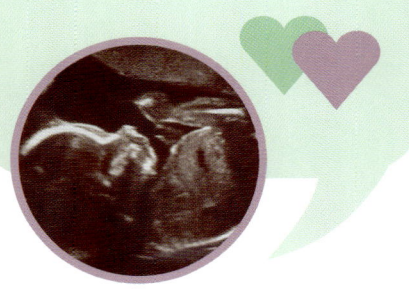

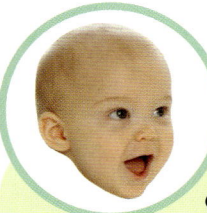

Do-do-do-da-da-da

A los tres meses, el bebé empezará a balbucear y a pronunciar vocales, y a los cinco meses añadirá consonantes («gu-gu», «ba-ba»). Entre los 10 y los 13 meses señalará y pronunciará sus primeras palabras sueltas («agua», «mamá», «papá»). A los 18 meses ya construirá frases de dos palabras («¡Mira tren!»), y disfrutará hablando solo para practicar palabras.

Ya hablo bien

Los niños de dos años cuentan ya con un vocabulario de entre 30 y 50 palabras, construyen frases de tres palabras («Quiero más leche», «María está sucia») y pueden seguir instrucciones de dos fases. Cuando cumplen tres años, su vocabulario ya incluye pronombres (yo, tú, nosotros); comienzan a hablar con claridad y la mayoría de lo que dicen es inteligible.

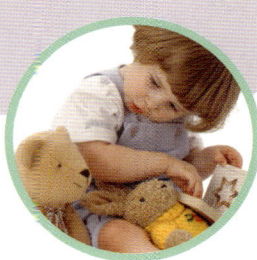

Hablar sin parar

Escucharte es para tu hijo el mejor medio de adquirir vocabulario y aprender la estructura del discurso, por lo que cuanto más le hables, mejor. Cuéntale tu jornada (desde que le vistes y desayuna hasta que le bañas y le acuestas) y háblale mientras hacéis cosas juntos. No lo entenderá todo, pero empezará a asociar los sonidos de las palabras con objetos y actividades cotidianas.

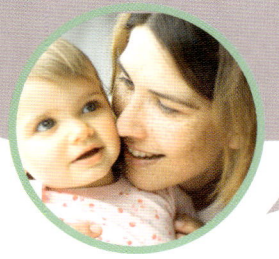

Mira quién habla

A la cabeza del vocabulario de todo niño que se precie está el «¡no!», seguido de cerca del «¿por qué?». Espolea la curiosidad innata de tu hijo. Cuando salgáis, pregúntale qué ve o señálale objetos para que pueda identificarlos. Inventa diversos juegos, como encontrar objetos de un color determinado o contar coches. Te sorprenderá cuánto puede llegar a entender, reconocer y comunicar.

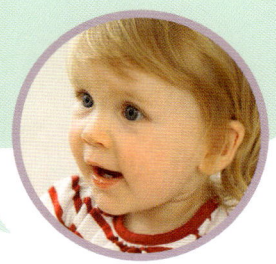

A mi manera

Junto con el lenguaje aparecen, inevitablemente, palabras propias, producto de la confusión de letras y de los tiempos verbales; los más graciosos pueden recordarse en la familia durante años. Tu hijo mezclará palabras y cometerá errores del tipo «No cabo aquí» o «Soy más mejor». No te apresures a corregirle; confírmale que le has entendido repitiéndolo correctamente y sonriendo.

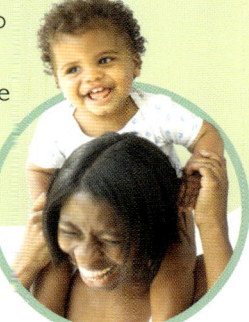

Todo es un juego

Tu hijo siente una curiosidad natural que le impulsa a explorar el mundo con los cinco sentidos. Puedes facilitárselo de varias maneras al tiempo que le ayudas a desarrollar la creatividad y a ejercitar el cerebro.

Al aire libre

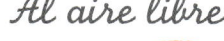

Bichos Salid al jardín o al parque a la caza de bichos. Cuando tengáis alguno en el bote (brevemente), tu hijo tendrá la oportunidad de examinarlo de cerca: cómo se mueve, cuántas patas tiene, dónde tiene los ojos… Una lupa os irá muy bien.

Flower power Pídele que te ayude a poner en un jarrón las flores que habéis recogido en el parque. Luego, invítale a percibir las distintas formas, colores y aromas.

Mirad al cielo Disfrutad de un día soleado y jugad a encontrar diferentes formas en las nubes o en las copas de los árboles. Sé tan creativa como puedas y de ese modo conseguirás espolear la imaginación de tu hijo hasta desbocarla.

Caos maravilloso

Tocar, sentir Las manualidades aportan a la diversión una dimensión táctil. Poned pintura bajo papel film y esparcidla, o podéis mezclar colorante alimentario y jarabe de maíz; cuando se seque, ¡veréis cómo brilla!

Dejar huella Los manteles individuales o las camisetas con la impresión de las manos o los pies de tu hijo serán un regalo fantástico para los abuelos, además de un recuerdo fenomenal. Usa pinturas solubles en agua para facilitar la limpieza.

Plastilina Mezclad plastilina de dos colores para crear una multicolor. Déjale herramientas seguras, objetos que pueda usar para hacer impresiones o moldes de galletas para conseguir distintas formas.

¿Líquido o sólido? Nutre su curiosidad con este experimento: mezcla harina de maíz y agua en un cuenco hasta formar una masa espesa y pegajosa; deja que corra por tus dedos como si fuera agua, entonces sacúdelos y nota cómo la mezcla se solidifica en tu mano. Le asombrará la transformación de líquido a sólido con un solo movimiento.

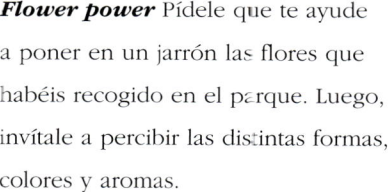

Anima a tu hijo a ensuciarse las manos y experimentar.

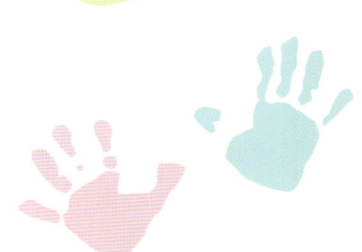

¿Qué te parece?

¿Flota o se hunde? Reúne distintos objetos y pídele que adivine cuáles van a flotar en el agua y cuáles se hundirán. Luego, pon a prueba sus predicciones en un cubo de agua.

Cuestión de volumen La hora del baño es una oportunidad fantástica para hacer importantes descubrimientos sobre el volumen: que se lo pregunten a Arquímedes, si no. Dale a tu pequeño contenedores de distintos tamaños y formas y anímale a verter el contenido de uno en otro. ¿Cabrá toda el agua?

En busca del tesoro Descubrid el poder de los imanes usándolos para encontrar distintos objetos metálicos en una bandeja de arena. Enséñale qué ocurre con los imanes cuando intentas juntarlos.

Pintar con el sol Coloca un pequeño objeto, como una llave, en una hoja de papel negro y déjalo unas horas al sol. Comprobaréis el poder solar, pues se decolorará la parte del papel expuesta y quedará una silueta negra.

Como agua y aceite Experimentad con la densidad y haced un océano en miniatura. Llena media botella con agua teñida de azul y acaba de llenarla con aceite de cocina; ciérrala bien y dásela a tu hijo, para que juegue con ella y descubra que no se mezclan.

Formas y números

Formas Compra distintos moldes de galletas con formas geométricas sencillas y úsalos para cortar crepes o masa. Luego, hablad acerca de las formas que hagáis y comparadlas. ¿Podéis juntar alguna?

Sumas y restas Fomenta su incipiente habilidad numérica con algunas de sus canciones preferidas. Las canciones que incluyen números le ayudarán a contar, sumar y restar.

A pares Algo tan sencillo como ayudarte a doblar calcetines puede ser una buena base para ciertos conceptos matemáticos. Separa parejas de cosas (cazuela y tapa, peine y cepillo) en dos grupos y pídele que reúna las parejas con el objetivo de ayudarle a establecer relaciones.

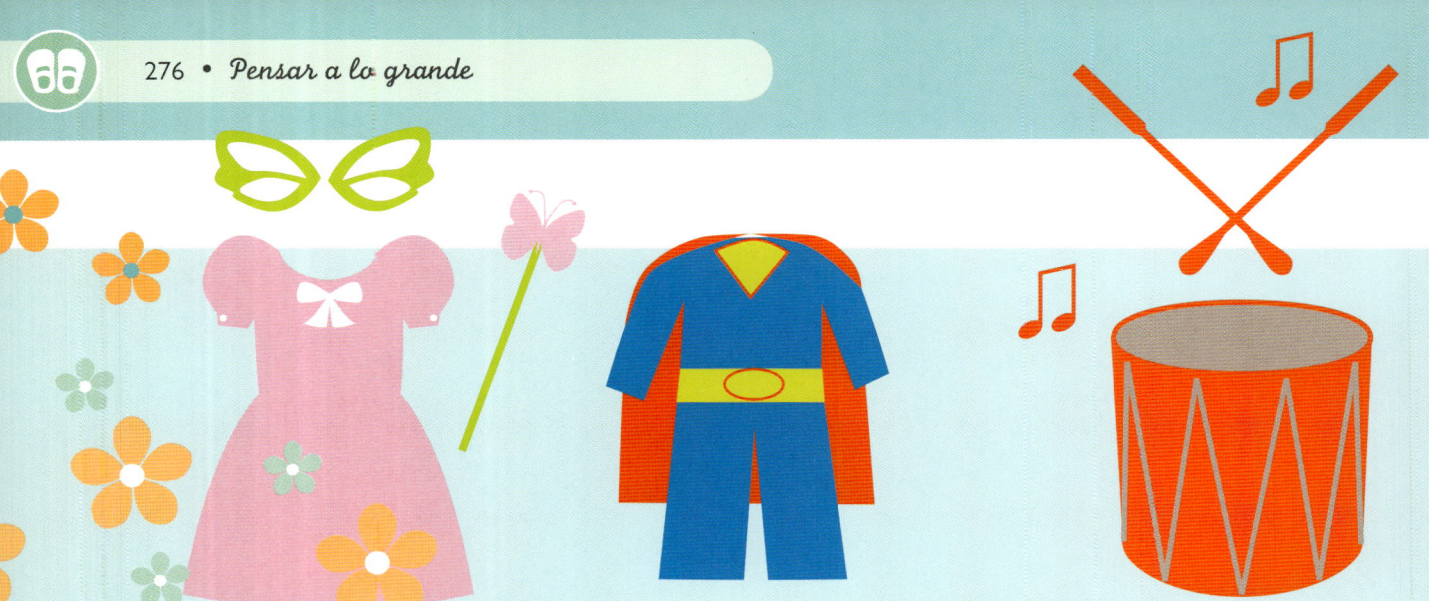

Ejercita su imaginación

Cuentacuentos Pon a prueba su creatividad literaria antes de que aprenda a escribir: en lugar de leerle un cuento, pídele que te cuente una historia a partir de las ilustraciones de uno de sus libros.

Marionetas Fabrica marionetas sencillas pegando ojos a calcetines viejos y haced representaciones con ellos. También puedes cortar los dedos de unos guantes viejos y decorarlos para hacer marionetas de dedo.

Disfraces Anímale a vestirse de una forma estrafalaria o a disfrazarse para interpretar distintos personajes. Así pondrá a prueba y desarrollará su capacidad para el juego simbólico.

Una imagen vale más que mil palabras Hay miles de variaciones posibles a la hora de dibujar. Pintad mariposas con sus alas simétricas, haced impresiones con papel de burbujas o trazad líneas con cola y espolvoreadlas con arena o purpurina.

Amor al arte Nunca es demasiado pronto para llevarle contigo a ver una exposición. Pídele que describa lo que ve: quizás te proporcione un punto de vista totalmente distinto al tuyo.

Música, maestro Puedes convertir objetos cotidianos en instrumentos musicales, ¿o quizás tienes un piano o una batería en casa? De un modo u otro, anímale a ver qué sonidos es capaz de producir.

El osito se va de vacaciones Jugad a que el osito se va de vacaciones. Ayúdale a hacer una maleta con las cosas que necesitará, y pídele que te explique a dónde va, en qué viajará o dónde dormirá.

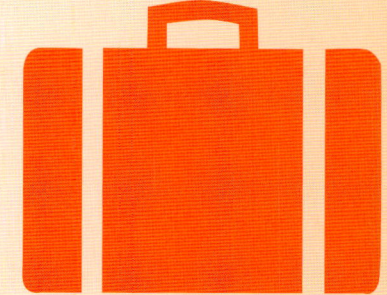

Cuando recortes con tu hijo, utiliza siempre tijeras de seguridad.

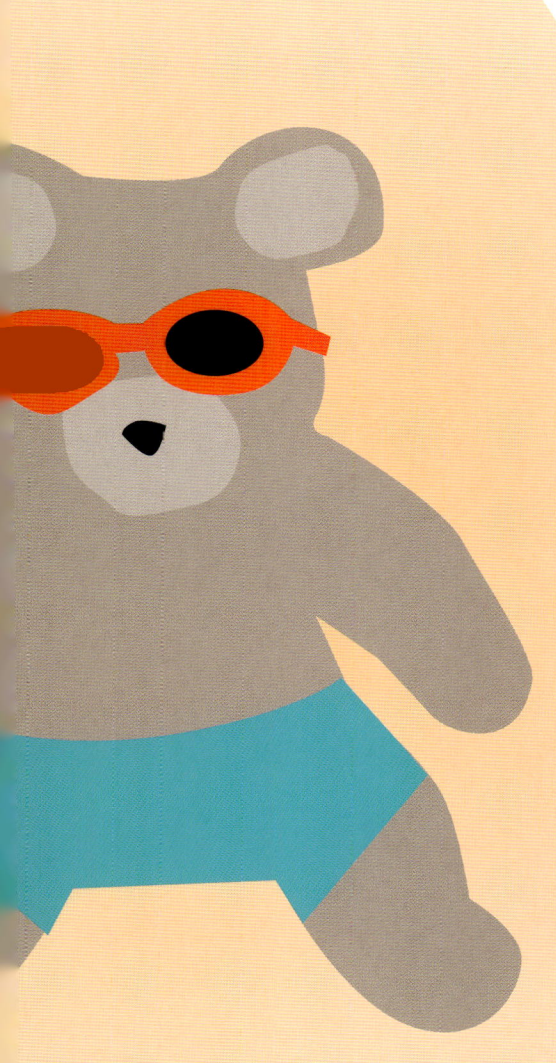

Manos a la obra

Cortar A los niños les gusta mucho recortar formas con tijeras y pegarlas en una cartulina para hacer collages. También les encanta romper cosas, así que dale un periódico viejo para que lo haga trizas, y aprovecha los trozos para hacer una pelota de papel con la que jugar dentro de casa.

En la bolsa Pon gomina transparente, purpurina y confeti metalizado dentro de una bolsa de congelador. Le gustará aplastarla y moverla para formar una variedad de formas de colores.

La joya de la corona Invítale a ensartar cuentas grandes en un hilo largo: es fantástico para la motricidad fina y despierta la creatividad.

¡Adivina, adivinanza!

Sacude, agita y menea Llena botellas de plástico con arroz o grava y mételas en un calcetín. Pídele que las agite para hacerlas sonar, a ver si adivina lo que hay dentro.

¿Qué falta? Preséntale varios objetos y retira uno sin que lo vea, para ver si es capaz de ver cuál falta. De ese modo afinarás su capacidad de observación y su memoria.

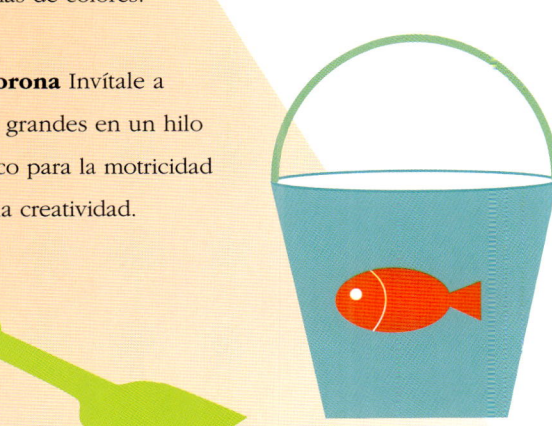

La retirada del *pañal*

Si tu hijo empieza a mostrar interés por el inodoro (para algo más que para tirar cosas dentro), aprovecha y enséñale a utilizarlo.

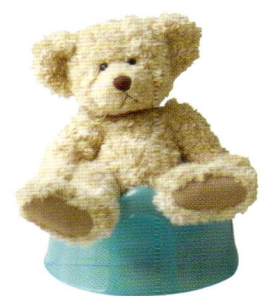

Llega un momento en que ya no quieres saber nada más de pañales: comprarlos, lavarlos, buscar sitios donde cambiar al niño… Aunque todo el mundo parece tener una opinión sobre cómo y cuándo retirar los pañales, esa decisión corresponde a los padres.

Las actitudes hacia la retirada del pañal son diversas alrededor del mundo e incluso cambian de generación a generación. Antes de las lavadoras y de que los pañales desechables fueran asequibles y pudieran comprarse en casi todas partes, los padres tenían aún más motivos para retirar el pañal al bebé lo antes posible. Se sentaba a los niños en el inodoro o el orinal después de todas las comidas, y muchos abandonaban el pañal antes de su primer cumpleaños. En Europa y EE UU las costumbres respecto a la retirada del pañal cambiaron en la década de 1960, cuando empezó a aconsejarse a los padres que esperaran hasta pasados los 18 meses.

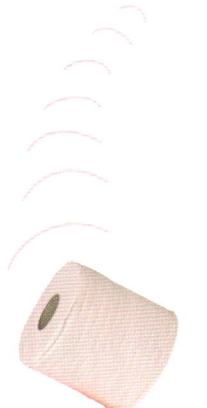

Los bebés digo de África oriental ya controlan los esfínteres a los seis meses de edad.

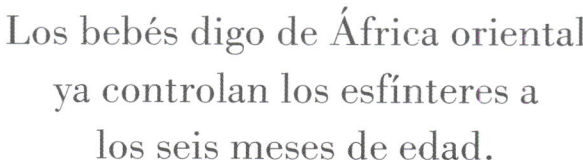

Pero en otros países retiran antes el pañal; un estudio estimó que el 50% de los bebés del mundo **saben usar el lavabo antes de cumplir un año.** En India, por ejemplo, los padres suelen considerar vergonzoso dejar que el niño se siente o duerma «sucio», y los viajeros occidentales en transportes indios se asombran al ver cómo las madres sostienen a sus bebés sobre la ventana para que orinen. Los bebés chinos llevan pantalones con las perneras abiertas para poder agacharse y usar el orinal con facilidad. Quizás tus abuelos se sorprendan de lo mucho que se prolonga el uso de los pañales hoy día, si bien admirarán la gran capacidad de absorción de los pañales modernos.

Los defensores de la **crianza sin pañales** afirman que los bebés de cuatro meses ya pueden advertir que necesitan evacuar mediante gestos, sonidos, expresiones faciales y movimientos. Antes, los padres occidentales sabían interpretar estas señales, pero el uso de pañales desechables elimina la sensación de urgencia, y aquel conocimiento ha quedado relegado. Si sintonizas con tu bebé y aprendes a interpretar sus señales, podrás anticipar cuándo sentarle en el orinal desde muy pequeño. Puedes reforzar el vínculo entre **la sensación física y la acción** hablándole desde que nace y haciendo sonidos de orinar y empujar, para que así aprenda cómo decirte que necesita evacuar. Cuanto mayor sea el niño (más allá de los seis meses) menos probable es que **reconozca y comunique sus sensaciones**. Cuando empiece a andar, habrá tantas distracciones que es posible que se olvide de avisarte a tiempo.

Si quieres probar el método sin pañales, debes estar **totalmente centrada en el bebé**. Esto significa que tendrás que pasar la mayor parte del día y de la noche en casa con él, manteniendo una comunicación constante. Una vez conozcas las señales, explícaselas a tu pareja y a cualquiera que se ocupe de su cuidado. Si tienes que ir al trabajo o cuidar de algún otro niño, este método te resultará complicado, porque al principio te absorberá mucho tiempo.

La mayoría de los padres **retiran el pañal** a sus hijos **entre los 18 meses y los 3 años**, que es cuando la mayoría de los niños adquiere el control de esfínteres necesario. Si tu hijo manifiesta curiosidad cuando vas al lavabo o empieza a intentar quitarse él mismo el pañal sucio, es posible que sea un buen momento para empezar a entrenarle para el cambio.

Si no tienes **orinal**, compra un par de ellos para tener siempre uno cerca de ti. Los **pañales lavables** son una transición útil, porque los niños que saben lo horrible que es llevar uno mojado están más motivados; úsalos durante unas semanas. Hay niños que se sientan encantados en el orinal, mientras que otros se sienten abrumados por la expectación de los adultos. Lo mejor es **mantener una actitud positiva**, elogiar al niño cada vez que lo haga bien y no alterarse por los accidentes, que serán inevitables. Resulta tentador mantener los pañales mientras aprende a utilizar el orinal, pero captará el mensaje antes si le dejas **sin pañales durante el día**. Algunos niños orinan sin problemas en el orinal, pero piden el pañal para hacer caca; quizás debas aguantar esta fase durante algún tiempo. Puede resultar útil vestirle con prendas fáciles de subir y bajar. La conquista del orinal resultará más fácil si puedes estar en casa con él durante los primeros días. Cuando tengáis que salir, deberás llevar contigo varias mudas.

Durante sus primeras semanas los bebés evacuan unas 20 veces al día; a los tres años ya son solo 10 veces.

Los niños suelen tardar unos tres meses más que las niñas en acostumbrarse al orinal, aunque no siempre es así. Tener un **hermano mayor** puede acelerar el proceso. En las guarderías los niños aprenden antes, porque ven cómo los demás hacen lo mismo y acaba convirtiéndose en parte de la rutina habitual. Cuando se haya acostumbrado al orinal, ponle un escaloncito frente al inodoro para que pueda subirse él solo. Es posible que le cueste mantener el equilibrio o alcanzar el papel higiénico, así que quizás debas seguir ayudándole durante algún tiempo. Enséñale también a **lavarse siempre las manos**. El control nocturno llega más tarde, cuando el niño logra adquirir un mayor control de la vejiga. La retirada del pañal exige paciencia y buen humor: antes o después, lo conseguiréis.

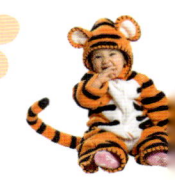

Reír a carcajadas

Es oficial: reír es bueno. Una buena carcajada nos beneficia a todos, y de varias maneras. Gracias al humor, tu hijo aprenderá a vincularse con otros y adquirirá confianza en sí mismo.

Descubre qué le hace reír…

Diversión física

Mientras la comprensión emocional y las habilidades lingüísticas de tu hijo no sean lo bastante sofisticadas, su sentido del humor tendrá una dimensión eminentemente física: le harás estallar en carcajadas con unas cosquillas suaves en la barriga, alzándole por los aires, jugando al cucú o al pillapilla o montándole a caballo sobre tu rodilla.

Anticipación y repetición

Hacia los dos años de edad, el sentido del humor de los niños se intensifica con la anticipación. Algunos juegos le harán estallar de risa mucho antes de que llegues a «un paso, dos pasos». Le encanta la repetición, y por muchas veces que juguéis a sus juegos preferidos, se reirá siempre como la primera.

Humor y conducta

El sentido del humor es una gran herramienta para aliviar el estrés y manejar su conducta. Así, por ejemplo, si no recoge los juguetes, apela a su sentido del humor y haz como si fueras a guardar los coches en un lugar absurdo (por ejemplo, el bolsillo de tu chaqueta); con suerte, se implicará en el juego y te enseñará el lugar adecuado para guardarlos.

Payasadas

El humor visual es de una eficacia asombrosa con los niños pequeños. Los «accidentes», como el derribar objetos o las caídas aparatosas, les resultan hilarantes; y, por lo general, cuanto mayor sea la payasada, mayor será su reacción. A menudo basta con hacer muecas o ponerse un sombrero divertido para provocar una sonrisa o una carcajada.

Juegos de palabras

A los tres años, sus habilidades lingüísticas avanzan rápidamente y le encantará jugar con las palabras. Su sentido del humor ya es lo bastante sofisticado como para que se ría si te equivocas con las palabras; así que, al cantarle una canción, cambia alguna palabra por algo absurdo o inventa canciones con su nombre.

Un entorno alegre

El sentido del humor no es innato, sino que se aprende de los demás. No importa que no seas una gran cómica, basta con que te rías de ti misma y crees un entorno divertido y alegre, en el que tu hijo sienta que puede expresarse con seguridad. Los niños se ríen unas 200 veces al día (los adultos, unas 15), así que anímale a divertirse con la vida cotidiana y síguele la corriente cuando bromee.

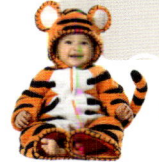

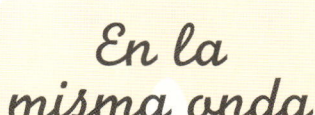

En la misma onda

Además de hacerle reír, valora su sentido del humor. Presta atención a sus «bromas» y responde con entusiasmo; él las encuentra desternillantes, y le encantará que tú respondas del mismo modo. Entender qué le hace gracia hará que te sientas más cerca de él, quien, a su vez, adquirirá confianza en sí mismo al ver que le dejas tomar la iniciativa. Alimentar su sentido del humor os recordará a todos que la vida debe ser divertida.

Ríe y el mundo reirá contigo

Entender el sentido del humor es crucial para su desarrollo social y emocional: refuerza su autoestima y le enseña a relacionarse y a gestionar conflictos. Las investigaciones demuestran que los niños con un sentido del humor desarrollado suelen ser más felices y optimistas y se relacionan mejor con los demás.

Diferencias *naturales*

¿Qué hace a los niños tan diferentes de las niñas? Más allá del ADN, la cuestión tiene una explicación cerebral.

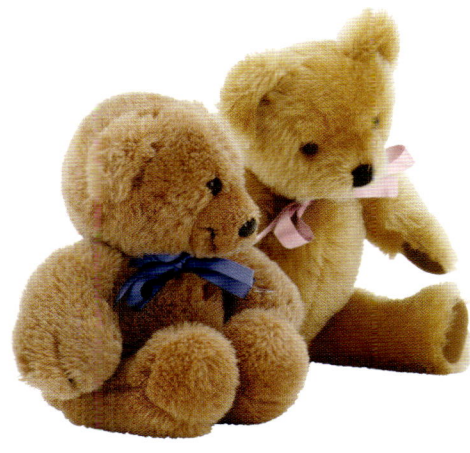

Mientras hablas con tu amiga, su hija se entretiene con una muñeca junto a vosotras y tu hijo corre de un lado a otro. Todos hemos oído los clichés sobre las diferencias de género, pero ¿qué hay de cierto en ellos? ¿Son distintos por naturaleza o porque les tratamos de manera diferente? Es un antiguo debate: **¿se nace o se hace?**

Las **diferencias biológicas** entre el cerebro femenino y el masculino son evidentes. Las hormonas tienen mucho que ver en esto a partir de la sexta semana de gestación, cuando se determina el sexo del bebé. Los niños reciben una gran dosis de hormonas masculinas (sobre todo testosterona), que afectan a su cerebro en desarrollo. Las niñas siguen desarrollándose sin esta subida hormonal y, aunque producen hormonas femeninas (estrógenos y progesterona), no parece que estas ejerzan mucha influencia en el desarrollo del cerebro. En general, el cerebro de los niños crece más (entre un 12 y un 20% más), si bien algunos estudios revelan que la región cerebral que rige el lenguaje y las emociones tiende a ser más grande en las niñas.

Desde que nacen, las niñas son **más sensibles al tacto** y más fáciles de consolar con palabras suaves y canciones. A las pocas horas de vida, las niñas muestran ya más interés por los rostros que los niños, que sienten la misma atracción por ciertos objetos. Las niñas tienden a balbucear ante las personas; la mayoría de los niños son igualmente parlanchines, pero no diferencian entre un juguete y una persona a la hora de hacerlo. Con todo, un estudio del Instituto de Psiquiatría de Londres concluyó que el género solo explica un 3% de las diferencias entre niños y niñas en el desarrollo del lenguaje.

Incluso antes de entender el lenguaje, parece que las niñas **reconocen mejor las emociones** en el habla. Un estudio sobre bebés de entre dos y cuatro días concluyó que las niñas mantenían el contacto visual con un adulto en silencio el doble de tiempo que los niños, y que lo mantenían todavía más

Un bebé varón tiene la misma testosterona que un niño de 12 años. Estos niveles disminuyen unos meses después de nacer, y vuelven a subir a los 4 años.

tiempo si se les hablaba; en cambio, el rango atencional de los niños era el mismo tanto si el adulto hablaba como si no.

Hacia los dos años, las niñas suelen poseer una **motricidad fina** más desarrollada, y pueden sujetar un lápiz o subir una cremallera. Los niños suelen preferir un **juego más físico y bruto**, y tienen un 30% más de masa muscular que las niñas, lo que podría explicar la necesidad de correr. Suelen ser más intrépidos, y es más posible que exploren más allá de la zona de comodidad de sus padres. Pueden demostrar una **mayor habilidad espacial** que las niñas, lo que implica que se sienten más atraídos por los juguetes tridimensionales, como los balones o los bloques de construcción, así como por los objetos móviles, como los coches de juguete.

Sin embargo, ¿cuáles de estas diferencias se deben a la biología y cuáles al modo como la sociedad trata a los niños? Hay estudios que afirman que las diferencias entre los cerebros femenino y masculino son aprendidas, y que disfrazamos los estereotipos (producto del trato que damos a los niños) de ciencia. Así pues, ¿se sienten los niños más atraídos por los juegos de construcción porque les alentamos a jugar con ellos?

Los padres pueden reforzar los **estereotipos de género** de manera inconsciente. Así, por ejemplo, es más probable que se elogie a un niño por ser «valiente» y a una niña por ser «amable», por lo que es fácil que los padres refuercen estereotipos femeninos y masculinos inconscientemente. Si te das cuenta de que tú también lo haces, intenta cambiar. Si a tu hijo le encanta escalar, fantástico, pero acuérdate de fomentar también su faceta más tranquila sentándote con él a dibujar o a hacer monstruos de plastilina. O si a tu hija le encantan los libros, perfecto, pero preocúpate de jugar a la pelota con ella y elogia su habilidad como escaladora en el parque.

Cuesta mucho evitar los estereotipos de género a la hora de **vestir a un bebé**: las tiendas están repletas de ropita rosa y azul. En la cultura occidental parece indiscutible que el rosa es de niñas y el azul de niños; sin embargo, durante siglos ambos llevaron los mismos colores. Cuando la ropa de colores se puso de moda, el rosa se asoció primero a los niños, y a las niñas se las vestía de azul, que se asociaba a la Virgen María y a la feminidad. Este código cromático se invirtió en la década de 1940, así que es algo muy reciente.

Hallamos estereotipos de género en todo el globo, pero hay **excepciones históricas y culturales**. Así, en las tribus indias norteamericanas, las niñas cortan y cargan leña igual que los niños, y las mujeres cazan búfalos junto a los hombres. Por otro lado, a menudo se dan **diferencias culturales** dentro de un mismo país: en EE UU, por ejemplo, las familias afroamericanas no suelen estereotipar tanto a niños y niñas, mientras que las de origen mexicano suelen seguir roles más

En Suecia, ciertas guarderías emplean medidas dirigidas expresamente a evitar los estereotipos de género.

tradicionales. En Suecia hay un movimiento que se propone evitar los estereotipos de género ya desde la guardería.

Si tratas a tu pequeño como a un individuo, al margen de su sexo, ampliarás su mundo. Es posible que de todos modos surjan algunos estereotipos, pero no se los habrás impuesto tú. Procura ofrecerle un entorno estimulante y rico en oportunidades, y observa cómo se desarrolla su personalidad.

La inquieta mente de tu hijo y su deseo de explorar el mundo darán lugar a un sinfín de preguntas. El temido «¿por qué…?» se convertirá en un *leitmotiv*.

Puedo hacerlo yo solito.

Los niños parecen tener una confianza incuestionable en sus propias capacidades; por eso se frustran tanto cuando se dan cuenta de que no son capaces de hacer todo lo que quieren. Esto también muestra su deseo de independencia, de aprender cosas nuevas y de imitar a los demás.

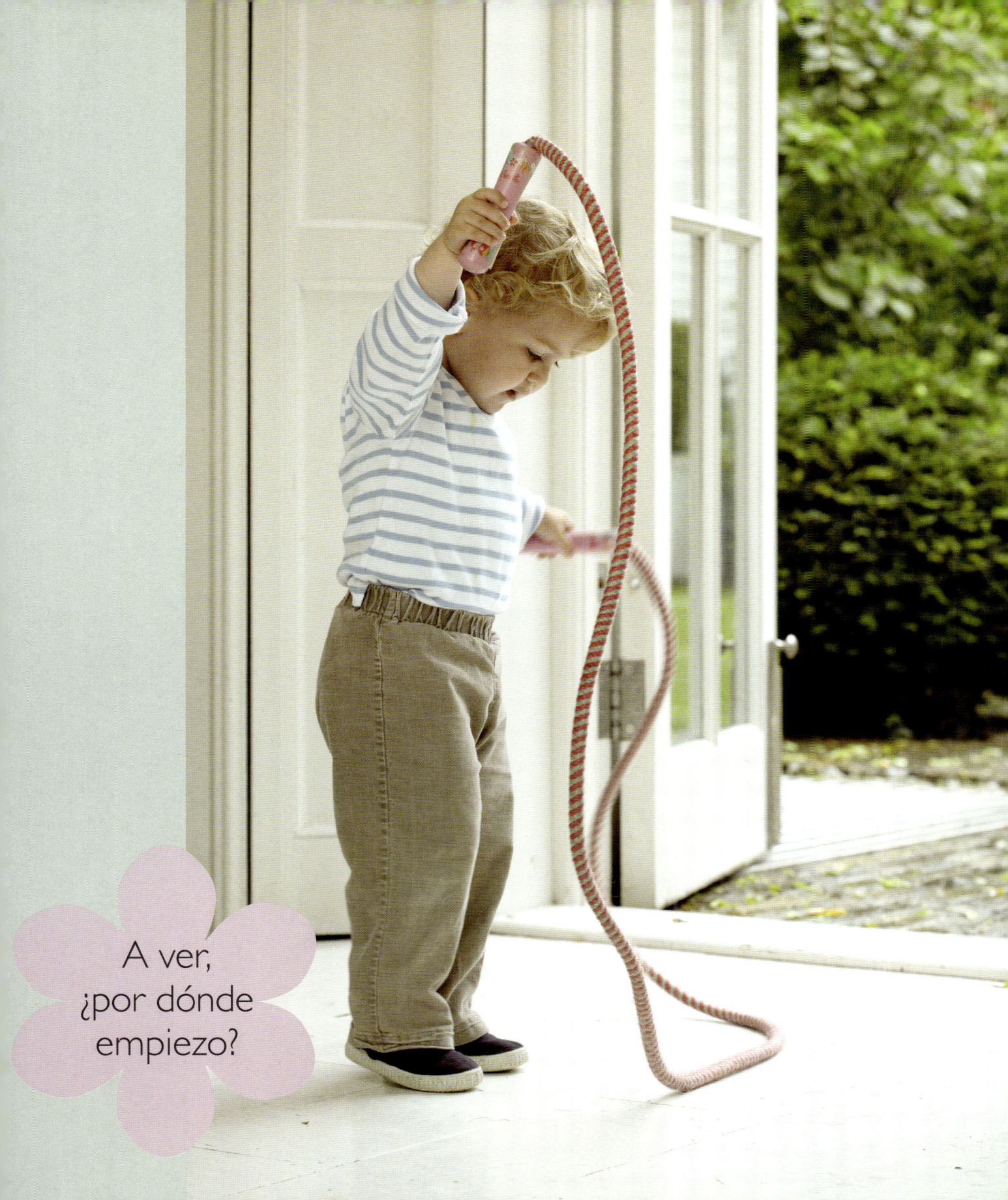

A ver,
¿por dónde
empiezo?

sueño

* Entre 9–12 horas por la noche. Quizás necesite una siesta de 1–3 horas.
* Puede aparecer el miedo a la oscuridad.

alimentación

* Tiene más apetito y quizás tenga un plato preferido.
* Necesita al menos cinco raciones de fruta y verdura cada día, además de proteínas, hidratos de carbono y grasas.
* Usa cuchillo y tenedor pequeños, pero hay que ayudarle a cortar.

dientes

* Ya tiene los 20 dientes de leche.
* Aprende a cepillárselos, pero durante unos años necesitará ayuda para hacerlo.

¿por qué?

* Su curiosidad es insaciable, y pregunta constantemente qué, por qué, cuándo y dónde.
* Construye frases de tres o cuatro palabras y puede repetir frases de cinco.
* Su vocabulario consta de al menos 300 palabras.
* Reconoce y comunica sus necesidades.

en movimiento

* Se sostiene sobre una pierna durante tres segundos.
* Corre y se vuelve con rapidez sin caerse.
* Puede llevar un triciclo.
* Salta desde alturas bajas.

puede...

* Vestirse sin ayuda y quizás pasar todo el día sin pañal.
* Sostener un lápiz y dibujar figuras de palo.
* Identificar los colores primarios y nombrar tres formas.
* Concentrarse y escuchar cuentos con atención.

su mundo

* Expresa emociones, gustos y aversiones.
* Empieza a demostrar consideración hacia otros y a ser amable.

Tengo 3 años

¡Mírame! Ya hablo y canto, corro con seguridad y cada vez coordino mejor.

*

Le encantan las comidas familiares, que son una ocasión de interacciones positivas y conversación, y que fomentan los buenos modales en la mesa, además del gusto por la comida.

*

A medida que madura social y emocionalmente, forja amistades. Empieza a entender los puntos de vista de los demás, muestra empatía, imita la conducta afectuosa y espera su turno.

«¿Te ayudo?».
A los niños les encanta sentirse importantes e implicados. Encárgale pequeñas tareas, como ayudarte a clasificar la ropa sucia, echar una carta al buzón o lavar su taza.

*

Ahora empieza a percibir las diferencias de género y se etiqueta a sí mismo y a los demás (no siempre con acierto). Puede estereotipar ropa y juguetes sin que tú lo hayas fomentado.

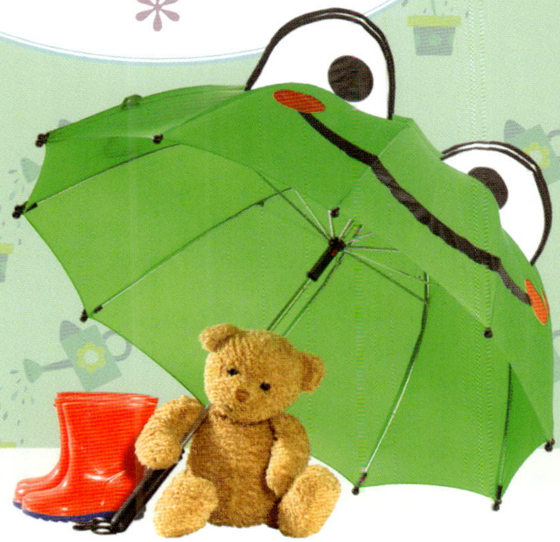

*

Uno *más* de la *familia*

A medida que percibe al resto de las personas como individuos distintos, el niño empieza a tomar conciencia de la familia y del lugar que ocupa en ella.

En la actualidad, hay familias de todo tipo y es posible que tu hijo comience a darse cuenta de que no todas son iguales. Las **familias nucleares** con un padre y una madre casados que viven juntos con sus hijos biológicos siguen siendo mayoría en el mundo, pero dicha situación está cambiando. En Reino Unido, son así 6 de cada 10 familias, lo que supone un descenso del 16% respecto a la generación anterior. Un estudio de 2012 distinguía hasta **35 tipos de estructuras familiares**.

El **tamaño de las familias** también está cambiando, reduciéndose respecto a las de generaciones anteriores, cuando no era raro tener hasta diez hijos. Hoy día, proliferan las unidades familiares pequeñas, con un progenitor y uno o dos hijos, al tiempo que la familia extensa puede cobrar cada vez más importancia. Cuando ambos progenitores trabajan largas jornadas, o incluso en el extranjero, la **familia extensa**, como los abuelos, resultan fundamentales en el cuidado de los hijos. En las **sociedades matriarcales** las mujeres cuidan juntas de los hijos mientras los hombres consiguen el sustento. En algunos pueblos africanos, muchos niños desconocen quiénes son sus padres biológicos.

Al tener hijos, es muy posible que tu propia **visión de la familia** se modifique. Quizás reconsideres tu infancia y tu vida familiar y te cuestiones cómo quieres **criar a tus hijos**. Puede que para ti sea importante seguir un modelo tradicional, o quizá prefieras métodos alternativos. También es probable que aparezcan esperanzas y temores ocultos: si uno de tus progenitores estuvo ausente, quizás quieras lo contrario para tu hijo y lo conviertas en una prioridad. Decidas lo que decidas, tu hijo crecerá asumiendo que tu modelo familiar es la norma, y le resultará absolutamente natural.

Vida familiar en el sigla XX9

✳ Refuerza el vínculo familiar desde
el principio e instaura al menos un día en familia a
la semana. Comed juntos, haced actividades en familia,
dedicad tiempo a hacer nada juntos.

✳ En Reino Unido, el 25% de las familias son monoparentales;
en EE UU, son el 14%. Hay muchos grupos para madres
y padres solteros, donde uno encuentra apoyo práctico y
emocional, se relaciona y comparte actividades con otras
familias monoparentales.

✳ En Reino Unido,
una de cada 111 familias tiene
padres homosexuales, bisexuales
o transexuales. En EE UU, unos
240.000 niños viven con padres
del mismo sexo.

✳ Hoy día, muchas familias están muy esparcidas. Casi una cuarta
parte de las familias británicas residen a más de 150 km de sus padres.
Las redes sociales son buenos medios para mantener el contacto.

{ *Si tu hijo tiene primos, procura reunirlos siempre que
sea posible. Si crecen juntos desde pequeños, compartirán sus
primeros recuerdos y, gracias a ello, desarrollarán con mayor
facilidad unas relaciones adultas sólidas.* }

✳ Si la familia extensa va a desempeñar un papel importante
en la crianza de tu hijo, necesitaréis acordar unas normas básicas
acerca de ciertas cuestiones importantes. Asegúrate de que
también tengan tiempo de divertirse juntos y de
que no los usas exclusivamente
como niñeras.

Construir la *personalidad*

¿En qué tipo de persona se convertirá tu hijo? ¿Será como tú?
¿Como tu pareja? ¿O no se parecerá a ninguno de los dos?

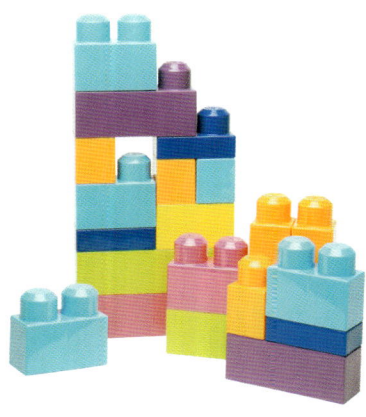

Aquella famosa cita: «Dadme a un niño hasta que tenga siete años y os daré al hombre», implica que la primera infancia determina la persona en que se convertirá tu hijo. Muchos padres afirman que la personalidad de su hijo fue evidente desde el primer día: en el útero se movía sin cesar y tres años después sigue igual de activo; o sonreía con picardía de bebé y ahora tiene un gran sentido de humor. ¿Nacemos con una personalidad grabada a fuego o esta depende de nuestra crianza? Si crees que tu hijo puede heredar tu mal humor o tu tozudez, ¿puedes (o debes) hacer algo para influir en él?

El eterno debate sobre naturaleza y crianza sigue abierto. ¿Nace ya tu bebé con su personalidad o puedes hacer algo para modelarla?

Se ha investigado mucho sobre si la personalidad del niño viene determinada por la **herencia genética**, o si influyen más el entorno y la experiencia. La Organización Mundial de la Salud cita estudios que sostienen que la atención y la estimulación que el niño recibe durante sus primeros dos años de vida afectan a su desarrollo cerebral. Cada vez existe mayor acuerdo sobre que no hay un único factor responsable del desarrollo, sino que **es la combinación de genes y crianza lo que modela la personalidad**.

Aunque es más fácil de decir que de hacer, resiste la tentación de etiquetar a tu hijo como «tímido», «extrovertido» o cualquier otro **cliché de personalidad**, pues muy pocos niños son siempre de un modo u otro. Hasta el niño más tranquilo puede tener un día movido, y un niño muy extrovertido también tiene momentos de tranquilidad. El niño que una familia considera extrovertido puede resultar reservado para otra. Por otra parte, sentir que su hijo es juzgado o etiquetado puede molestar a los padres. Si alguien comenta que tu hijo es tímido o parlanchín, reformúlalo de una manera más positiva, como: «Sí, le encanta observar» o «Sí, es muy amigable».

Muchos padres expresan el deseo de que, por ejemplo, sus hijos confíen más en sí mismos o sean más estudiosos de lo que ellos fueron en su propia infancia; pero **¿podemos influir** en la forma de ser de nuestros hijos? Hay expertos que creen que hay temperamentos que facilitan el hecho de ayudar al niño a seguir un camino. Si tu hijo es tranquilo y se muestra receptivo a las novedades, quizás te resulte fácil lograr que participe en una coral o pruebe un deporte nuevo. Sin embargo, si se muestra reservado ante situaciones nuevas, puede que presionarle solo intensifique su timidez.

¿A qué edad se fijan los **rasgos de personalidad?** Parece que los primeros años son clave. En 2010 *Life Science* publicó un estudio que sugiere que la personalidad del niño se fija a los seis años. Se siguió a 2.400 niños desde la década de 1960 y se compararon los informes escolares sobre su «personalidad» con su personalidad 40 años después, y se comprobó que la conducta adulta estaba influida por los mismos rasgos. Otros estudios sugieren una mayor variabilidad y afirman que **la personalidad evoluciona a lo largo del tiempo**, modelada por las experiencias vitales y las influencias externas.

Otro estudio de 2010 reafirma la teoría de la interacción de genes y ambiente y plantea que los padres efectivos piensan en **la naturaleza del niño** cuando toman decisiones cotidianas. Así puedes ayudar a un niño muy movido a reconocer cuáles son los límites y a un niño muy reservado a hallar el modo de jugar con los demás. Nathan Fox, profesor de la Universidad de Maryland (EE UU), cree que aunque el temperamento del niño puede determinar cómo se desenvuelve

en distintas situaciones sociales, prestar la debida atención a las señales temperamentales puede evitar problemas y **reforzar su autoestima**. Reconocer y valorar los rasgos de su carácter te ayudará a prever qué le conviene y qué no, y te permitirá, por ejemplo, ayudarle a abrirse si es reservado. En este sentido, Fox advierte en contra de la superprotección y sugiere que, si se expone gradualmente al niño a situaciones sociales nuevas, se le ayudará a superar sus miedos y a sentirse más seguro en sociedad. También se le puede ayudar a desarrollar estrategias de conversación y, por ejemplo, enseñarle a decir: «¿Puedo jugar contigo?».

> ## Aunque tu hijo tenga el gen de la creatividad, necesitará que le proporciones pinturas y le lleves a museos para desarrollarla.

La investigación más reciente afirma que un **entorno** determinado puede «activar» o «desactivar» ciertos genes. Un hogar estresante y caótico puede activar el gen de la timidez, que en cambio podría permanecer desactivado en un hogar tranquilo. Así pues, aunque los genes de tu bebé tiendan a darle determinados rasgos, como la amabilidad o la creatividad, necesitará un entorno estimulante para que estos rasgos se manifiesten.

El apoyo emocional y social es importante, pero también lo son los cuidados prácticos y la nutrición. Un niño cansado y hambriento estará irritable, sea cual sea su temperamento; y una dieta nutritiva y variada le ayudará a estar tranquilo. Un hogar cómodo y seguro le dará seguridad y confianza en que el mundo es un buen lugar que explorar. No cabe duda de que los **primeros años** de tu hijo son clave en la formación de su personalidad, y tu función aquí es esencial.

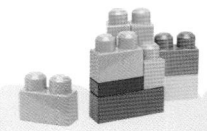

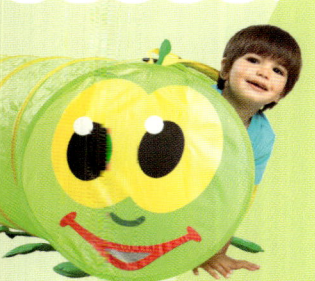

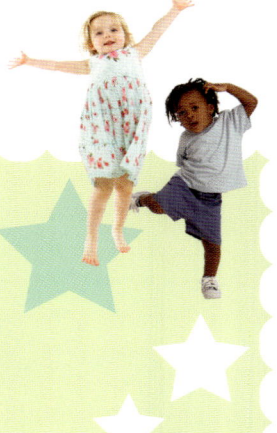

Hacer *amigos*

A medida que crezca, tu hijo empezará a hacer amigos. Desde compartir hasta divertirse, tiene mucho que aprender de otros niños de su edad.

A los niños les gusta jugar con otros niños sencillamente porque es divertido. Pero ¿cuál es la mejor manera de animarle a hacer amigos? Lo más importante es darle la oportunidad de que conozca a otros niños y se relacione con ellos: llévale al parque, participa en grupos de juego, reúnete con tus amigas y sus hijos o apúntale a la guardería un par de mañanas a la semana, y fomenta su relación con otros niños de la familia. Entonces, y en la medida de lo posible, deja que se las apañe solo. Y no olvides que las amistades necesitan tiempo y espacio para que se desarrollen, no se pueden forzar.

Jugar con otros

El juego es una parte esencial de la infancia, y es así como el niño aprende muchas habilidades, como cooperar y turnarse, además de maneras nuevas de hacer las cosas. A partir de los 18 meses ya comienzan a participar en juegos asociativos (juegan con los demás a juegos como el pillapilla), pero hasta los tres años no empiezan a disfrutar de los juegos cooperativos, en los que colaboran como un equipo, por ejemplo, para construir una torre.

Piensa en cómo fomentar el juego asociativo y cooperativo cuando tu hijo tenga a un amiguito en casa. Saca juegos como rompecabezas o bloques de construcción, o una cartulina grande y lápices de colores, y siéntales juntos.

Su personalidad

Adapta las actividades a la energía y personalidad de tu hijo: si está cansado o se muestra retraído, probablemente se sentirá incómodo en la ludoteca o en su grupo de juego; disfrutará mucho más si se queda en casa jugando con un amigo.

Es comprensible que te preocupes si se muestra muy tímido y no se integra con los demás, pero piensa que aún es pronto. Algunos niños se vinculan tan solo a uno o dos amigos, mientras que otros prefieren jugar con muchos niños distintos. Escúchale cuando exprese temores y anímale a relacionarse a su propio ritmo. Evita decirle cosas como «No seas tonto»,

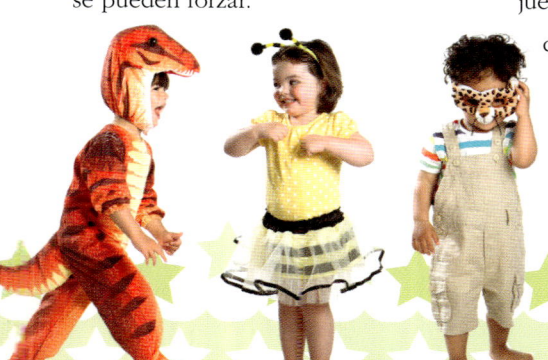

porque eso sólo hará que se sienta incomprendido. Por otro lado, evita disculparle ante los demás adultos por un rasgo como la timidez; observa en cambio que se sentirá más a gusto una vez se haya acostumbrado a la gente nueva y al lugar.

Compartir y turnarse

El de compartir es un concepto muy difícil para el niño: vive en el presente

Modelo de compañerismo

Los niños aprenden a comportarse y relacionarse con los demás fijándose en los adultos, así que procura que te vea relajada, respetuosa y contenta con las otras personas. Sonríe y di «¡Hola!», y así tu hijo aprenderá que esta es la manera correcta de actuar.

Si fuiste una niña tímida o eres una adulta reservada, intenta no proyectar tus emociones o tu ansiedad en tu

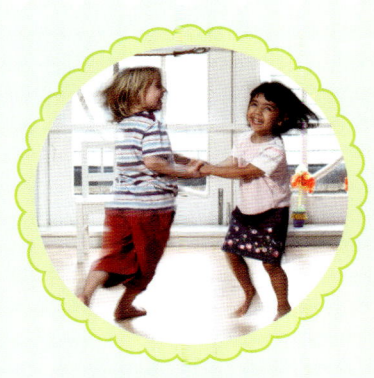

Elefantes, delfines, chimpancés y murciélagos forjan amistades para toda la vida, como los seres humanos.

y lo quiere todo ahora. Si le dices a tu hijo que podrá jugar con el juguete en 10 minutos, no lo entenderá; carece de noción del tiempo y, para empatizar con los demás, necesita habilidades sociales avanzadas. Tranquilízale y dile que podrá tener el juguete después, cuando llegue su turno.

Procura intervenir únicamente si él (u otro niño) se altera y no puede resolver el conflicto solo, o si debes corregir su conducta —por ejemplo, si arrebata los juguetes a los demás y les agrede—. Si se resiste, quítale el juguete y dile con tranquilidad: «Ahora le toca a María».

hijo. Es posible que sea muy distinto a ti. Si le das ejemplo y le demuestras que es bueno tratar con los demás, hará todo lo que pueda para imitarte.

¿Te gustan sus amigos?

Si a ti y a tu hijo os atraen distintos tipos de persona, la cosa se puede complicar. Mantén la mente abierta a no ser que otro niño le haga daño; de ser así, llévale a jugar con otros. Es posible que no siempre apruebes la conducta de los amigos de tu hijo y que, a su vez, él no siempre quiera jugar con los niños que te gustan a ti. No te compliques: no juzgues, y le transmitirás otro mensaje positivo.

¡A jugar!

Jugad a juegos que requieran turnarse y compartir. Aprenderá que jugar es divertido aunque no siempre se salga con la suya.

Anímale a asumir riesgos asumibles, que reforzarán su confianza en sí mismo y sus habilidades para el juego. Por ejemplo, deja que escale las estructuras del parque sin tenerte pegada a su espalda.

Felicítale cuando juegue bien con los demás, y sé precisa; dile, por ejemplo: «Has compartido el triciclo, ¡muy bien!».

Limita el tiempo de juego con otros niños o introduce una pausa para que beba y coma algo. El cansancio y el hambre pueden ser la raíz de una mala conducta.

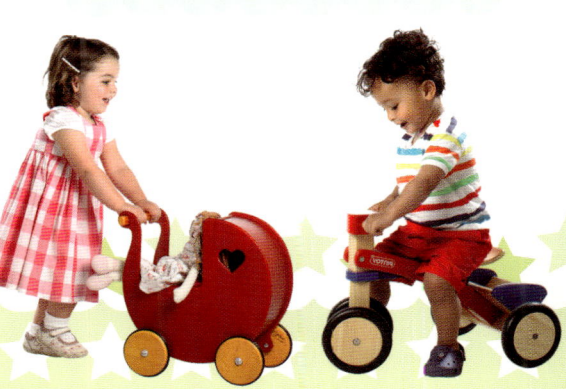

Hacer amigos, hacer amigos, no romper nunca una amistad…

Los niños son muy posesivos: no esperes que comparta espontáneamente su juguete preferido.

Jugar con otros niños significa aprender a compartir. ¡Y eso lleva tiempo! Enséñale con el ejemplo y anímale positivamente. Esta habilidad le ayudará a relacionarse con facilidad y a forjar verdaderas amistades.

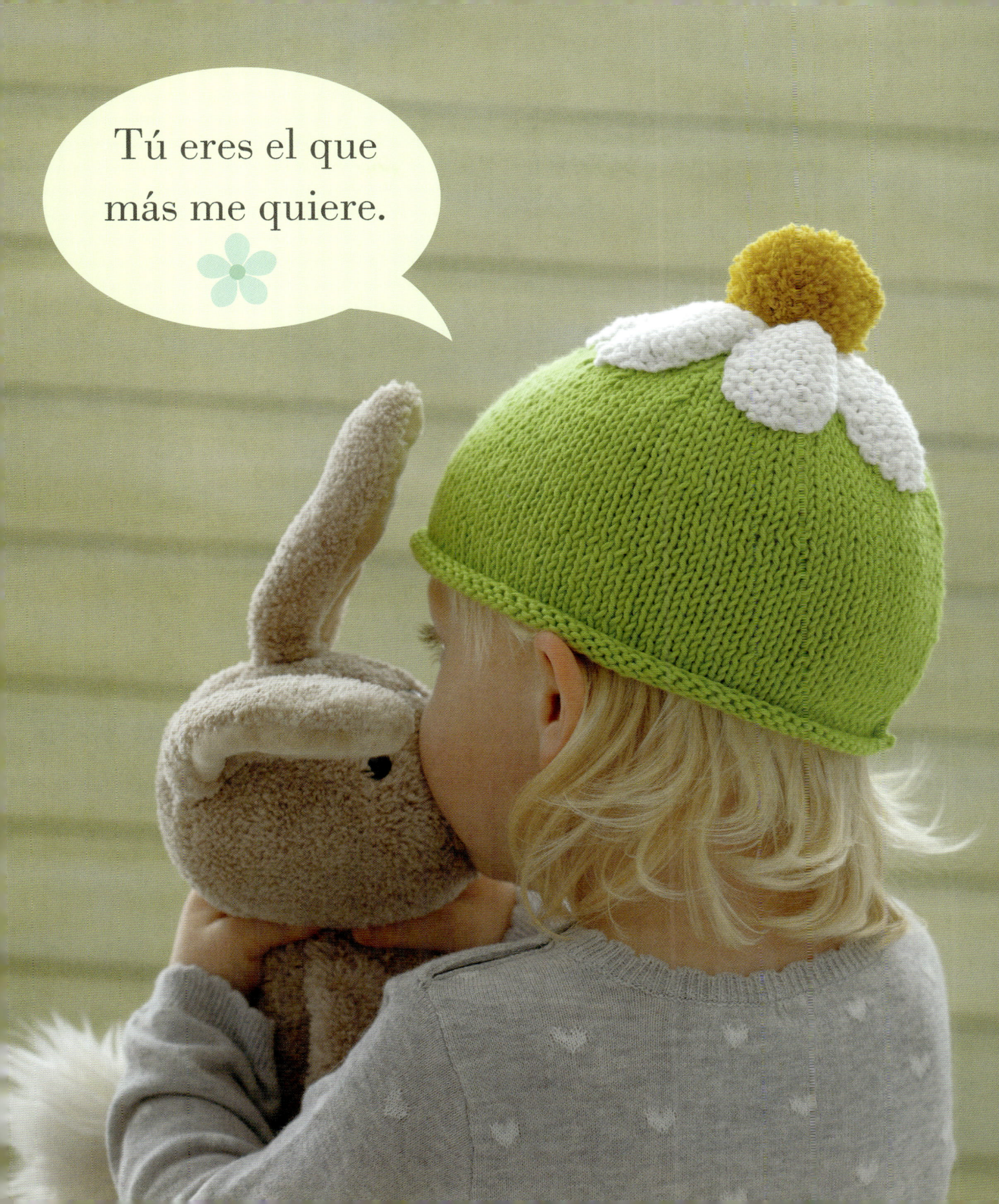

Pequeño *ayudante*

Tu hijo crece y empieza a querer hacer las cosas él solo.
¿Estás preparada para tanto entusiasmo?

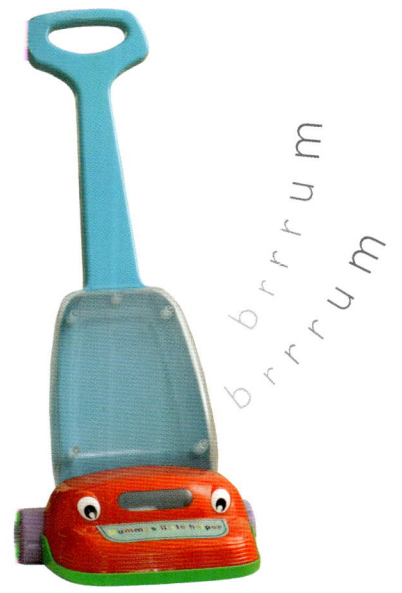

Has pasado los últimos dos años haciéndole todo a tu hijo: recogerle los calcetines, cepillarle los dientes, prepararle la comida, retirar los platos sucios… Sin embargo, en algún momento, tendrá que empezar a hacer más cosas solo, tanto por su bien como por el tuyo. ¿Cómo puedes gestionar la transición de ocuparte de todo a alentar su autonomía? A no ser que quieras seguir limpiándole la ropa sucia hasta que haya pasado de los treinta, será mejor que le enseñes qué puede hacer solo e intentes que disfrute haciéndolo.

A partir de los **18 meses**, tu hijo comenzará a experimentar con la independencia y, de vez en cuando, se alejará de ti para poder explorar a solas, normalmente cuando tú estés quieta y sentada en algún lugar, al que sabe que puede regresar en caso de que se asuste. Por suerte, su necesidad de estar cerca de ti compensa **su curiosidad y su deseo de independencia**. Es muy probable que, a partir de ahora, empieces a oír: «¡No! ¡Solo!»; quiere intentar hacer las cosas sin ayuda.

Hacia los **tres años**, su **coordinación y control corporal** habrán mejorado, por lo que será mucho más capaz de realizar tareas complejas como comer, desvestirse o recoger sus juguetes. Aun así, lo más probable es que su deseo de hacer las cosas solo y de «ayudar» supere a sus capacidades. Quizás quiera llevar su taza a la mesa, pero no consiga hacerlo sin derramar la mitad del contenido por el camino. Quiere complacerte, pero también quiere afirmar sus ideas y opiniones; y aunque hacer pasteles le parezca divertidísimo, es posible que lo de lavarse las manos antes y después no le apetezca tanto.

Resulta tentador intentar reprimir su deseo de participar, sobre todo cuando tienes poco tiempo o prefieres mantener la casa limpia, pero **a los niños les encanta ayudar** y la decepción que experimentan al verse rechazados

Las tareas estimulan los
logros del niño y le ayudan a
sentirse plenamente partícipe
en la vida familiar.

puede dar lugar a rabietas y desánimos. **Elógiale y anímale**, y contén el deseo de hacer las cosas tú, más rápido
y mejor. Es posible que necesites reorganizarte para tener
más tiempo. Alimenta ahora **la iniciativa de tu hijo** y será
más fácil que continúe colaborando cuando ya pueda ser
útil en casa.

¿Quiere ayudarte a fregar los platos y a cocinar? Fantástico. Es lo que necesita para desarrollar sus capacidades mo-
trices, emocionales y sociales. Se fija en ti y en su entorno e
intenta imitar acciones para entrar a formar parte de ese
mundo del que ahora es más consciente. Ser capaz de **eje-
cutar una tarea «adulta»** refuerza su confianza en sí mismo ante el mundo y le demuestra que la independencia es
asequible y no temible. Así mejoran sus expectativas acerca
de sí mismo y de su capacidad de colaboración en la **vida
familiar**. Es inevitable que se equivoque, pero esos errores
contribuyen a su fortaleza emocional y a la capacidad de
tomar decisiones acertadas, dos elementos fundamentales
para el **bienestar psicológico** del pequeño cuando empieza a aventurarse tanto en los grupos de juego como en la
escuela. Permítele explorar cómo funcionan las cosas: será
bueno para los dos, y le facilitarás que adquiera una práctica que necesitará en el porvenir.

¿Cuándo podemos esperar que la ayuda del niño sea
realmente útil? Depende en parte de dónde se críe el niño.
Los niños kipsigi del suroeste de Kenia empiezan a asumir
tareas domésticas a partir de los dos años de edad, por lo
que a los seis ya contribuyen plenamente a la vida familiar.
En diversos pueblos de India, los niños de cuatro años ya
aprenden rudimentos de agricultura, como arrancar las malas hierbas, y las niñas asumen tareas domésticas como cuidar de sus hermanos pequeños.

¿Qué tipo de **actividades son adecuadas para empezar**? La investigación sugiere que deben ser actividades asequibles: desvestirse y ponerse el pijama, cepillarse los dientes, recoger sus juguetes o sus lápices… A esta edad les
fascinan las tareas «de mayores»: colocar la ropa sucia en el
cesto, ir a buscar un pañal limpio mientras tú cambias al
bebé, o recoger hojas con un rastrillo pequeño. Al principio
tendrás que **supervisar todas sus tareas** y recordárselas,
ayudarle y elogiarle. Se distraerá, y es posible que el desorden sea mayor después que antes de su «ayuda», pero hay
maneras de animarle a ayudar sin generar tanto trabajo: pon
una percha a su altura para que cuelgue el abrigo, reserva
un cajón de la cocina para sus cubiertos, coloca cajas a su
alcance para que pueda guardar los DVD y los juguetes. Los
estudios demuestran que ofrecerle dinero u otras recompensas no funciona a largo plazo.

Según un estudio, el
mejor predictor del éxito
en la veintena era haber
participado en las tareas
domésticas desde
los 3 o 4 años.

Estudios realizados en EE UU concluyen que una rutina
doméstica que incluye tareas cotidianas para todos **refuerza las relaciones familiares**, hace que los niños se sientan
más seguros e incrementa su bienestar en la edad adulta.
Las tareas insertan a tu hijo en la rutina familiar y le proporcionan una pauta estable que parece contribuir a su desarrollo, así como a la felicidad en la vida familiar.

Una *vida* maravillosa

En las librerías y en internet tienes infinidad de consejos de crianza al alcance de la mano. Pero de vez en cuando vale la pena desmarcarte y seguir tu propio camino en la experiencia de la maternidad y la vida familiar.

Tu familia es única

Más allá de los consejos sobre la crianza de los hijos, muchos expertos en infancia afirman que no existen familias ideales ni un único modo de criar a los hijos. Resulta fantástico escuchar que la clave para ser buena madre o buen padre es muy sencilla y que es bueno que cada cual lo haga un poco a su manera, en función de lo que más nos convenga, de nuestra experiencia, cultura y educación.

La investigación concluye que lo más importante es que seamos unos padres «suficientemente buenos», que proporcionemos al pequeño alimento, refugio, amor y todo lo que necesite. La manera de hacer eso depende de cada cual (darle el pecho o el biberón, adoptar o no el colecho, utilizar un carrito o un portabebés…). Responder a las necesidades de tu hijo también implica interpretar las señales que envía y responder con amor y cuidado de la forma que te resulte más natural; reflexionar sobre tus respuestas y tratar a tu hijo como la persona que es.

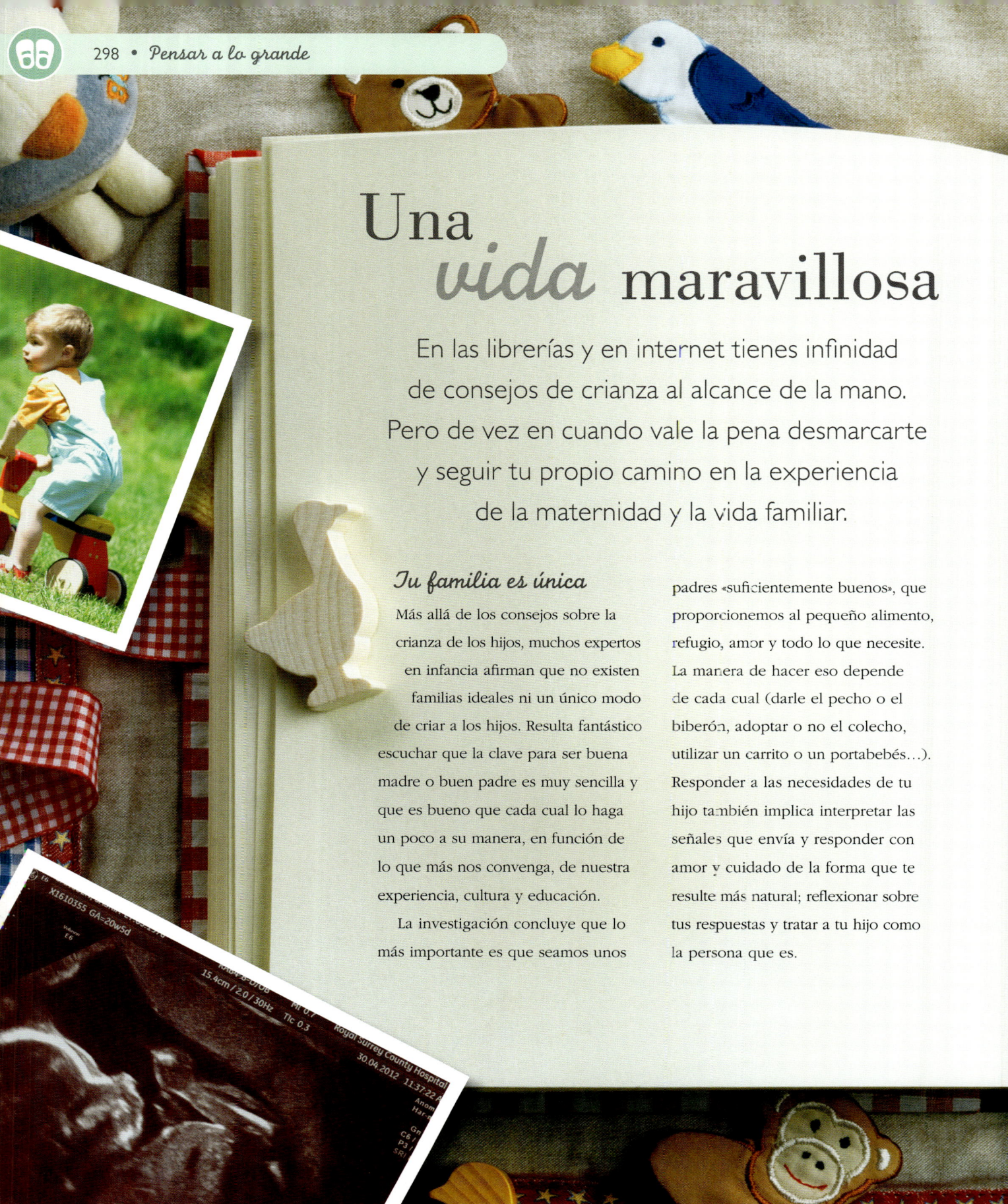

Sobre la marcha

No hay normas preestablecidas y cada familia tiene su propia idiosincrasia, por lo que, con toda probabilidad, tu instinto será tu mejor aliado. Cuando vaciles, recuerda que no pasa nada por titubear un poco mientras decides cómo dar el paso siguiente, asumiendo que este es un viaje impredecible en el que deberás adaptarte a los cambios y saber evolucionar. Aprender sobre la marcha es una de las cosas que hace tan interesante la crianza de los hijos.

Todos juntos...

Te sientes bien centrándote en tu hijo, pero merece la pena que adoptes una perspectiva más global respecto a la vida familiar. Los niños son muy sensibles al estado de ánimo de los demás, y una pareja relajada y feliz tiene más probabilidades de transmitir estos sentimientos a su hijo y de ese modo proporcionarle cuidado y afecto.

Carolyn y Philip Cowan, psicólogos de pareja, insisten en lo importante que es priorizar el propio bienestar y la relación de pareja para lograr un correcto desarrollo emocional y social de los niños.

La recompensa

Criar a un hijo es una tarea titánica, pero su recompensa también lo es. El amor incondicional y la admiración que recibes te harán flotar cuando te des cuenta de que, para él, eres la más valiente, la más fuerte, la mejor, y que puedes aliviar todas sus penas con solo abrazarle. La vida cobra una dimensión totalmente nueva cuando tienes la oportunidad de volver a ser una niña, redescubrir los placeres más sencillos y crear tu propia familia.

Tu vida se ha ampliado y ya jamás volverá a ser como antes. Sí, da miedo. ¡Pero es tan emocionante!

La familia

crece

Pensar en otro bebé

Ya te has hecho a la vida con un niño pequeño y es posible que hasta puedas dormir toda la noche de un tirón… Quizás sea hora de ir pensando en otro bebé.

Si ya se te ha pasado por la cabeza la idea de tener otro bebé, es que ya te has empezado a preparar psicológicamente para los **cambios** que ello supondría. Debes tener en cuenta muchas cosas. ¿Qué piensa tu pareja? Además de ser muy emocionante, un segundo bebé trae consigo estrés añadido, noches en vela y una pauta de alimentación estricta. ¿Estáis preparados para asumirlo y **apoyaros mutuamente**? ¿Os permite vuestra **situación económica** ampliar la familia? Y no olvidemos a vuestro hijo mayor. ¿Has pensado en la diferencia de edad? Quizás prefieras aunar los agotadores años de bebés para dejarlos atrás de una vez, considerando, además, que **tener edades similares** puede unir más a los hermanos. O quizás necesites un descanso y pienses además que una diferencia de edad mayor les ayudará a ser más **independientes**. Si la primera vez te costó quedarte embarazada, no tardes demasiado en empezar a intentarlo, sobre todo si tu edad es un factor a tener en cuenta.

Esta segunda vez será igualmente importante que te sientas **sana y en forma**. Optimiza las probabilidades de concebir mediante una **dieta nutritiva y equilibrada**, bebe mucha agua, y limita el alcohol y la cafeína. Comienza a tomar los complementos que necesites, como ácido fólico (p. siguiente). ¿Estás fuerte y relativamente en forma o te iría bien perder alguno de los kilos que se quedaron contigo tras el primer embarazo? Estar en forma te ayudará a adquirir la resistencia que necesitas para **el camino que tienes por delante**.

¿Sabías que...?

✱ **Los ácidos grasos omega-3 que contiene el pescado azul, como el salmón, favorecen el desarrollo del cerebro y el sistema nervioso del bebé y pueden reducir la probabilidad de desarrollar eccema.**

{ *El periodo crítico para tomar suplementos de ácido fólico (400 mcg/día) comprende los tres meses previos a la concepción y el primer trimestre del embarazo. El ácido fólico contribuye al desarrollo normal del cerebro y la médula espinal del bebé.*

✱ Los orejones son muy ricos en hierro y te irán muy bien durante el embarazo: un puñado te proporcionará el 10% de tus necesidades diarias de hierro.

✱ El calcio de los lácteos y de productos de soja enriquecidos es fundamental durante el embarazo, dado que contribuye al desarrollo de los huesos, dientes, músculos, corazón y nervios del bebé.

✱ Una buena variedad de frutas y verduras es muy nutritiva, y te proporcionará fibra, antioxidantes y múltiples vitaminas y minerales, todo ello idóneo para optimizar la fertilidad y esencial para el bebé en desarrollo.

✱ **Si, como tantas personas, te proteges del sol, quizás necesites tomar un suplemento de vitamina D. Cada vez más investigadores aconsejan que las embarazadas tomen suplementos de vitamina D además de ácido fólico, pues es esencial para el desarrollo del bebé.**

El *orden* de nacimiento

¿Es siempre el mayor el más serio? ¿Y el menor el más gregario?
¿Realmente existe el síndrome del hijo del medio?

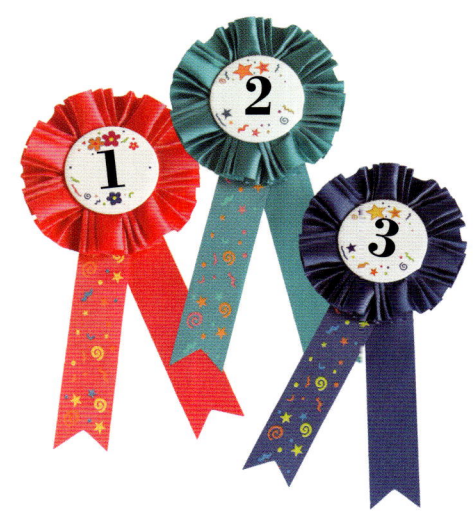

Miras a tu hijo, y te cuesta imaginar en qué tipo de persona se convertirá. ¿Será ministro? ¿Consejero delegado de una multinacional? ¿Un gran escritor o pintor? ¿Una estrella del rock o un virtuoso del violín? Según algunos psicólogos, **el orden de nacimiento podría influir** sobre la personalidad de tu hijo y sobre lo que puede llegar a ser. ¿Es casualidad que tantos presidentes, primeros ministros y otros líderes mundiales fueran primogénitos, al igual que artistas pioneros como Picasso o Barbara Hepworth? ¿O que pensadores revolucionarios como Descartes, Copérnico o Aung San Suu Kyi fueran los hijos menores? ¿O que personajes mediáticos como Madonna o David Letterman sean hijos medianos?

La importancia del orden de nacimiento está en el centro de un **encendido debate** entre psicólogos. Según la teoría, los **primogénitos típicos** están orientados al éxito y al esfuerzo, son fiables, responsables y buenos líderes, aunque algo convencionales y rígidos. Por eso los estudios parecen concluir que los primogénitos tienen más probabilidades de ocupar puestos de liderazgo. El hijo mayor está más cerca de los padres en muchos aspectos y puede actuar como padre sustituto para los hermanos pequeños, lo que refuerza este rasgo.

Por el contrario, el **hijo menor típico** suele ser divertido, creativo, aventurero y rebelde. Quizás no posea la autoridad de su hermano mayor, pero sabe cómo utilizar su encanto. Su lugar especial como el «bebé» de la familia puede hacerle más extrovertido y sociable que el mayor, pero también supone el riesgo de ser mimado y de convertirse en un adulto dependiente.

Los hijos mayores y menores ocupan un lugar especial, y ambos disfrutan de **más tiempo a solas con sus padres**, lo que puede tener un impacto positivo sobre ciertos aspectos como su CI. ¿Quiere eso decir que los hijos del medio salen perdiendo? **Estar en el medio** también puede ser positivo:

Los padres dedican una media de 25 minutos diarios más al primogénito que al segundo hijo, a la misma edad.

los medianos parecen compensar la menor atención familiar esforzándose más fuera de la familia, y suelen ser buenos negociadores y trabajar bien en equipo. El llamado «síndrome del hijo del medio» se refiere a los hijos medianos que sienten que no se les tiene en cuenta, cuya autoestima es baja y que intentan llamar la atención con objeto de encontrar su lugar en la familia.

Los niños pueden intentar **construir su propia identidad** en función de cómo sean sus hermanos. Así, por ejemplo, si el hijo mayor destaca académicamente, es posible que el segundo busque otra faceta en la que brillar. Hay estudios que concluyen que el hijo mayor suele ser el más inteligente. La revista *Science* publicó un estudio noruego que concluía que los hermanos mayores tienden a tener un CI 2,3 puntos superior al de los segundos, y que la tendencia continúa con los hermanos siguientes. En 2011, una web estadounidense para profesionales llevó a cabo un estudio que concluyó que los primogénitos y los hijos únicos tienen más probabilidades de ocupar altos cargos, y que suelen tener un salario mayor.

¿Puedes **contribuir al desarrollo de tus hijos** al margen del orden de nacimiento? Aunque quieras tratarles exactamente igual, no siempre será posible o apropiado, ya que tienen **personalidades y necesidades distintas**; o, sencillamente, porque tú tienes menos tiempo. Puedes ayudar al mayor a relajarse asegurándole que no hace falta que todo sea siempre perfecto, que puede aprender de sus errores y que no tiene por qué asumir toda la responsabilidad. Y no sobreprotejas al menor; deja que aprenda a apañárselas y ayúdale a adquirir autonomía. Es fácil infravalorar las capacidades de los hijos menores; si bien a veces, por el contrario, se sobrestiman, comparándolas con las del hermano mayor a su edad; intenta evitarlo, y reserva las comparaciones para cuando tus hijos no puedan oírte. Y en cuanto al mediano, concédele espacio a solas y esfuérzate por hacer actividades con él sin sus hermanos, para que pueda desarrollar sus propios intereses.

Los hijos menores arriesgan más. Un estudio sobre béisbol concluyó que la probabilidad de que los hermanos menores roben una base es 10 veces mayor; y la de tener éxito con la jugada, del triple.

La persona que llegará a ser tu hijo depende de una compleja interacción entre los genes que hereda y **la cultura y las oportunidades** a las que se le expone en casa y fuera de ella. **El sexo, la diferencia de edad y el nivel económico** familiar pueden reducir la importancia del orden de nacimiento. Los niños de distinto **sexo** se ven diferentes, por lo que necesitan «competir» menos entre sí. La **diferencia de edad** también influye: si tienes un segundo hijo al cabo de cinco o seis años del primero, es como tener un primogénito de nuevo. El **dinero** es otro factor influyente, pues de él depende que todos los hijos tengan acceso, o no, a las mismas oportunidades. Es posible que se gaste más en los hijos menores, sobre todo si son los últimos en abandonar el hogar.

No hay recetas mágicas para tratar a cada uno de los hijos, mayor, mediano, menor o único. Como padres tan solo podéis procurar hacer todo lo posible por atender las distintas necesidades de cada uno de ellos, empezando por darles a todos mucho amor, tiempo y atención.

Embarazada
con un niño a cuestas

La idea de un embarazo relajado puede parecer utópica cuando tienes un hijo mayor movido o rebelde. Sin embargo, con planificación y ayuda, esta también puede ser una experiencia muy especial.

Ahorra tu energía

Tómate las cosas con calma. Si tu hijo duerme la siesta, haz tú lo mismo. Es posible que actividades relajadas, como leer o hacer manualidades o rompecabezas, le mantengan entretenido mientras descansas junto a él. Comparte con él juegos domésticos tranquilos como el de buscar tesoros en casa.

Quema su energía

Asegúrate de darle oportunidades para desahogarse. Llévale al parque o a la ludoteca. Juega con él a juegos activos, como «Veo, veo»: siéntate y descansa mientras le das órdenes que le hagan quemar energía, como saltar, correr de un árbol a otro o traerte objetos concretos, como una rama o una hoja.

Disfruta de los días lluviosos

Si hace mal tiempo, te costará más agotar a tu hijo. Sin embargo, una visita a la biblioteca (o incluso a un museo o una galería de arte si es algo mayor) o una película infantil también son maneras fantásticas de divertirse. Las ludotecas y las piscinas son otra buena opción; además, flotar en el agua será un alivio para tu abultado vientre.

Ayúdale a ser independiente

Si aún no le has retirado el pañal a tu hijo, o si aún no se limpia el trasero, no se viste solo o no duerme toda la noche, abordar estas cuestiones ahora (si es adecuado para su edad) te ahorrará disgustos después. Estrategias motivacionales como pegatinas o cuadros de recompensa obran maravillas.

Alimentar al hambriento

Embarazo más niño pequeño implica alimentación constante. Prepara platos saludables con antelación y congélalos, en previsión del hambre (y del cansancio). Aprovecha para implicar en esta tarea a tu hijo.

Acepta ayuda

Si familia y amigos se ofrecen para ayudarte con las tareas de la casa o para cuidar a tu hijo, ¡acepta! Intentar hacerlo todo sola es muy estresante, así que trágate el orgullo, acepta la ayuda y rebaja los estándares domésticos temporalmente.

Colegas

Queda con otras amigas y sus hijos para que los niños jueguen, idealmente al aire libre. Podrás hablar con tus amigas tranquilamente mientras los niños se cansan juntos.

Externaliza cuanto puedas

Si puedes permitírtelo, paga por ello. La vida moderna implica que no siempre podemos contar con la ayuda de la comunidad, así que contrata ayuda con la limpieza o a una cuidadora. Si tu hijo ya va a la guardería, quizás puedas dejarle allí más horas; tú descansarás y él acelerará su desarrollo social y formativo.

Adelanta con Internet

Teniendo en cuenta la cantidad de cosas que se pueden comprar por Internet, la red es un tesoro para las mamás ocupadas y cansadas, porque ahorra un tiempo y una energía valiosísimos.

Visitas al hospital

Es posible que un niño reticente no sea la mejor de las compañías durante las revisiones en el hospital, pero si le acostumbras a llevarle contigo le ayudarás a que puede asumir poco a poco la realidad de que hay un bebé en camino. Lleva contigo un cuaderno y lápices para que se entretenga coloreando, y algo de comer; también le puedes prometer una golosina en la cafetería del hospital si se porta bien.

Prepárate y prepárale

Los bebés pueden ser aburridos, y es probable que tu hijo se decepcione cuando vea que su hermanita no hace más que comer, dormir y llorar. Háblale sobre los bebés para prepararle. Implícale en los preparativos con el objetivo de mantenerle ocupado y despertar su entusiasmo. Pídele, por ejemplo, que te ayude a recuperar algunos de sus antiguos juguetes para el bebé: seguro que se divertirá.

Días especiales

Estos días a solas con tu hijo mayor no se repetirán jamás, así que aprovéchalos. Salid a divertiros juntos antes de que llegue el bebé. Esperemos que recuerde lo especial que es para ti cuando, dentro de unos meses, se dé cuenta de que el bebé acapara gran parte de tu tiempo… y ha venido para quedarse.

Hola, soy tu hermano mayor

Un hermanito es un regalo maravilloso para tu hijo. Quizás tardéis un poco en adaptaros a la nueva estructura familiar, pero los celos entre hermanos no son inevitables y puedes tomar medidas para intentar que la transición vaya como la seda.

Todo cambia

Los niños son animales de costumbres y detestan las sorpresas, por lo que ayudarás a tu hijo mayor a adaptarse al cambio si le preparas con antelación para la llegada del bebé. Si esperas a que te salga barriga y a empezar a notar los movimientos del bebé para hablarle del embarazo, podrá entenderlo mejor. No tiene sentido del tiempo, así que conviene que contextualices la fecha del parto, por ejemplo: será justo antes de su cumpleaños o después de Navidad. Leed juntos libros sobre la llegada de un bebé y preséntale a otros bebés de la familia. Implícale desde el principio en los preparativos dejando, por ejemplo, que te ayude a doblar su ropa de bebé, y fomenta la intimidad futura hablando de «nuestro bebé» o de «tu hermanita» más que de «el bebé».

Cuando nazca el bebé, mantén en lo posible la rutina del mayor, pues eso le dará seguridad y tranquilidad. Si está en la guardería, lleva a su hermanito para que pueda «presentarlo»; verás cuánto le gusta presumir de bebé.

Cambio de cama

Si tienes que pasar a tu hijo mayor a una cama porque vas a necesitar la cuna para el bebé, hazlo con mucha antelación. Procura presentarlo como un cambio emocionante («¡Vas a tener una cama "de mayor"!»), y de modo que lo perciba como un cambio que tiene que ver con él y no con el bebé, para que así se sienta valorado y no desplazado. En función de su edad, opta por una cama con barandillas desmontables o pasa directamente a una cama normal.

Minimiza el trastorno

Si ya está preparado, intenta que otros cambios importantes, como la retirada del pañal, se produzcan antes de la llegada del bebé. Así tendrás menos cosas que hacer cuando haya llegado, y evitarás que él tenga que abordar muchos cambios a la vez.

Primeras impresiones

Quizás sea mejor que, la primera vez que vea a su hermanito o hermanita, no le vea en tus brazos. Tener las manos libres te permitirá recibirle con besos y abrazos, lo cual le ayudará a sentirse más seguro y a confiar en que le sigues queriendo y en que tienes tiempo para él. Disfruta del instante en que se conozcan: supone un momento absolutamente mágico para los padres.

Regalitos

Pregúntale si le gustaría regalarle algo o hacerle un dibujo al bebé. Probablemente le apetezca, pero si no es así, no le obligues. Puede ser buena idea hacerle a él un regalo «de parte del bebé».

Tu pequeño ayudante

Pídele que te ayude, para que sienta que es un elemento importante en la vida familiar. Pídele que te avise cuando el bebé llore o que te traiga un pañal para cambiarle: estimulará su afecto y se sentirá valorado. Elógiale por cómo trata a su hermano: «Está contento porque le sostienes en brazos con suavidad». Este tipo de comentarios reforzarán su confianza y estrecharán el vínculo entre los hermanos.

Tiempo para los dos

Cuidar de un recién nacido exige mucho tiempo, pero es importante que reserves tiempo para estar a solas con tu hijo mayor, quizás mientras el bebé duerme; o pídele a tu pareja que le saque a pasear. Los niños también deben pasar tiempo juntos. Si el mayor es aún muy pequeño, tendrás que vigilarle, porque aunque quiera hacerlo bien, no entiende lo importante que es la suavidad.

Pasar tiempo de calidad a solas con tu hijo mayor debe ser una prioridad antes y después de la llegada del nuevo bebé.

¡Hola, bebé! ¡Yo voy a ser

1

2

3

…más un bebé son cuatro!

Tu hijo sentirá curiosidad por tu vientre en expansión y le gustará notar las paraditas. Entender su nueva función como hermano mayor le ayudará a sentirse implicado con el recién nacido (en vez de desplazado) y a considerarlo también como su bebé.

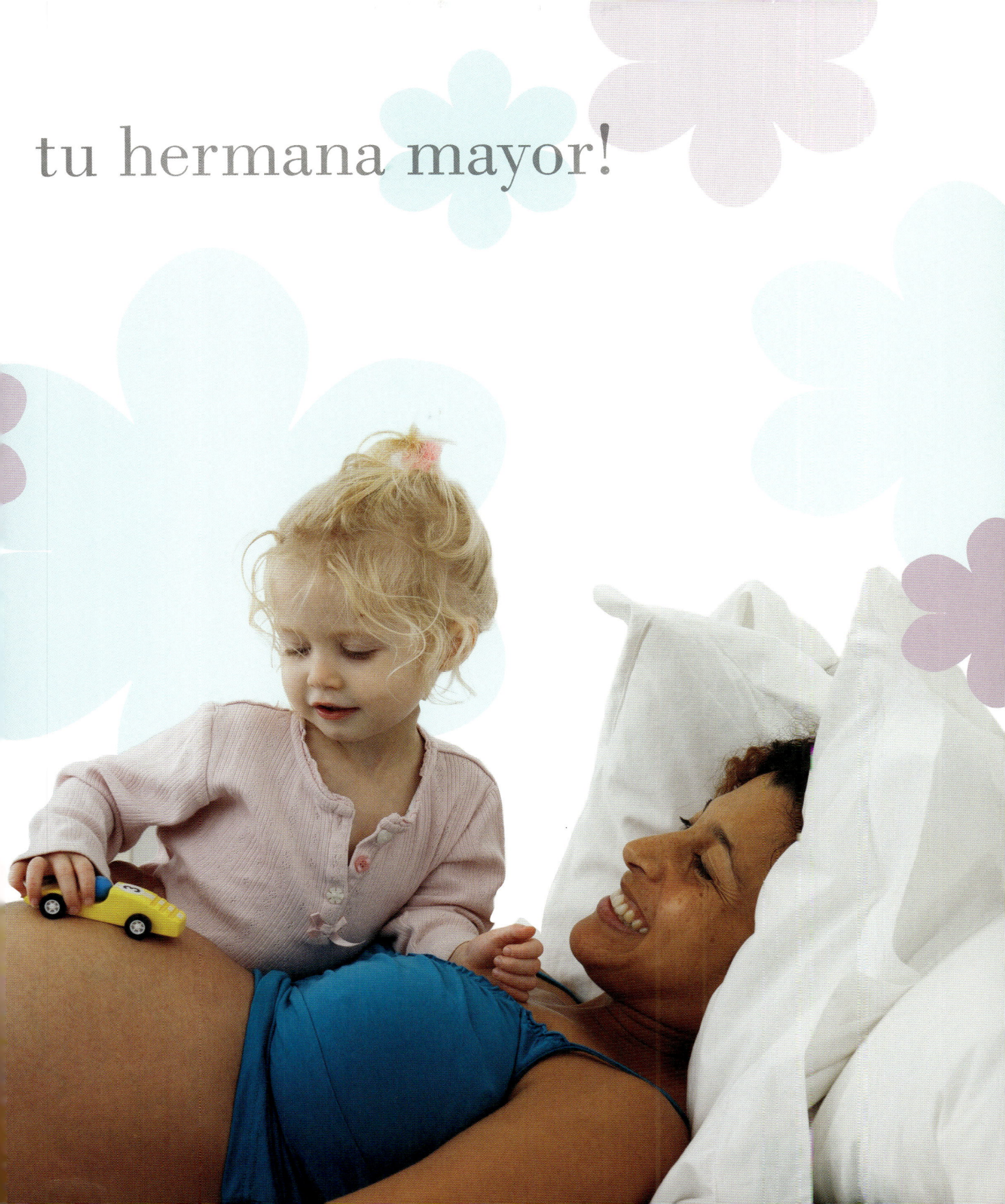

tu hermana mayor!

¿A quién atiendo *primero?*

Cuidar de un bebé ya es bastante difícil, pero ¿qué haces cuando tienes otro niño al que atender? ¿Quién debe ir primero?

Si, además del bebé, tienes un niño pequeño, tienes las manos llenas. Tendrás que resolver **cuestiones prácticas** tales como ir al lavabo y dejarles solos y seguros, o darle el pecho al bebé mientras el mayor quiere jugar contigo. Si tienes que ir a buscar al mayor a la guardería, ¿despiertas al bebé o le pasas al carrito mientras duerme? Si ambos lloran a la vez, ¿a cuál consuelas primero? Hay cuestiones logísticas, como meter a los dos niños en el coche o prepararles para salir a pasear, que requieren cierta preparación. Por lo demás, es normal que los padres se preocupen por cómo se sentirá el hijo mayor al llegar el bebé: ¿Se sentirá **destronado y celoso**? ¿Se le puede dejar solo con el bebé?

Hay estrategias de eficacia probada que os ayudarán a superar todas estas dificultades (p. siguiente). Para empezar, no trates de hacerlo todo tú sola. Tanto **los abuelos como otros familiares** suelen estar deseosos de ayudar; puedes pedirle a una amiga que traiga a su hijo para que juegue con el tuyo; o puede que una vecina esté dispuesta a cuidar al bebé mientras acompañas al mayor a la escuela. Suele ocurrir que padre y madre acaban dedicando más tiempo a uno de los hijos respectivamente, y, por ejemplo, papá cuida al mayor mientras mamá atiende al bebé. Intercambiaos de vez en cuando para **pasar tiempo con los dos** y descansar de las necesidades concretas de cada cual, sobre todo si pasas la mayor parte del tiempo con el bebé.

Ayudar a tus hijos a conocerse puede resultar maravilloso y además puede contribuir a **minimizar los celos**. Ser justo y equitativo no siempre es sencillo: no te preocupes si no siempre lo consigues.

Prueba esta...

✳ Si los dos lloran a la vez, acude al que tenga la necesidad más apremiante y fácil de resolver. Cuando todo vuelva a la calma, abrázales a los dos.

✳ Lleva al bebé en un portabebés, así tendrás las manos libres para hacer cosas, preparar la comida o jugar con el mayor.

{ *Cuando el mayor necesite quemar energía, salid a pasear haga el tiempo que haga. Pon al bebé en el portabebés o el carrito y pídele al mayor que te ayude a empujar. Id al parque para que pueda correr.* }

✳ Enséñale al mayor que el bebé puede ser un buen compañero de juegos, más que un rival. Dile: «Le encanta mirar lo que haces» o «Pronto querrá jugar contigo».

✳ Instala en casa una verja de seguridad para que el mayor esté seguro cuando tengas que dejarle solo.

✳ Ten preparada para el mayor una caja con juguetes, lápices de colores y libros, para cuando tengas que centrar toda tu atención en el bebé, por ejemplo para darle el pecho. Añade de vez en cuando a la caja artículos nuevos para mantener su interés.

✳ *Pide al mayor que te ayude con el bebé en cosas sencillas, para que se sienta implicado. Dile siempre lo mucho que aprecias su ayuda y agradécesela.*

✳ Saca fotos de cuando el mayor aún era un bebé y míralas con él. Cuéntale cosas de entonces, para que recuerde la atención que recibió, y háblale de todo lo que puede hacer ahora que es mayor.

Agradecimientos

Todas las asesoras y autoras que han colaborado en este libro son madres, por lo que han podido aportar una perspectiva personal además de profesional. Nuestro mayor agradecimiento a todas ellas.

Nuestras asesoras

Judith Barac empezó a formarse como comadrona después de tener a su primer hijo, cuando sus propias comadronas le enseñaron la importancia de cuidarse durante el embarazo, el parto y el posparto de cara a la maternidad. Considera que el bienestar psicológico de las mujeres es igualmente importante, por lo que tras haber desarrollado distintas facetas de la tarea de comadrona, a partir de 1997 decidió centrar su interés en la salud mental perinatal. En la actualidad, Judith trabaja como comadrona y psicoterapeuta. Vive en Londres con su marido y su hijo menor.

Dawn Woolacott se diplomó como enfermera y comadrona, y siguió formándose en salud y educación infantil hasta obtener su licenciatura como enfermera especializada en salud pública. Trabaja en asistencia sanitaria desde 1992, donde disfruta promoviendo la salud y ofreciendo su apoyo a las familias durante el embarazo, el parto y los primeros años del niño.

Nuestras autoras

Shaoni Bhattacharya se licenció en biología en la University College de Londres, pero trabaja como periodista independiente y ha ganado varios premios internacionales. Es asesora de la revista *New Science*, ha escrito para diversos periódicos y revistas, como *Mail on Sunday*, *Daily Express*, *Psychologies* o *Pulse*, semanario para médicos de familia, y colaboró en el libro de Dorling Kindersley *El embarazo*. Reside en Londres con su marido y sus hijos.

Claire Cross es editora independiente y durante los últimos 15 años ha trabajado extensamente sobre cuestiones relativas al embarazo y el cuidado y el desarrollo infantil, y ha colaborado con multitud de autores, expertos y profesionales de la salud. Claire es coautora del libro *New Mother's Guide*. Vive en Londres con su marido y su hijo.

Carol Dyce es periodista especializada en crianza y bienestar. Fue editora de la revista *Prima Baby & Pregnancy*. La empatía y el sentido del humor que la caracterizan la convierten en una voz de confianza para los padres recientes. No habla a las madres, sino que es una de ellas: ¡tres hijos proporcionan mucha experiencia! Le apasiona acompañar a otras mujeres en la transición a la maternidad y le encantan la locura y la felicidad de los tres primeros años. Vive en Londres con sus hijos y su paciente marido.

Kate Ling es escritora y traductora y vive en Costa Rica. Tiene un máster en escritura creativa, escribe relatos cortos y poemas, y en 2012 publicó su primer libro electrónico, *Bad Roads*. También escribe y edita textos de no ficción y contenidos para Internet. Aunque nació en Reino Unido, ha vivido en África y ha viajado mucho por Asia. Está casada y tiene dos hijas pequeñas.

Susannah Marriott es escritora y está especializada en embarazo, crianza y medicina complementaria. Además de haber colaborado en más de 20 libros, su trabajo ha aparecido en diversos periódicos y revistas (*The Times*, *Junior*, *Top Santé*), en BBC Radio y en babyexpert.com, mumknowsbest.co.uk y gather.com. Dirige el programa de no ficción del máster de escritura profesional de la University College de Falmouth. Actualmente, Susannah reside en Cornwall (Reino Unido) junto con su marido y sus tres hijas, y cuando no escribe, participa activamente en el AMPA de las niñas.

Karen Sullivan es escritora y experta en crianza, y sus libros se han publicado en 18 países y siete idiomas. Karen y su filosofía de la crianza fueron los protagonistas de un documental realizado por la BBC (*A Good Smack?*), y en la aparece con regularidad en los medios de comunicación como experta en embarazo y cuidado y desarrollo infantil. Es canadiense, madre de tres hijos y en la actualidad vive en Londres.

Jo Wiltshire es escritora y periodista especializada en crianza, estilo de vida y familia. Participa como experta en BBC Radio y tiene una consulta privada como *coach* para profesionales, padres y adolescentes. Imparte clases de periodismo. Vive en Hertfordshire (Reino Unido) junto con su marido, sus dos hijos y un galgo.

Otras colaboradoras

Deseamos expresar todo nuestro agradecimiento también a Mary Allen (correctora), Vanessa Bird (indexadora) y Charlotte Redhead, así como a las diseñadoras Nicola Erdpresser, Charlotte Johnson, Yumiko Tahaka y Poppy Joslin.

Todas las fotografías © Dorling Kindersley.